神经外科诊疗要点与显微技术应用

主 编 张建斌 杨光辉 钟贤良 等

SHENJINGWAIKE ZHENLIAO YAODIAN
YU XIANWEI JISHU YINGYONG

吉林科学技术出版社

图书在版编目（CIP）数据

神经外科诊疗要点与显微技术应用/张建斌等主编
.--长春：吉林科学技术出版社，2018.12
ISBN 978-7-5578-5283-2

Ⅰ.①神… Ⅱ.①张… Ⅲ.①神经外科学—诊疗②神经外科手术—显微外科学 Ⅳ.①R651

中国版本图书馆CIP数据核字(2018)第297723号

神经外科诊疗要点与显微技术应用

主　　编	张建斌　杨光辉　钟贤良　胡　栋　刘文阁　郭志钢
副 主 编	文生松　王　涛　赵忠惠　马芳州
出 版 人	李　梁
责任编辑	赵　兵　张　卓
装帧设计	雅卓图书
开　　本	880mm×1230mm　1/16
字　　数	295千字
印　　张	9
版　　次	2018年12月第1版
印　　次	2018年12月第1次印刷

出　　版	吉林科学技术出版社
地　　址	长春市人民大街4646号
邮　　编	130021
编辑部电话	0431-85635185
网　　址	www.jlstp.net
印　　刷	济南大地图文快印有限公司

书　　号　ISBN 978-7-5578-5283-2
定　　价　88.00元
如有印装质量问题可寄出版社调换
版权所有　翻印必究　举报电话：0431-85635185

前言

近年来，神经外科全方位向前突飞猛进，继显微神经外科、神经影像技术如 CT 和 MRI 之后，微侵袭神经外科、神经导航、放射外科和新影像技术如 CTA、MRA、PET 和 MEG 等相继问世，分子神经外科初露端倪，新知识、新理论、新技术、新手术和新器械大量涌现，极大地促进了神经外科的发展。

本书内容翔实、突出临床实用性，首先详细介绍了神经外科基础知识，然后系统介绍了神经外科常见疾病的常规诊疗及手术治疗，针对显微神经外科内容也做了相关介绍，资料新颖，重点突出，科学实用。该书博众才之长，反映了现代神经外科疾病的诊治新观点，希望能满足各级医院诊疗之需，对临床神经外科专业医师及其他相关专业医务人员，在进一步提高神经外科疾病的诊治水平上有所帮助。本书是由全国各地具有丰富临床经验的有关专家、教授和高年资医师共同编写而成，作者们在繁忙的临床、教学、科研工作中，以严谨的治学态度，为本书的编写倾注了大量的心血和精力，在此，一并致以衷心的感谢。

由于参编人数较多，文笔不尽一致，加上篇幅和编者时间有限，书中难免会存在缺点和错误，殷切希望读者予以批评指正，也欢迎读者在使用本书的过程中提出宝贵的意见和建议，以供今后修订时参考。

编 者
2018 年 12 月

目 录

第一章 神经外科疾病诊治基本原则 ... 1
- 第一节 神经外科疾病诊断程序 ... 1
- 第二节 神经外科疾病定位定性诊断基础 ... 3
- 第三节 神经疾病的规范化与个体化治疗 ... 8

第二章 颅内监测技术 ... 11
- 第一节 颅内压 ... 11
- 第二节 脑氧监测 ... 20
- 第三节 脑微透析 ... 27
- 第四节 脑温监测 ... 36

第三章 颅脑损伤 ... 41
- 第一节 头皮损伤 ... 41
- 第二节 颅骨骨折 ... 42
- 第三节 脑震荡 ... 44
- 第四节 脑挫裂伤 ... 45
- 第五节 弥漫性轴索损伤 ... 48
- 第六节 外伤性颅内血肿 ... 49
- 第七节 急性脑疝 ... 56

第四章 脑血管疾病 ... 61
- 第一节 自发性蛛网膜下隙出血 ... 61
- 第二节 自发性脑室内出血 ... 66
- 第三节 脑动静脉畸形 ... 72
- 第四节 脑缺血性疾病 ... 77

第五章 颅内肿瘤 ... 89
- 第一节 颅内肿瘤的临床表现及治疗 ... 89
- 第二节 脑肿瘤影像学及治疗技术进展 ... 91
- 第三节 脑胶质瘤 ... 98
- 第四节 脑膜瘤 ... 100
- 第五节 垂体腺瘤 ... 103
- 第六节 颅内神经鞘瘤 ... 107
- 第七节 其他颅内原发肿瘤 ... 110

第六章 颅脑感染性疾病 ... 113
- 第一节 颅骨的感染 ... 113
- 第二节 颅内感染性疾病 ... 115
- 第三节 颅内寄生虫病 ... 123

第七章　显微神经外科和微侵袭神经外科 …………………………………………………… 128
　第一节　显微神经外科 ………………………………………………………………… 128
　第二节　侵袭性神经外科 ……………………………………………………………… 142
参考文献 ……………………………………………………………………………………… 149

第一章

神经外科疾病诊治基本原则

第一节 神经外科疾病诊断程序

神经外科疾病包括颅脑、脊髓和周围神经的损伤、感染、肿瘤、畸形、血管性疾病、其他（如需要外科治疗的功能性疾病等）六大类。临床表现总体上可归为共性和局灶性症状，前者有颅内高压、脑膜刺激征和脑与脊髓压迫症等，后者包括神经功能改变或缺失、癫痫等。但由于神经系统解剖和病理生理的复杂性，同病不同症，同症不同病的状况常见，准确诊断是疾病正确治疗的前提。只有明确了病变的部位、性质和原因，才能有的放矢地进行治疗，需要手术治疗者，也方能选择恰当的手术入路。切不能以症为病，轻易随症施治。

神经系统疾病的诊断要遵循一定的步骤：首先需询问、搜集病史，再行有重点的神经系统体格检查，理清患者的症状、体征和病程演变过程。继而"顺藤摸瓜"，进行定向、定位和定性3个方面的诊断分析：①定向诊断：判定患者是否为神经系统疾患？是不是神经外科疾病？②若属于神经外科范畴，则推导其症状、体征与神经系统解剖、生理有何关联？为神经系统哪个部位病变？即定位诊断（level diagnosis）。③分析病变是否存在前述共性症状和（或）局灶性症状？病灶考虑系统性病变还是弥散性抑或是局灶性病变？并结合辅助检查判断病变的可能性质，即定性诊断（qualitative diagnosis）。见图1-1。

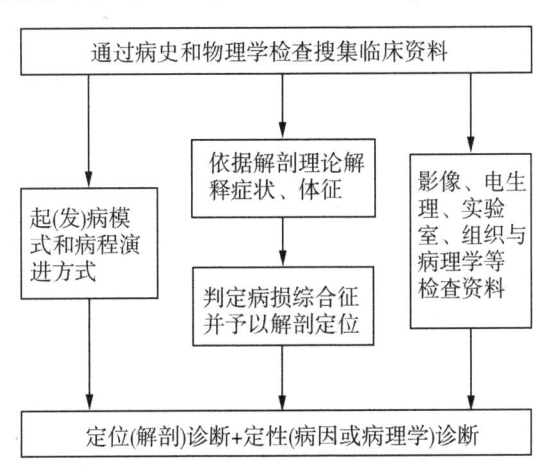

图1-1 神经外科疾病诊断步骤

采集全面、详细、准确的病史资料是神经系统疾病诊断的第一步，其可靠性直接影响医师对疾病的判断。问诊时应以患者的主要病痛（主诉）作为线索，按各症状发生的时间顺序加以记录。例如症状何时开始，有无明确诱因？为阵发性还是持续性？逐渐加重抑或时有好转？何种情况下得以缓解，缓解程度如何？什么情况下会发作或加重？该主诉症状发展（发作）到高峰时有无其他伴发症状？何时何地做过何种治疗？这些治疗对病程有何种影响等。细致的病史采集可以获得更多的病情，对于临床分析助益良多。以颅脑损伤后出现局限性癫痫者为例：若右手先开始抽动，稍后才右下肢抽动，最后达到或未达到全身抽搐。均提示损伤部位在左侧大脑半球中央前回中下部，若先有右手感觉异常发作而后才有抽搐，则病灶可能在左半球中央后回中下部。又如一例因"幕下占位"入院的儿童，若主诉先为一段时间的共济失调症状，继而出现颅内压增高及脑干损害体征，表示病变自小脑向前生长，多考虑系小脑病变，如髓母细胞瘤等；反之，如先出现脑桥神经核症状（眩晕，眼震，面瘫及外展麻痹等），之后出现四脑室阻塞症状及共济运动障碍，则表示病变起自脑干，向小脑方面发展。

神经系统疾病的诊断的第二步是对患者进行包括神经系统检查在内的、有重点的体格检查。实际临床工作中，对所有患者均进行详尽的、包罗各项神经系统功能的全面检查是不现实的，实际上也没有这个必要。十分详细的专科检查只在当对患者可能存在某种神经系统疾病存有疑问时，才根据需要有选择地进行。但是，重点而全面的神经系统检查是医师获取病变信息的基本手段，也是定位诊断必不可少的环节。所以无论患者患有神经系统哪个部位的和何种性质的疾病，都需要对患者中枢和周围神经系统有一个全面的了解，即进行所谓"常规的神经系统检查"。

常规的（或者说最低限度的）神经系统检查应包括如下项目：①一般观察：包括患者的意识、言语等高级智能活动情况，步态有无共济失调或偏瘫等。②脑神经检查：重点应检查瞳孔等眼征。③运动功能检查：包括四肢肌力、肌张力，共济和协调运动，指鼻试验、跟－膝－胫试验，轮替动作和反击征等。④神经反射检查：深浅反射检查应包括上肢肱二、三头肌腱反射，桡腕反射，腹壁反射，下肢跟、膝腱反射，足底反射等。病理反射检查包括 Hoffmann 征，Babinski 征等。⑤感觉功能检查时可对比身体两侧的痛、触觉，音叉振动觉与关节肌肉觉。⑥脑膜刺激征：即检查项部有无强直或阻抗，有无 Kerning 征等。

神经系统疾病的诊断的第三步是：结合研究实验室、影像学、神经生理、脑功能辅助性检查资料，最后确定病灶定位和定性诊断，根据可能性大小排序。需要指出的是：在神经影像学、神经电生理学等学科高度发展的今天，辅助检查确实为临床医生确定或排除疾病诊断提供了许多有益的帮助，但须知道：实验室检查和辅助检查和体格检查的关系是"一鸟两翼"的关系。认真细致的问诊和查体，以及缜密的临床诊断思维。加强临床观察、及时捕捉病情变化，继而做出合理的判断是神经外科医师的基本功，无论何时何地、检查手段如何先进，"辅助"检查的选择终究是临床医师诊断思维的体现，下大包围、撒大网检查绝对不利于医师临床思维的提高，过度依赖某些价格比较昂贵或有创伤性的特殊检查，无形之中也加重了患者的经济负担、痛苦和风险性。

掌握正确神经系统疾病的诊断程序是神经科医师的基本功。而熟练掌握、解释和鉴别各种神经体征的解剖定位和临床意义则需要反复的临床实践，不断积累。因此，对于收治的或者参与手术的患者，医师不能简单依赖护理观察记录或者汇报。神经外科疾病患者病情时常瞬息改变，"时间就是大脑"，及时观察、对比不同时段的症状和体征改变对于及时诊断和鉴别诊断都相当重要。例如，在观测蝶鞍区病变患者的视野变化时，如先发现双颞侧上象限盲，而后变为双颞侧偏盲，提示病变由视交叉之下方向上生长，鞍内肿瘤的可能性大。反之，如先观察到双颞侧之下象限盲，而后变为双颞侧偏盲，则表示病变自上而下生长，应考虑鞍上病变、三脑室附近病变如颅咽管瘤等，而鞍内肿瘤的可能较小。再如：对于颅内肿瘤患者，起始症状多提示病灶的原发部位，后来的症状则说明病变扩展的方向。这些均容易理解和掌握，但实际上，除肿瘤本身引起的局部病灶性症状外，往往还有一些因脑组织移位和血液循环障碍所产生的远距离症状（远隔症状），即所谓假性定位征。这些就需要仔细分析加上经验的积累，方能练就一双"火眼金睛"。

总之，神经外科疾病的临床表现纵有千姿百态，但若能从疾病本质认识入手，广开思路，既抓住其共性，又重视个体易变性，通过综合分析、逻辑思维，自然会达到全面而精确的诊断目的。当然，诊治时更不能忽视治疗上的"整体观"：即患者是个完整个体，诊疗时，不仅要能正确诊治患者所患的神经外科专科疾病，也不能忽视患者全身各系统功能评估。手术前、后，给予各种必要的药物和支持性治疗措施，纠正患者生理、代谢及营养失调，减轻患者术后各种不良反应，这才是"以人为本"的科学诊疗观。

（张建斌）

第二节 神经外科疾病定位定性诊断基础

神经外科临床诊治的首要问题是如何通过神经系统症状、体征对疾病做出正确的定位、定性诊断。神经功能与解剖结构有一定对应关系，脑和脊髓、脑神经、感觉系统、运动系统、反射系统等特定结构或部位的损害病变会导致相应的结构功能的变化，而临床表现通常是神经系统结构或部位受损的反映。通过特定的功能损害与解剖部位在空间上的对应关系和在时间上的演变过程，结合其他相关临床表现逆推病变侵害的部位和扩展的范围。因而，熟悉解剖生理及其相互联系，对解析神经外科疾病的症状体征尤为重要。为了便于分析，对神经系统临床症状体征进行总结归纳为临床综合征，熟悉这些综合征对定位诊断会有所帮助。限于篇幅，本节仅涉及临床常见的、基本的中枢神经系统损害定位表现和最基本的综合征，供读者参考，更为详细的内容请参看有关专著。

一、定位诊断

定位诊断即为解剖诊断，即要理清病变是位于中枢神经（脑和脊髓）还是周围神经；判断病变是在颅内，还是椎管内，是局限性还是弥漫性。对于颅内病变，应分析病变在脑膜内、外，还是脑实质。如在脑内更要进一步判定在灰质还是白质，病变侧别？是局限于某单一脑叶，还是波及多个脑叶，有无间脑、基底核或脑干受累的症状与体征。如考虑系颅底病变，应考虑定位于颅前窝、颅中窝还是颅后窝，或者跨界生长。幕下病变则要理清问题在小脑、中脑导水管、第四脑室、脑干还是寰枕区。椎管内病变则应行纵、横两方面定位，既要确定病灶的上界、下界，又要判定病变是在髓内、髓外，硬膜内、硬膜外。髓内病变还应准确推断所累及的结构与节段范围。

（一）大脑半球病变的定位诊断及相关综合征

总体上讲，大脑半球病变临床表现包括智能异常和行为异常两方面。

1. 额叶病变　可引起记忆障碍乃至不同程度痴呆。额叶前部病变表现为情感、智能、精神、行为和人格障碍；额叶后部（中央前回）刺激性症状为癫痫发作，破坏性病变可致对侧肢体运动障碍。若病变累及中央前回之前的运动皮质区，会造成对侧强握反射和摸索反射（Fulton 综合征）；额叶底面病变早期引起以呼吸间歇、血压升高等植物功能紊乱为主的刺激性症状，破坏性病变可致愤怒、木僵等精神障碍；扣带回前部病变会引起瞳孔扩大、脉搏徐缓、呼吸减慢等。运动性语言中枢位于额下回后部，病变表现为运动性失语；书写中枢位于额中回后部，病变表现为失写症；眼球凝视中枢位于额中回后部书写中枢之前，刺激性病变引起双眼向健侧同向凝视，破坏性病变引起向患侧同向凝视；排尿中枢位于额中回，受损表现为尿失禁。额叶病变损害严重时除可表现为痴呆外，还可影响基底核和小脑引起假性 Parkinson 氏病和假性小脑体征等。

2. 颞叶病变　会出现人格改变，可同时伴有记忆障碍、颞叶癫痫发作，耳鸣、幻听等听觉障碍、象限盲、内脏感觉异常等。颞上回前部病变会导致乐感丧失，听话中枢位于颞上回后部，病变引起感觉性失语；颞中回和颞下回病变表现为对侧躯干性共济失调，深部病变还可并发同向上 1/4 象限视野缺损；颞横回刺激性病变表现为耳鸣和幻听，破坏性病变为听力减退和对声音的定位障碍；颞叶内侧病变表现为颞叶癫痫、钩回发作，破坏性病变表现为记忆障碍；颞叶广泛损害表现为人格、行为、情绪及意识的改变及复合性幻觉、幻视，逆行性遗忘等记忆障碍。

3. 顶叶病变　顶叶前部（中央后回）刺激性症状可致对侧感觉异常和局限性感觉性癫痫，破坏性病变致对侧偏身感觉障碍。缘上回、角回连同颞叶的上部与语言功能有关，损害可致失语。顶上小叶病变导致复杂的皮质觉障碍：如实体觉，两点辨别觉和立体觉丧失。主侧顶下小叶角回病变致失用、失写、失读，计算不能，手指失认，左右侧认识不能（Gerstmann 综合征）。累及顶叶的病变还可导致偏身感觉障碍、肌肉萎缩和发育障碍（Silverstein 综合征）。

4. 枕叶病变　主要出现视觉障碍。因病变不同，可表现为视野缺损、象限盲和偏盲（可伴"黄斑回避"）。视中枢受刺激时，可发生幻视，在病变累及邻近的颞顶叶时更为明显。双侧枕叶视皮质受损可致皮质盲，但瞳孔对光反射存在。或虽已失明但患者否认（Anton 征）。

5. 胼胝体病变　胼胝体膝部病变出现上肢失用，体部的前 1/3 病变表现为失语及面肌麻痹，中 1/3 病变表现为半身失用和（或）假性延髓性麻痹，胼胝体压部病变时出现下肢失用和（或）同向偏盲，胼胝体广泛损害时会出现嗜睡、淡漠、记忆障碍等。

6. 半卵圆区（白质）病变　半卵圆中心指大脑皮质与基底核、内囊之间的大块白质纤维。前分病变会出现对侧肢体单瘫和运动性失语；中部病变多会出现远端重于近侧的对侧皮质感觉障碍；后部病变会出现对侧同向偏盲和听力障碍等。

7. 边缘系统病变　可导致自主神经紊乱（如内脏功能障碍）、情绪改变、记忆障碍和本能行为（饮食、睡眠、性本能及躲避危险行为等）异常。若病变同时累及额叶、颞叶和边缘系统，会造成近事遗忘和虚构症（Kosakoff 综合征）。若病变累及颞叶、海马、钩回和杏仁核，会表现为情绪、食欲、性欲亢奋（Kluver Bucy 综合征）。

8. 基底核区病变　纹状体（豆状核和尾状核）病变时出现手足徐动症（舞蹈病）、静止性震颤（Parkinson 综合征）。内囊前肢因有额桥束通过，病变时出现双侧额叶性共济失调；膝部因有皮质脑干束通过，病变时出现对侧中枢性面、舌瘫；后肢由前向后依次通过皮质脊髓束，丘脑皮质束，视放射和听辐射等结构，病变时分别引起对侧肢体偏瘫、对侧半身深浅感觉障碍、偏盲和听觉障碍。内囊病变对侧的偏身感觉缺损，偏瘫、偏盲合称内囊综合征。多见于高血压脑出血、壳核 - 内囊出血等。

（二）间脑病变的定位诊断

间脑可分为背侧丘脑（丘脑）、后丘脑、上丘脑、底丘脑和下丘脑五个部分。是仅次于端脑的中枢高级部位。

1. 丘脑　为皮层下感觉中枢，刺激性症状引起对侧半身丘脑痛，呈弥散性，多伴有痛觉过敏和痛觉过度，难以准确定位；破坏性症状为对侧半身深浅感觉障碍，深感觉障碍重于浅感觉，远端重于近端，还可引起对侧半身共济失调、舞蹈病、多动症和丘脑手等。

丘脑综合征（Dejerine - Roussy syndrome）包括：①病变对侧肢体轻瘫。②病变对侧半身感觉障碍（以深感觉为主）。③病变对侧半身自发性疼痛。④同侧肢体共济运动失调。⑤病变同侧舞蹈样运动。多见于丘脑肿瘤，但完全典型者少见。当肿瘤向前内侧发展时精神障碍较明显；向下丘脑发展则内分泌障碍较为突出；向丘脑枕发展除出现病变对侧同向偏盲外，还因影响四叠体可能出现瞳孔不等大、眼球上视障碍、听力障碍等症状。

2. 后丘脑　病变累及外侧膝状体出现对侧同向偏盲，累及内侧膝状体出现听力减退；丘脑枕病变造成对侧同向注视麻痹和丘脑手。

3. 上丘脑　由松果体、后联合和缰三角组成，与生物昼夜节律调节有关。病变累及松果体出现性早熟及尿崩。

4. 底丘脑　是丘脑与中脑被盖之间的过渡区，病变累及丘脑底核（Luys nucleus）致偏侧投掷症（Hemiballismus），表现为对侧上、下肢（通常上肢症状重于下肢）剧烈而持续的舞动或投掷动作。

5. 下丘脑　与内脏和代谢活动有关，病变可引起水、电解质和渗透压调节，糖、脂与内分泌代谢，体温调节，觉醒和睡眠，自主神经功能紊乱以及感情、记忆、行为等障碍。

下丘脑网状结构损害会出现无语无动缄默症（akinetic mutism）。颅脑损伤，三脑室肿瘤和丘脑肿瘤均可引起间脑癫痫，表现为自主神经系统发作症状（如面部潮红、大汗淋漓、心悸、胃肠不适等），偶有尿意，但无抽搐。腹内侧核损害会引起肥胖，正中隆起损害影响青春期发育并致性功能障碍，称肥胖性生殖无能综合征（Frohlich syndrome）。

（三）脑干损害的定位诊断

脑干自下而上由延髓、脑桥和中脑三部分组成，常见神经外科相关疾病为血管性病变、肿瘤等。这些病变累及相应平面的若干神经核和纤维束，导致相应的临床症状。脑干病变的表现主要包括：①脑神经损害：后组脑神经损害对应延髓平面，中组脑神经损害对应桥延或脑桥平面，第Ⅲ、Ⅳ对脑神经损害对应中脑平面。②传导束损害：包括感觉、运动与平衡障碍。③意识－觉醒障碍。④自主神经功能紊乱：如高热、针尖样瞳孔、无汗等。⑤不同平面的脑干损害对应一些特征性呼吸节律改变：如周期性呼吸（间脑）、中枢性过度换气（中脑上端）、长吸气（脑桥上端）、共济失调性呼吸（延髓上端）等。部分典型的脑干损害综合征及其临床特点如下：

1. 延髓内侧综合征　如为单侧损伤，又称舌下神经交叉性偏瘫。通常由椎动脉的延髓支阻塞所致。主要受损结构及临床表现为：对侧上、下肢瘫痪（锥体束受损）；对侧上、下肢及躯干意识性本体感觉和精细触觉障碍（内侧丘系受损）；同侧半舌肌瘫痪（舌下神经根受损）。

2. 延髓外侧综合征　又称Wallenberg综合征。损害位于延髓上部侧方、椎动脉的延髓支或小脑下后动脉供血区。主要受损结构及临床表现为：同侧头面部痛、温觉障碍（三叉神经脊束受损）；对侧上、下肢及躯干痛、温觉障碍（脊髓丘脑束受损）；同侧软腭及咽喉肌麻痹，吞咽困难，声音嘶哑（疑核受损）；同侧Homner综合征，表现为瞳孔缩小、上睑轻度下垂，面部皮肤干燥并潮红及汗腺分泌障碍（下丘脑至脊髓中间外侧核的交感下行通路受损）；同侧上、下肢共济失调（小脑下脚受损）；眩晕，眼球震颤（前庭神经核受损）。

3. 脑桥基底部综合征　如为单侧损伤，又称展神经交叉性偏瘫。由基底动脉的脑桥支阻塞所致。主要受损结构及临床表现为：对侧上、下肢瘫痪；同侧眼球外直肌麻痹（展神经根受损）。

4. 脑桥背侧部综合征　通常因小脑下前动脉或小脑上动脉的背外侧支阻塞，引起一侧脑桥尾侧或颅侧部的被盖梗死所致。以脑桥尾侧被盖损伤为例，主要受损结构及临床表现为：同侧眼球外直肌麻痹，双眼患侧凝视麻痹；同侧面肌麻痹（面神经核受损）；眩晕，眼球震颤；同侧头面部痛、温觉障碍；对侧上、下肢及躯干痛、温觉障碍；对侧上、下肢及躯干意识性本体觉和精细触觉障碍；同侧Homner综合征（下丘脑至颈段脊髓中间带外侧核的交感神经下行通路受损）；同侧上、下肢共济失调（小脑下脚和脊髓小脑前束受损）。

5. 大脑脚底综合征　如为单侧损伤，又称动眼神经交叉性偏瘫（或Weber综合征）。由大脑后动脉的分支阻塞所致。主要受损结构及临床表现为：同侧除外直肌和上斜肌以外的所有眼球外肌麻痹，瞳孔散大（动眼神经根损伤）；对侧上、下肢瘫痪（皮质脊髓束受损）；对侧面神经和舌下神经核上瘫（皮质核束损伤）。

6. Benedikt综合征　累及一侧中脑被盖部腹内侧。主要受损结构及临床表现为：对侧上、下肢及躯干意识性本体觉和精细触觉障碍；同侧除外直肌和上斜肌外的所有眼球外肌麻痹，瞳孔散大；对侧上、下肢意向性震颤，共济失调［小脑丘脑纤维（为已交叉的小脑上脚纤维）和红核受损伤］。

（四）颅底病变的定位诊断及相关综合征

1. 颅前窝　额叶底部肿瘤如局限性蝶骨嵴或嗅沟脑膜瘤时，因病变压迫同侧视神经，使之周围蛛网膜下隙闭塞，而引起Forster-Kennedy综合征。表现为病变同侧视神经萎缩，对侧视神经盘水肿，可伴同侧嗅觉丧失。

2. 颅中窝　蝶鞍区病变可引起视交叉综合征，眶上裂、眶尖病变分别引起眶上裂综合征和眶尖综合征，海绵窦区病变可致海绵窦综合征，岩部病变引起岩尖综合征、三叉神经旁综合征、蝶-岩综合征等。

（1）视交叉综合征：表现为双颞侧偏盲，可伴视神经萎缩和蝶鞍改变，同时亦伴垂体内分泌紊乱。多见于垂体腺瘤向鞍上生长。

（2）眶上裂和眶尖综合征：眶后部及视神经管肿瘤等眶上裂和眶尖区域病变所致。

1）眶尖综合征（Rollel综合征）：为Ⅲ、Ⅳ、Ⅴ、V$_2$支和Ⅵ脑神经受累所致，表现为视神经盘萎缩或水肿，上睑下垂，眼球固定，角膜反射消失，眼神经和上颌神经分布区感觉障碍。

2）眶上裂综合征（Rochon-Duvigneaud综合征）：除无视神经变化外，余同眶尖综合征。

（3）海绵窦综合征：病变累及Ⅲ、Ⅳ、Ⅴ、Ⅵ脑神经，表现为眼球固定，瞳孔散大，角膜反射消失，可并发突眼及眼静脉回流障碍。常因血栓性静脉炎、鞍区动脉瘤和鞍内肿瘤累及海绵窦引起。

(4) 颞骨岩部病变

1) 岩尖综合征（Gradenigo 综合征）：同侧 V 脑神经受累致面部麻木或疼痛，VI 脑神经受累致眼球内斜、复视。常因乳突炎症扩散、鼻咽部或鼻窦的恶性肿瘤沿颅底裂隙侵蚀所致。

2) 三叉神经旁综合征（Raeder Paratrigenninal 综合征）：病变位于岩骨前段三叉神经半月节附近，三叉神经受累致面部疼痛，颈动脉交感丛受累致同侧 Homner 征。

3) 蝶-岩综合征（Jacob 综合征）：蝶骨和岩骨交界处病变引起Ⅲ、Ⅳ、Ⅴ、Ⅵ脑神经麻痹，表现为同侧眼肌麻痹和三叉神经感觉障碍，累及视神经可致视力障碍。

3. 颅后窝　内耳道病变可致内耳道综合征；脑桥小脑角病变可致脑桥小脑角综合征；颈静脉孔区病变可致 Vernet 综合征、Collet - Sicard 综合征、Vilaret 综合征等；枕骨大孔附近病变可致颅脊管综合征。

(1) 内耳道综合征：内耳道病变时，同侧面神经受累出现外周性瘫痪，同侧前庭神经受累引起耳鸣、耳聋、眼球震颤和平衡障碍。

(2) 脑桥小脑角综合征：脑桥小脑角位于小脑和脑桥的外侧（小脑-脑桥池）和岩骨嵴内 1/3 之间。该部位有耳蜗神经、前庭神经、面神经、三叉神经及前庭小脑束通过。耳蜗神经损害出现耳鸣、耳聋；前庭神经损害出现眩晕、恶心、呕吐；面神经损害出现同侧周围性面瘫；三叉神经感觉支损害出现同侧面部感觉减退；前庭小脑束损害出现同侧共济失调。常见于听神经瘤和该区域的脑膜瘤等。

(3) 颈静脉孔综合征（Vernet 综合征）：Ⅸ、Ⅹ、Ⅺ脑神经通过颈静脉孔的内侧部，多为颅内原发病变引起此三根脑神经麻痹，此外还可见于颈静脉球瘤、颈动脉体瘤和多发性脑神经炎。

(4) 颅脊管综合征：枕骨大孔区病变侵犯颅后窝和高位椎管，累及小脑、延髓、后组脑神经和上颈髓所致。表现为上部颈神经根症状，枕颈部疼痛（$C_2 \sim C_3$），强迫头位，后组脑神经损害，延髓综合征等。

（五）小脑病变的定位诊断

小脑的功能主要是调节下行运动通路的活动，保持平衡和控制肌张力，保证精细、技巧性动作协调完成。故小脑损害不会引起随意运动丧失（瘫痪），但对运动性学习和运动具有重要意义。另外，小脑虽接受多种感觉传入冲动，但对有意识的感觉和刺激辨别却无甚意义。

小脑损害的典型临床症状与体征有：眩晕、呕吐、共济失调、眼球震颤和意向性震颤。

1. 小脑半球　该区域病变同侧肢体共济失调，粗大的水平眼震，辨距不良，轮替障碍，指鼻和跟-膝-胫试验阳性，搜索样语言，同侧半身肌张力降低等。

2. 蚓部　该区域小脑蚓部病变主要表现躯干性共济失调、平衡不稳、呈醉汉步态。而小脑半球病变则在患侧肢体共济失调、肌张力低、腱反射迟钝，走路向患侧偏斜，也易向患侧倾倒。

3. 齿状核　受损可出现运动过多和肌阵挛。

4. 小脑脚　小脑下脚（绳状体）病变出现同侧小脑性共济与平衡障碍，眼球震颤及书写障碍；小脑中脚（脑桥臂）病变出现同侧额叶性共济障碍；小脑上脚（结合臂）病变出现同侧小脑性共济障碍，对侧红核病变引起不自主运动，头偏向患侧。

5. 弥漫性小脑病变（小脑半球和蚓部同时受损）　慢性小脑弥漫性变性时，主要出现躯干和言语共济失调，而四肢共济失调不明显。这可能是由于新小脑功能有所代偿之故。急性弥漫性小脑病变时，除有严重的躯干和四肢共济失调以及言语障碍，还伴有肌力下降、肌张力降低、腱反射减弱。

（六）脊髓病变的定位诊断

脊髓病变的定位诊断分为"纵"定位与"横"定位两方面，前者系判断病变是存在于延髓颈髓移行直至马尾的某个平面；后者是判定病变在脊髓横断面上的白质、灰质等哪个具体部位。

脊髓病变的上界可根据根性症状、传导束性感觉缺失平面、腱反射变化、自主神经症等来确定；脊髓病变的下界可根据瘫痪及反射的变化、发汗试验、反射性皮肤划痕征、足部立毛反射等来判定；横定位主要需鉴别髓内病变，髓外硬膜下病变及硬膜外病变，可根据有无根痛、感觉运动障碍发展方向、有无肌肉萎缩、锥体束征及尿便障碍出现早晚顺序及病程发展快慢来鉴别。MRI 等影像学检查可以提供脊髓病变横定位及纵定位的直接征象。

1. 脊髓病变的左右侧定位　早期多为脊髓半侧受累，晚期可能出现脊髓双侧损害表现。除了脊髓丘脑束在相应的节段交叉到对侧（上升两个平面左右后交叉）外。其余都在同侧。

2. 脊髓病变的腹背侧定位　腹侧病变以运动障碍为主。背侧病变以感觉（尤其是深感觉）受累为主。

3. 脊髓病变的内外定位　髓外病变多从一侧开始，伴有根痛、肌力减退或肌萎缩，早期出现锥体束征，尿便障碍和感觉缺失出现的晚。髓内病变早期就会出现尿便障碍、感觉缺失或感觉分离。髓外压迫性病变因很少侵入髓内，以横向发展为主并形成脊髓横断性损害，髓内压迫性病变纵向生长多见，故呈多节段受累。皮质脊髓束和脊髓丘脑束的内部排列顺序从外向内依次是骶、腰、胸和颈（下肢在外，颈胸在内）。脊髓后索的排列顺序从外向内依次是颈、胸、腰和骶（下肢在内，颈胸在外）。了解这些排列关系，可以根据肢体运动和深浅感觉受累的先后顺序，对髓内和髓外病变做出临床定位：髓外病变时下肢首先出现症状。颈膨大以上的髓内病变上肢先有症状。

4. 脊髓损伤的一些表现

（1）完全性脊髓横贯性损害：主要表现为截瘫、各种感觉丧失和尿便障碍三大症状。

（2）脊髓半侧损害：Brown-Sequard 综合征。即伤侧平面以下位置觉、振动觉和精细触觉丧失，同侧肢体硬瘫，损伤平面（或低 1~2 个节段）以下的对侧身体痛、温觉丧失。临床所遇到之脊髓半切综合征多不典型，故当发现一侧肢体运动障碍和深感觉障碍，对侧浅感觉障碍明显时也应考虑本症。

（3）脊髓前角损害：主要伤及前角运动神经元，表现为这些细胞所支配的骨骼肌呈弛缓性瘫痪，肌张力低下，腱反射消失，肌萎缩，无病理反射，但感觉无异常。如脊髓灰质炎。

（4）中央灰质周围病变：若病变侵犯白质前连合，则阻断脊髓丘脑束在此的交叉纤维，引起相应部位的痛、温觉消失，而本体感觉和精细触觉无障碍（因后索完好）。这种现象称感觉分离，如脊髓空洞症或髓内肿瘤。

5. 脊髓节段性损伤

（1）高颈段（C_1~C_4）损害：主要表现为四肢上运动神经元性瘫痪，病损平面以下全部感觉丧失，尿便障碍；膈肌受刺激或麻痹会有呃逆或呼吸困难；可有颈部根性疼痛，即颈痛向枕部放射。

（2）颈膨大（C_5~T_2）损害：截瘫、感觉平面和尿便障碍；上肢呈下运动神经元性瘫痪，下肢呈上运动神经元性瘫痪。C_8~T_1 侧角受损可以出现 Homner 征。

（3）胸髓（T_3~T_{12}）损害：双上肢正常，双下肢呈上运动神经元性瘫痪，病变平面以下各种感觉缺失，尿便障碍。

（4）腰膨大（L_1~S_2）损害：截瘫，病变平面以下各种感觉缺失，尿便障碍；双上肢不受累及。双下肢呈下运动神经元性瘫痪。损害平面在 L_2~L_4 膝反射消失，在 S_1~S_2 踝反射消失。

（5）圆锥（S_3~S_5 和尾节）和马尾（L_2 以下的 10 对脊神经）损害：单纯圆锥损害无下肢瘫痪。早期出现尿便障碍，会阴部感觉缺失，神经根痛少见。马尾损害时下肢可有下运动神经元性瘫痪。早期不出现尿便障碍，根性疼痛明显，感觉障碍不对称。临床上圆锥和马尾病变多相关联，表现为马尾圆锥综合征。

二、定性诊断

病变的解剖定位确定以后还应对病变的性质进行判断，称为定性诊断。病史特点、实验室检查、影像学检查共同为病变的性质的推测提供依据。神经外科疾病常见的病理性质和病因如下。

1. 损伤　多具备明确的外伤史。一般急性起病，如颅内血肿、脑挫裂伤等；患者症状往往在 6~8 小时达高峰，但亦有部分患者可能经历较长时期后方出现症状，如慢性硬膜下血肿。应注意甄别是否伴有胸、腹等多发性损伤。

2. 肿瘤　起病多较为缓慢，总体上呈进行性加重趋势，少数病程可有短暂缓解。颅内肿瘤早期可仅有局灶性神经损害，后期可伴有颅内压增高。脊髓肿瘤有脊髓压迫、神经根受刺激和脑脊液循环阻塞表现。老年患者需注意鉴别中枢神经系统转移瘤。

3. 血管病变　血管病变有颅内动脉瘤、脑动静脉血管畸形、脑卒中等。起病多急骤，症状可在数秒至数天内达高峰。脑血管病变多与动脉硬化、高血压、心脏病、糖尿病等疾病相关。

4. 感染　急性或亚急性起病，症状通常在数日内达高峰，血液和脑脊液实验室检查可进一步明确感染的性质和原因。部分感染性疾病，如脑脓肿、脊髓硬膜外脓肿、脑囊虫病等需要外科治疗。

5. 其他　如需要外科处理的颅脑、脊柱脊髓先天性畸形，如脑积水、脊柱裂、枕骨大孔区畸形、扁平颅底等；多于儿童或青年期缓慢起病，进行性发展。

定性诊断时应注意患者一般表现和病史。如对幼年发病患者，要观察有无先天异常。通过鉴别诊断排除一些概率较小或不相符合的情况，即可将病变性质的考虑缩至最小范围。由此取得临床诊断。基于这种初步的、相对粗糙的诊断，再进一步选择相应的核实性检查。选择检查时应先做无创性检查，不能达到要求时再做一些侵袭性的检查项目。只有取得结论性的证据以后才算得到了确实诊断。但这还不是目的，尚需接受治疗的考验，在实际治疗中还可对诊断进行各种各样的修正和补充完善，直到最后诊疗结束。

神经系统疾病的定位诊断和定性诊断不可截然分开，某些神经系统疾病，在确定病变部位的同时也可推断出病变的性质，如内囊附近的损伤，多由动脉硬化并发高血压性血管疾病所致。因而在多数情况下，神经系统疾病的定位、定性诊断是相互参考同时进行的。最后需要指出的是，临床过程仅反映疾病的一般过程与规律，不能完全反映个别案例情况，因此定性诊断的详细内容仍应结合有关疾病，将在本书相应章节予以介绍。

（张建斌）

第三节　神经疾病的规范化与个体化治疗

神经外科疾病的规范化治疗首先要做好医师队伍的规范化建设。只有让我国目前约 1 万名神经外科医生都成为正规军，我们整个神经外科的疾病诊疗行为才能实现真正意义上的规范化。目前中国神经外科医师协会已受卫生部委托开展的神经外科医师专科准入考核就是从源头上把好这一关。《卫生部专科医师－神经外科医师培养原则》指出："由于神经外科学是处理人体最高中枢问题的科学，因此对神经外科医师的培训标准要有更高的要求。应该在有完善条件（包括人力资源、设备条件、病源、成就）的单位成立"中国神经外科医师培训基地"，以达到正规化培养合格的神经外科专业医师的目的"。培训体系的完善、临床路径的推行、手术技术规范化、显微技术的推广都是改善提高疗效的重要环节和重要保障，普及知识和技术也是学会和协会需要重点完成的一项内容。本书附录部分对近年来国内、国际上已经颁布的指南和专家共识作了索引，可供读者阅读查询时参考。

神经外科学是一门十分深奥的学科，随着技术的进步，其内涵和外延不断扩展，亚专业的划分越来越细。一个医生已不可能对所有专业的病种都达到精通程度。国际上已通过制定治疗规范、指南、共识，这些方案和共识凝聚众多医学工作者的经验和教训，可以为患者提供相对合理、规范的治疗方法，从而得到了更好的治疗效果。因而，开展既符合国际标准又符合中国国情的神经系统疾病治疗规范化和个体化的临床研究势在必行。早在 2006 年，受卫生部的委托，中华医学会神经外科分会制定出版了本专业的《临床诊疗指南》和《临床技术操作规范》，这两份文件对规范诊疗行为起到了重要作用。之后一批适合国人情况的规范、指南和专家共识也相继出台。2009 年，为规范临床诊疗行为，提高医疗质量和保证医疗安全，卫生部组织有关专家研究制定了颅前窝底脑膜瘤、颅后窝脑膜瘤、垂体腺瘤、小脑扁桃体下疝畸形、三叉神经痛、慢性硬脑膜下血肿等神经外科 6 个病种的临床路径。2011 年底，卫生部又继续推进临床路径相关工作，再次组织有关专家研究制定了颅骨凹陷性骨折、创伤性急性硬脑膜下血肿、创伤性闭合性硬膜外血肿、颅骨良性肿瘤、大脑中动脉动脉瘤、颈内动脉动脉瘤、高血压脑出血、大脑半球胶质瘤、大脑凸面脑膜瘤、三叉神经良性肿瘤和椎管内神经纤维瘤等神经外科 11 个病种的临床路径的临床试点工作。

规范化治疗是提高神经外科整体治疗水平的基本要求。只有专业化、规范化，才能不偏离正确的治疗方向。例如，对颅内肿瘤的规范化治疗是指对肿瘤的治疗要按照原则执行，不管是手术、放疗、化疗都要治疗到位，不能脱离或违背治疗原则。但是，提倡规范化治疗不是说治疗都是千篇一律，搞"一刀切"，由于恶性脑胶质瘤的临床治疗充满挑战，要求临床医师必须追踪脑胶质瘤基础与临床研究的最新进展，不断更新概念，勇于探索。这就使得在临床诊治过程中不能生搬硬套，需要对每一个患者的具体问题进行具体分析，为每一位患者量体裁衣，制订个体化治疗方案，才可能达到一个较好的治疗效果。目前的靶向治疗和基因研究都是个体化治疗道路上的有益尝试。

按照唯物主义观点，事物不是一成不变的，医疗理念和技术手段也是在不断发展之中。所谓的治疗规范仅是目前医疗条件下，最为科学、合理的治疗方案。比如颅内动脉瘤的治疗，20世纪90年代以前，颅内动脉瘤只有手术夹闭一种治疗，对于复杂不能夹闭的动脉瘤，则选择采用近端阻断、孤立、瘤体切除或塑型、血管重建等手段。但随着介入治疗技术与弹簧圈、支架的出现与发展，现在血管内介入治疗与手术夹闭共同成为颅内动脉瘤两种主要手段，这也意味着颅内动脉瘤的治疗策略已逐渐发生了改变。同时，由于技术进步、显微技术的发展，扩大了急性期进行动脉瘤夹闭的指征，急性期治疗已是目前治疗的主流。但是医师不能因为有了临床路径，规范化治疗指南，反而束缚了合理的创造性、开拓性的研究工作。

近年来，聚焦于循证医学的治疗指南迅速增加，这为提高群体患者治疗效果起到了很好的作用。指南采用的方法是将问题简单化，为广大一线医生提供容易操作的治疗规则。但恰恰却忽略了个体化治疗的主旨。这就涉及个体化治疗的问题：由于"保护性医疗（defensive merlicine）"和对治疗安全和费用的考虑，神经外科医师面临的是一个个实实在在同时又千变万化的个案，需要在较短的时间内做出"生死抉择"，这在指南中常常找不到对应的治疗策略。此外，对于尚无定论的医学问题，也需要医师结合临床具体实际加以决断。仍以颅内动脉瘤为例，目前脑动脉瘤治疗的主要方法是手术夹闭和血管内介入栓塞治疗。但随之而来的问题是对于一个特殊的案例，哪种技术更为安全有效，何时采用更为合理，如何评价治疗效果。一些问题在现阶段仍颇具争议，我们尚无法完全回答，仍需要大样本、多中心、随机、双盲、严格对照的研究评估。而颅内肿瘤的治疗就显得更为迷茫，首先它具有众多的分类，同类甚至同亚型肿瘤也具有迥异的分子生物与细胞生物学特征，某些的生物标记与位点的异常表达，单纯生物治疗、化疗具有明显的治疗效果，可以单独使用或特殊病例联合普通放射治疗，已能明显控制肿瘤的生长与复发；某些生物标记与位点的异常表达，可能对同样的化疗、生物治疗不敏感，甚至耐受，而放射治疗也可能具有较高的耐受性，也仅能短期控制其生长与复发，此时，可能就需要短期放射治疗后，进行单次大剂量毁损的伽马刀治疗补量或低分次立体定向放射治疗，才能提高远期治疗效果；另一些病例甚至需要特殊生物靶位封闭治疗后，才能呈现放、化疗的敏感性，而需要生物靶向治疗联合放、化疗来提高其治疗效果。因此，对于后两者盲目的放、化疗只能枉增患者治疗中的不良反应，这就更显示个体化医疗的重要性。

此外，一份合理的个体化治疗方案还需考虑患者的整体情况，而不是仅仅局限于某种疾病本身。比如，随着人口老龄化，帕金森症等在60岁以上人群中高发的神经系统疾病逐渐增加。不当的治疗可能导致帕金森病的病程发展加速，使得患者症状加剧而过早丧失劳动能力或导致残疾。帕金森病患者规范化治疗是必须的。但对于帕金森患者，医师除了需要设法解除患者疾病本身的困扰，尚需要对其给予心理关注和社会关注。对帕金森的治疗不仅仅是疾病本身的药物治疗，还要抗抑郁治疗改善患者的幸福感，功能锻炼增加患者的活动能力。帕金森病患者中抑郁症的患病率是20%~50%，工作能力，生活能力的减退，形象的损害，脑中多巴胺的减少，都有可能导致帕金森病患者抑郁的产生。许多帕金森患者还深受抑郁的折磨，严重的甚至有自杀倾向。帕金森病会表现为面无表情、语言减少、反应慢等的症状，与抑郁症的症状有相似之处，很容易被忽视。早期发现尤为重要。这需要医师、患者及其家庭与社会的共同努力。

总之，对于神经外科疾病，总的原则是目前业界无争议的，采取规范化治疗，对于目前尚无定论的，或有争议的，参照循证医学的观点，保证患者获得目前医疗条件下，最为科学的、个体化的治疗方案。做到规范化与个体化相结合，理论与实践相结合，医师临床工作中要活学活用，既要掌握具体的规范化和个体化用药原则，更重要的是学会正确的临床思维方法。开展神经外科疾病治疗的规范化研究，特别是在治疗理念上达成共识；同时鼓励在治疗手段上不断创新，针对不同患者，进行个体化治疗，发挥现有手段到极致。对于有争议的，在全国乃至全球范围内，开展治疗样本协作统计及前瞻性疗效对比研究。才能更好地发展神经外科医学事业。

（张建斌）

第二章

颅内监测技术

第一节 颅内压

一、概述

对于颅内压（颅内压）的监测被认为是颅内监测的金标准。特别是在最新的重度创伤性脑损伤治疗指南中，对于 CT 扫描有异常表现的创伤性脑损伤昏迷患者实施颅内压监测被认定为 2 级推荐指南（即中度临床确定性）。是否应在 CT 扫描正常的创伤性脑损伤或者其他疾病导致昏迷的患者中施行颅内压监测至今未有定论（3 级推荐；临床确定度未建立），尽管神经外科经常在蛛网膜下隙出血，脑膜炎，甚至肝衰竭等许多情况下都建议使用颅内压监测。然而，CT 扫描的表现并不能够一定反映出颅内压的变化。因此，不同的医疗中心使用颅内压监测的频率有相当大的差别。对于需要进入神经重症监护病房（NCCU）的神经急症患者是否需要基于颅内压的治疗，以及在颅内压升高和患者死亡率之间是否存在可精确描述的联系，都存在着极大的生理学争议。能够连续监测颅内压，便能够尽量避免"经验主义的"颅内压治疗以及盲目的预防性治疗。此种手段有极大重要性，因为许多针对颅内压的治疗，尽管能有效地降低颅内压，但可能具有其他有害的不良反应。

二、门罗-凯莱（Monro-Kellie）原理

门罗-凯莱原理解释了颅内压的基本概念。此原理是建立在颅内容积恒定的基础上，即颅内压是颅内生理性内容物——脑组织，血液，脑脊液（脑脊液），以及肿块性病变（如果存在）——所占"容积"的函数（图2-1）。外伤之后，由于血管源性或者细胞毒性脑水肿（主要为后者），脑组织体积增大。颅内的血管组成中主要容纳静脉血，所以血液容积可随血液流出的梗阻而增大。这种梗阻的原因可以是颅外的（例如，升高的胸内压，或者颈静脉系统的流出受阻），也可以是颅内的，例如矢状窦的引流血管扭曲（Starling 阻力），压力相关的静脉压迫，或者血栓。动静脉系统的总容积可以随高代谢状态的血流募集而主动性增加，也可在压力自我调节功能受损时由于过度充血或高血压而被动升高。脑脊液的生成一般是恒定的，所以此部分组成的体积增大多是由于流出道梗阻或者再吸收异常而导致的。

颅腔内容物中一种成分的体积增大（或者出现一种新的成分，如出血）可由其他成分的体积代偿性地减小而得到缓冲。当体积增加足够缓慢时，代偿反应在达到临界值之前都可以维持一个稳定的颅内压（图2-2）。在临界点处，颅内压即随着脑组织成分的进一步增大而迅速升高。如果在初期颅内诸内容物体积增大的速度就极快，其代偿机制就可能更早达到极限。

此代偿机制的一种可能的结果为当容积缓冲能力达到极限时脑组织顺应性随即发生改变。这意味着对于一个特定容积的改变，其最终的颅内压水平随顺应性的降低而进一步升高。因此即使容积缓冲机制能够保持颅内压相对稳定，脑组织的顺应性值也是描述缓冲系统状态的一个有意义的指标。

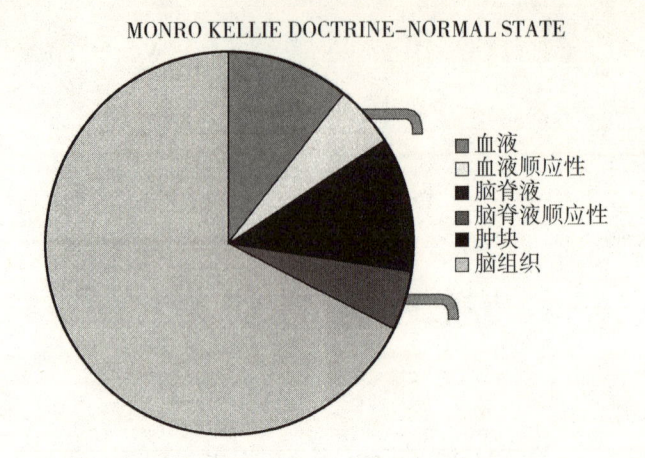

图 2-1 正常条件下的门罗-凯莱原理。颅内容物的容积固定，包括脑组织，血液，脑脊液，及肿块性病变（如果存在）。这些成分的总体积决定了颅内压的大小。血液和脑脊液可以通过一些固有途径改变其体积，因此允许了其他几种成分在一定程度上体积的增加

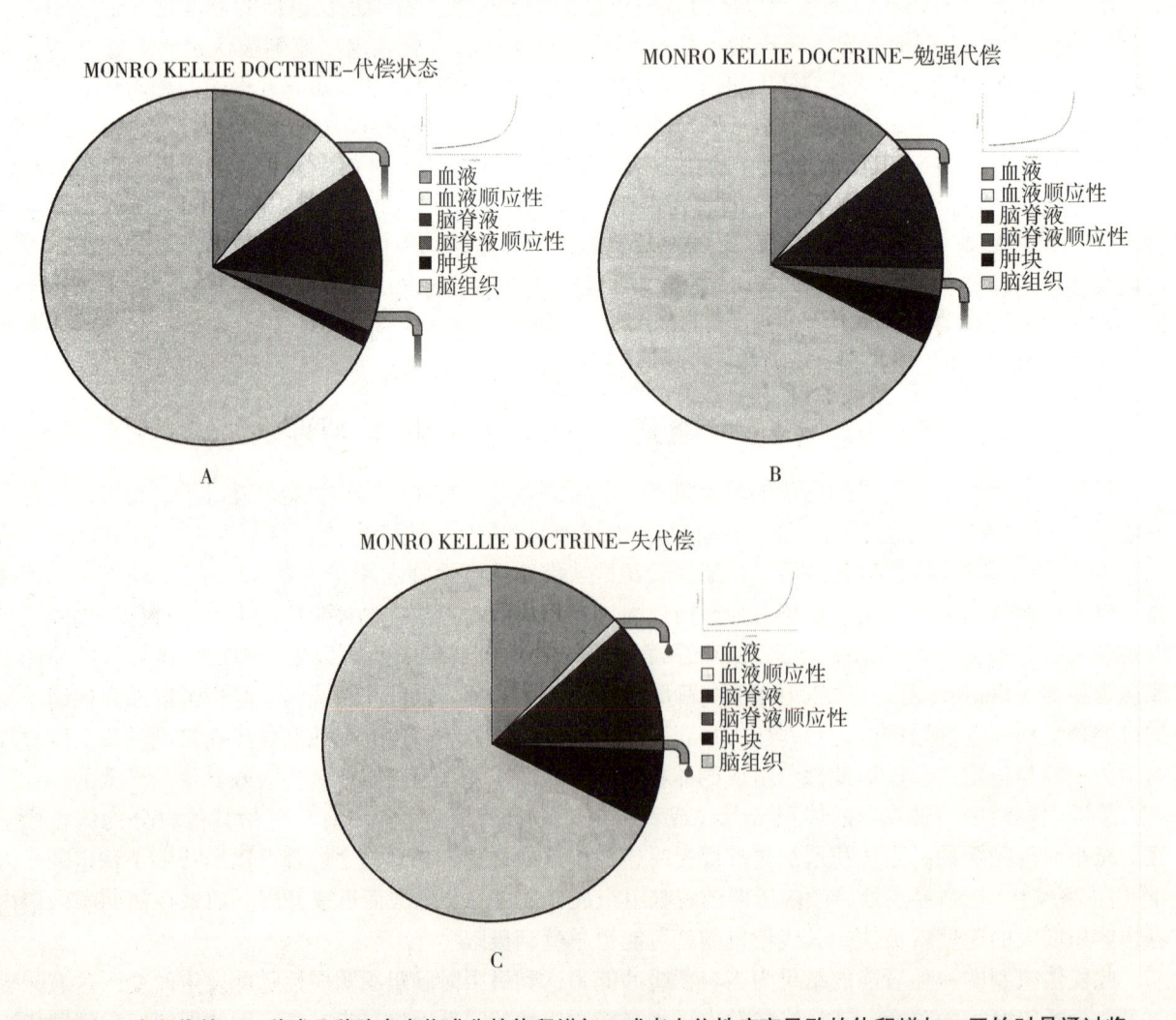

图 2-2 容积代偿。一种或几种脑内容物成分的体积增加，或者占位性病变导致的体积增加，开始时是通过将脑脊液转移入脊髓蛛网膜下隙或者加快颅内静脉血液的流出来达成代偿的（A）。这时对颅内压的影响是很小的。当体积不断增加时，其代偿的能力逐渐下降，颅内压开始升高（B）。当超出代偿的极限时，体积更进一步的增加则造成颅内压大幅度地上升（C）

三、门罗-凯莱（Monro-Kellie）原理及颅内压管理

门罗-凯莱原理可帮助解释颅内压，并且与目前治疗手段的支持框架一致，其治疗目的均为降低一种或及几种颅内容物成分的体积或者至少防止其进一步增加。

（一）占位性病变

最简单的针对成分体积的纠正即是对占位性病变的处理。移除该占位病变（如脑血肿）是控制颅内高压的最古老的手段，其能够直接促进颅内容积达到平衡。颅脑创伤以及其他几个能够根据病因去直接、明确的完美处理的神经急重症疾病就是典型例子，同时也肯定了CT在此方面的确切价值，手术干预可以避免对占位性病变因一味内科治疗而延误。

（二）脑脊液成分

固有的颅内脑脊液缓冲系统可将很大一部分体积的脑脊液分流入脊髓蛛网膜下隙（即此循环系统是受到流出道开放度调节的）。如果第四脑室的通路和出口受到堵塞（例如，后颅窝血肿），此系统则功能丧失。此种情况，或者临床需要进行脑脊液引流时，可通过建立脑室外引流来发挥作用。当脑脊液容量过多，并且脑室系统不会因为引流而塌陷时，这种手段是非常有效的。然而，开放的脑室引流术将导致颅内压的测量值不再可靠，所以在测定颅内压时，引流管必须处于关闭状态。

（三）脑血流量

针对脑血容量（cerebral blood volume，CBV）的管理可以分为静脉和动脉两个部分。促进颅内静脉血液回流的最优化方案如下：①抬高床头。②避免施加在颈部静脉处的压迫（例如绷紧的颈部矫治器，或者气管造口术约束带）。③通过细致的通气管理降低胸内压，防止静脉压力的升高，或者容积缓冲能力的受损。脑血容量可通过血管收缩而降低。而血管收缩通常通过过度通气而导致低碳酸血症来达成的。过度通气会影响动脉血管的阻力，造成脑血流量的降低，从而可能导致脑缺血。因为这种潜在的不良反应，所以以预防性过度通气来进行颅内压的调节是具有局限性的。例如，在治疗过度如果处理因充血导致的颅内高压时，过度通气治疗要审慎规划，并且如果当过度换气强度较大时，应该考虑实施进一步的监测，以预防缺血的发生。过度通气导致的血管收缩反应相对来说较为短暂，一般认为不超过24小时，并且在终止时有造成回弹性血管扩张的风险。常压高供氧治疗和高压氧疗也可能引起血管收缩，从而导致颅内压改变，不过其对于脑代谢可能造成的不良反应比过度通气疗法要轻。然而，高压氧疗的临床效果还有待进一步研究。最后，甘露醇由于能够改变血液黏度，所以也可能引起暂时的血管收缩，不过其对脑血流量、脑血液容积和颅内压的影响程度还取决于自我调节功能。

（四）脑组织

脑组织固有的容积缓冲能力是有限的，且在较长时间内保持恒定。通常在脑损伤后脑组织的体积增大，主要是由于脑水肿导致的。细胞毒性水肿和血管源性水肿均可发生于外伤后脑水肿。然而，多方面的证据都更倾向于支持细胞源性，并涉及一种由水孔蛋白介导的跨膜水通道。血管源性机制的作用至今仍不明确。了解这一点非常重要，因为目前常用的渗透剂（甘露醇，高渗盐水）是在细胞外起作用的。唯一能够降低脑内细胞外水肿的治疗手段是高渗疗法（即渗透压治疗）。除此之外，也可以通过手术移除一部分组织（如已经受到损伤、液化的实质，或者正常的"沉默"组织）的方式达成减少脑内容物体积的目的。手术切除损伤脑组织的方式目前仍有很大争议，所以很大程度上是被禁止使用的。

（五）去骨瓣减压术（decompressivecraniectomy，DC）

根据门罗-凯莱原理，最后解决脑内容物体积增加的治疗手段即是去骨瓣减压术（DC），此方法是打破该原理的前提条件，这意味着颅内容积将不再是一个恒定的值。较大面积的开颅、硬脑膜切除以及后颅窝成形术使得脑部的容量增大，缓冲能力也加大（因为无骨瓣的区域不是硬质的），以达到代偿颅内容物体积的增加。去骨瓣减压术在脑卒中、创伤性脑损伤、蛛网膜下隙出血等情况中都可有效地预防颅内压的升高。然而，实施去骨瓣减压术的准确时机和其对预后的影响（尤其是在创伤性脑损伤中）

尚待商榷。

四、基于门罗－凯莱定律的治疗（Monro－Kellie－driven therapy）指征

门罗－凯莱定律为实施脑损伤后的内外科治疗提供了极其有价值的框架。但这一原理主要集中于针对颅内压的临床治疗，而现在已有的治疗模式多为现象学的，且多基于其明确的降低颅内压的能力。然而，这些治疗手段中并没有一种特异性地针对于创伤性脑损伤或者其他急性脑损伤的病理生理学机制。渗透压疗法的原理是减少扩张性最小的成分中水的体积。减低脑血容量是基于现象学的，因为在成人中，原发的动静脉充血通常并不是潜在的病理学事件，而其引发的血管收缩可能导致氧气运输的阻碍，所以对机体是有害的。在流出受阻时，脑脊液的外引流能够特异性地解决其导致的病理生理异常，但在没有明确脑积水的情况下，这仍旧是基于现象学的。例如镇静、止痛、神经肌肉阻滞等治疗手段，或大剂量巴比妥类药物等二线疗法，甚至去骨瓣减压术，均是集中于针对颅内压的，而并不是其潜在的病理学原理。低温治疗，如果早期就开始使用并且不是作为针对颅内高压的治疗，那么其目的则是解决脑外伤导致的一些病理生理异常，但不幸的是这种治疗手段并不能提高成人或儿童创伤性脑损伤的预后。反之，诱导低温（induced hypothermia）在心脏骤停中的疗效是很肯定的；然而，此疗法却不用于特异性的颅内压治疗。

这种怀疑论的重要性是为了提醒临床工作者，因为这些治疗手段并不是基于特异的、并且在分子或生化机制方面是可逆性的，所以必须注意在选择或维持个体治疗方法时一定要避免对患者造成伤害。显然，有许多手段可以用来调控颅内压和脑灌注。当一种已有的治疗手段无效，甚至开始出现系统性伤害时，这种治疗手段或策略必须立刻停止，换用另一种疗法。当然这是以恰当应用颅内压监测为前提条件的；在现代 NCCU 中，针对颅内压的治疗应当以此技术作为指导，而不是根据经验主义来施行。针对颅内压的治疗手段是没有一定之规的，并且在理想上，我们需要一种由综合监测和追求重症患者整体平衡的观点来引导实际临床操作和管理。

五、颅内压监测的作用及创伤性颅脑损伤的治疗

针对颅内压的监测和治疗在创伤性脑损伤的研究得最为透彻，而对于其他情况，例如蛛网膜下隙出血，脑出血，缺血性卒中，脑炎和代谢性脑病中的颅内压升高的治疗和预期在很大程度上都是基于创伤性脑损伤的经验。因此这一章的核心内容即是针对颅内压和创伤性脑损伤的。颅内压的数据可以帮助推测预后及颅内病理变化，计算和控制脑灌注压，指导治疗策略，以及避免有潜在伤害的疗法。颅内压监测可以说是严重创伤性脑损伤的必要组成部分。然而，在临床应用的过程中，关于颅内压监测的争议也从未间断。此外，同样需要讨论的是如果将颅内压的数据同其他治疗手段整合起来——例如在严重创伤性脑损伤（或其他导致颅内高压的病理过程）中，对基于颅内压的治疗、基于脑灌注压的治疗、隆德疗法（Lund therapy）和优化的过度通气疗法等进行整合。颅内压监测的加入是从"观察主义"、"临床主义"、"经验主义"的治疗迈向基于数据监测的治疗的第一部。即使是追溯到 20 世纪 60 年代，对创伤性脑损伤患者施行基于颅内压监测的治疗也备受争议。

六、颅内压的阈值

在研究如何能够最好地理解并治疗颅内压变化的几个方面中，其中一个需要讨论的即是开始治疗的阈值，尤其是同一个阈值是否能够应用于所有患者，或者应用于同一个患者的不同阶段。阈值太高可能造成漏诊的神经损伤，而阈值太低则可能导致过度治疗或者医源性并发症。目前最常使用的阈值为 20mmHg，来自于腰穿测得的脑脊液压力的正常上限（Lundberg 的早期工作所得）。现在采用的颅内压治疗阈值是 20 或 25mmHg，这就容易混淆在颅内压等于或大于 20mmHg 情况下的疗效和治疗不良反应的分辨。然而，目前确定一个高于 20mmHg 的治疗阈值对于颅内压的调控是极为关键的，因为基于因果分析的研究显示 20mmHg 为治疗的触发点（即是说目前尚未有针对最佳颅内压治疗阈值的对照研究）。这一阈值如此重要是由于以下几个原因。第一，其他监测手段所使用的观察数据——颈静脉球导管、脑

氧、或者微量透析——显示即使在颅内压和脑灌注压正常情况下，脑的代谢也可能已经出现问题。第二，20mmHg的颅内压阈值是在人们认为系统性高血压是颅内高压的危险因素之一的时期建立的，这时患者都常规性地被保持于较"干"的状态，而脑灌注压不是一个被监测的变量。最后，许多ICU病房中，创伤性脑损伤患者血压都相对较低，唯一真正的限制是尽量避免收缩压低于90mmHg，相当于MAP70mmHg。因为正常的自我调节功能在颅内压接近50mmHg的时候受到损伤，因此颅内压为20mmHg的时候即达到缺血的临界点；换言之，此阈值可能就是当时治疗理念的副产物之一。在当时，治疗的中心并不仅仅在于颅内压，脑灌注压也是治疗中心之一，当然一些治疗机构也非常看重脑氧或其他一些指标。以上这些与降低脑代谢率的镇静剂联合，意味着能够保证脑血流灌注的颅内压的值（20mmHg或更高）在现今和之前此阈值刚确立的时候已经发生了改变。

或许比单纯一个颅内压阈值更加重要的是颅内压的变化趋势、波形分析，或者颅内压的数值是否与其他有害反应相关。颅内压阈值在不同患者当中，或者在同一个患者的不同时期均可能发生变化的理念并不是全新的。

七、颅内压监测的价值

尽管目前对于颅内压的理解尚不完备，治疗手段也仍需改善，但是颅内压监测仍有许多其他潜在的益处。首先，不进行颅内压监测，就无法得知脑灌注压的值。即使是非常短暂的脑缺血，对于已经遭受外伤的大脑而言，其伤害也可能是毁灭性的，因此准确而连续地监测脑灌注压至关重要。因为向脑实质内插入颅内压监测装置非常安全，其本身监测脑灌注压的能力对于广泛应用的颅内压监测也构成一个有力的论据。第二，脑疝的形成也是由于压力，而颅内压的监测能够更早发现。想要经验性（即是说神经检查）地预测压力（或压力梯度）为多少时会引发脑疝时不可能的，尽管当脑疝真正发生的时候就完全清楚了。与其发生了脑疝后再去治疗，不如首先避免脑疝的发生。第三，颅内压监测可以提供重要而敏锐的信息，很好地指导患者护理和ICU资源。例如，一个CT图像表现异常但是并没有颅内高压的患者，并不一定需要与一个CT表现相同但是颅内压升高的患者相同力度的治疗。类似地，如果一个颅压升高的患者，对于逐渐升级的治疗手段效果均不明显，那么就成为"二线"治疗方案的初步候选者，或者如果颅内压非常高，甚至要撤除现有的治疗。第四，颅内压的趋势可能是占位性病变扩增、新的损伤出现或者水肿的发展，缺血，或脑积水的早期预警，并且使得这些情况能够在临床表现变化或者被定期的影像学检查发现之前得到有效的处理。最后，由于颅内压数值具有预测预后的价值，它能够指导与患者家属间关于治疗和预后的讨论。

八、颅内压监测技术

技术的革新对于循证医学来说并不是一个理想的话题。然而，不同的颅内压监测系统在严重创伤性脑损伤的治疗指南中的颅内压监测技术部分得到了充分的描述。这一报告总结了在其写作的当时，3种具有足够准确性，在临床上能够互换应用的技术：①连接着外部计量器的脑室内插管。②导管尖端放置应变器的装置。③导管尖端光纤技术。这3种系统的每一种都能够放置入脑室中。导管尖端应变器或者光纤的导管也可以放入脑实质中。气动性的Spiegelberg颅内压监测不像其他实质内的监测手段允许体内校准和颅内顺应性监测。非侵入性的颅内压监测技术是基于一系列不同的技术，例如超声、颅内多普勒、颅骨的声学性质、鼓膜移位、心率变异性，而心脏耦合、视网膜血管血压测定法和视神经直径测定法还处在研究阶段。尽管自20世纪90年代以来已经有超过30种非侵入性的颅内压监测方法获得了专利，但是其中大部分尚且太繁杂或者准确性不够高，所以还不能投入临床使用。

脑室内导管的另一端连接着一个外部的液体耦合的应变器，是颅内压监测的金标准，因为除了监测外，它还可以通过脑脊液引流来进行针对颅内压的治疗。在其他测量手段失败后实行脑室外引流术（external ventricular drain，EVD）的患者，其中约50%，升高的颅内压都得到了控制。传统的脑室内导管的外部转换器只允许间歇性的颅内压监测，因为只有在引流关闭的情况下才能测量颅内压，然而也有些导管设计有内部的转换器，可以在监测颅内压的同时允许脑脊液的引流。脑室外引流术可能在引流的时候漏掉一些短暂的颅内压升高的情况。不过，这一金标准的技术，由于是第一个能够实践应用的监测系统，还是优先考虑的。况且，并没有临床预后的研究显示哪一种监测技术优于其他的。因为脑室内导管是放置入脑室内的，所以"从逻辑上"可认为它能够最准确地反映颅内压的值。然而，虽然脑实质和脑室系统是存在压力梯度的，但是都未发现其具有临床意义。实质内的装置更容易放置，尤其是当脑室解剖结构有所变化时，可能便限制了脑室内导管的放置。然而，实质内的光纤或电子的应变器系统尚太过昂贵，且不能在原位进行重新校准。最后，除了脑室内导管监测装置具有引流脑脊液的能力，可以作为一项潜在的治疗策略外，颅内压监测方式的选择主要决定于准确性、可靠性、并发症概率、插入难易程度和费用等因素。

九、颅内压监测的潜在并发症

脑室内导管和颅内压螺栓传统上是由神经外科医师来放置的。然而，神经内科医师现在也更加频繁地施行插入性监测。操作由谁施行，操作者是否接受过充分的训练等等诸多因素均和并发症情况相关，因此，颅内压监测并发症发生率实际上更取决于操作的技术和装置类型（脑室内导管相对于实质内监测）。

（一）感染

颅内压监测与感染的相关性颇有争议。比起实质内监测，脑室内导管更容易发现细菌的潜入，因为脑脊液可以定期地获取。在缺乏明确脑室炎征象的情况下，阳性的培养结果理解为"定植（colonization）"更为妥善。当使用这一概念（定植，而非感染）分析时，阳性的培养结果可见于8%脑室穿刺术的脑脊液培养，以及14%的移除引流装置后来自其导管尖端的培养。然而，在临床实践中，实质内的常规监测是不会应用的。相反通过脑室内导管的脑脊液取样则非常普遍。阳性的脑脊液培养结果提示应该拔除植入的装置，抗生素的使用可能会延长住院时间，患者暴露于肠外抗生素的潜在危险下，也暴露于导管置换的风险中。因此尽管两种监测手段相似，其结果却显著不同。这必须与脑脊液的引流保持平衡。

医源性的导管相关性脑室炎和脑膜炎发生于5%~20%的脑室外引流术，感染可能是因为植入时导管直接的污染，因为逆行性的细菌定植。总体的设备感染率是每1 000个引流日中6~8个。感染的危险因素包括：并发的其他系统性感染，监测时间过长，脑室内出血或蛛网膜下隙出血的存在，开放性颅骨骨折（并发或不并发脑脊液漏），外伤，导管冲洗，以及穿刺部位的脑脊液漏。因为绝大部分数据来源于病例分析，预防或处理感染的最佳手段仍不明确。但是，如果我们采取关闭引流系统，设计较长的皮下隧道，缩短脑室内导管的植入时间（即不需要时立刻移除）等策略，尽量避免导管的冲洗（如一定需要冲洗则要求严格的无菌技术操作），也要避免其他部位可能出现脑脊液漏。持续的抗生素预防似乎并不需要。用银离子或者抗生素浸润的导管可能能够减少导管相关性脑脊液感染的发生率，尽管这些导管的确切作用仍然存有争议。因为脑脊液样本极易污染，取样操作本身也极易引起感染，所以应按特殊的临床标准而不是常规步骤来留取样本。如果取样频率自每天留取样本减到每3d留取一次，也可以使脑室炎的发生率从10%降至3%标准治疗程序尤其是成套方案的应用也可以帮助降低感染率。常规更换导管似乎是不必要的，因为更换导管的风险比潜在的益处更大。当并发系统性感染或者开放性颅骨骨折时，应该考虑使用实质内颅内压监测，因为无论在儿童还是成人中都尚未有这些装置导致感染的文献汇报。

（二）出血

颅内压监测装置植入后发生出血性并发症的精确发生率取决于选择何种装置，穿刺的技术和如何定义出血。理想状态下，此类研究在颅内压监测装置植入的前后都应该完善影像学检查，但是极少有研究具备完善的影像学资料。回顾性病例分析显示成人置入脑室外引流后颅内出血发生的风险为2%~10%。在儿童中这种风险更大（17.6%）。绝大多数出血量都低于15mL，并不具有"临床意义"。脑室穿刺后发生具有临床意义出血的可能性约为1%。在成人中植入实质内颅内压监测装置后颅内出血的发生率预计为0~11%。其在儿童中的发生率与成人类似。

(三) 技术问题

脑室内导管移位，意外脱出和封闭都有可能发生。当组织碎屑或者血凝块堵塞导管导致其封闭，或者导管移位至实质中时，脑脊液引流在导管管腔和脑室内形成一个很大的压力梯度。在这种情况下，当颅内压在引流的同时受到监测时，其数值往往被低估，并且脑脊液的波形也变得更平坦。如果发生这种情况，应该关闭引流系统，观察波形是否能恢复。如果不能，可用 1~2mL 生理盐水轻柔地冲洗该引流系统。溶栓剂对于接触脑室内出血后明确的血栓的作用目前仍不明确。其中类似导管破裂或者移位等的技术性并发症在实质性装置中的发生率大约为 4.5%。这些并发症大多发生于移动患者，护理操作或患者自行活动的时候。但似乎均不会影响到患者的病程和预后。目前可行的实质内装置包括光纤，应变器和气动学技术。只有气动性的 Spiegelberg 颅内压监测装置允许体内校准。床旁监测显示实质内监测具有极其出色的准确率；然而，研究认为零点漂移率对于应变器监测具有重要的临床意义。而光纤导管中漂移的发生非常少见。此外，在使用 Codman 仪器和 Raumedic 颅内压传感器中，有报道阐述静电放电可导致基线压力受到干扰。

十、脑实质内监测探头的最优放置

实质内颅内压监测设备是通过一个小的颅骨钻孔和颅内接入设备或螺栓植入脑实质中的，总共可以放置 1~3 个监测装置。当损伤或变性区域非常广泛时，通常这些监测装置是植入额叶的非主要区域。然而，在局部损伤中，监测设备最好放置在损伤或变性的脑实质附近区域，因为与脑室内导管不同，当幕上梯度存在的时候，实质内装备可以反映局部"区域"的压力。尤其是，当实质内监测设备放置在占位性病变对侧的大脑半球时，即使已经存在脑疝，也可能低估颅内压的数值。

创伤性脑损伤后部分患者应用老式技术——如蛛网膜下隙螺栓的临床研究均表示大脑半球间梯度的存在。Sahuquillo 等人应用实质内光纤监测设备也发现局部脑损伤的患者的半球间压力梯度可以超过 10mmHg。其中四分之一的梯度可以对脑灌注压的计算产生等于甚至超过 5mmHg 的偏差，学者们认为此偏差甚至有改变治疗方案的可能。因此作者们总结"为得到占位性病变超过 25mL 或者有中线移位的患者的颅内压的最优化数值，测量装置应该放置于脑实质的两侧和病变处"（表 2-1）。

表 2-1 脑室内及实质内颅内压监测的优势和缺陷

脑室内监测	实质内监测
优势	优势
·参考标准（默认情况下）	·易于植入
·可以重新归零	不需机械减震也能够
·价格便宜	准确地复制脑脊液脉
·可以治疗性地引流脑脊液	冲波形
缺陷	缺陷
·容易堵塞	·只有移除才可能重新调零 - 发生漂移的可能
·容易断裂	
·当引流开放时无法准确测量颅内压	·容易出现技术故障（导管破裂、脱出等）
·可能引起脑室炎	
·脑组织必须被穿透	·与 MRI 不能兼容
·当脑室移位、压缩或体积太小时难以植入	·价格昂贵
·过度引流会引起并发症	
·当头部距离创面的距离发生改变后系统必须重新调零以避免偏差	
·由于管道的机械性能或者空气的漏入，颅内压波形会受到抑制	

十一、凝血功能异常患者植入颅内压监测装置的研究

需要颅内压监测装置的患者可能具有异常的凝血指标。许多治疗中心在脑室外引流和放置颅内压监测设备之前都有纠正凝血功能的常规方案和步骤。然而,凝血因素的调整可能会延误治疗时机。研究认为创伤性脑损伤患者中若INR小于或等于1.6是可接受脑室内导管植入的。许多内科医师认为当血小板计数必须高于100 000才能够比较安全地植入颅内压监测装置;然而,针对这个问题仍旧存有争议。

十二、如何监测颅内压及监测时程

连续的数字记录是获取颅内压数据的最佳方案,因为这种方式可以和其他检测手段相互联系,从而计算出派生指数,并且不会遗漏短暂的颅内压变化。但这种手段在ICU中是不可行的。相反地,NCCU的医护人员定期记录颅内压的数值。每小时记录的方式通常能够与连续记录的数值很好地相关联;然而,为了能辨认出突发事件,一般需要每10分钟记录一次。即使是短至5分钟的颅内压升高也可能导致预后的恶化;警报系统的应用能够帮助及时发现这些事件。在创伤性脑损伤后发生颅内高压的患者通常在第一周施行监测,尽管颅内压升高的时机有几种不同的模式,仍有20%的患者在72小时之后开始出现颅内压的升高。当有临床指征时,颅内压监测设备应该固定好位置,但通常当患者能够遵从指令时就可以移除了。如果患者持续处于昏迷状态,但72小时之内若其颅内压一直保持正常,也可考虑移除监测。如果颅内压曾有升高,但患者在除了呼吸机治疗及镇静剂外未接受任何其他治疗的情况下,若颅内压保持正常范围持续24小时,也可以考虑移除监测设备。后续的随访CT扫描如显示占位效应妥善解决的化,也能指导此撤除监测的决定,而其他的监测手段,如脑氧合或脑电图(EEG)也能够帮助证实此决定的合理性。

十三、脑顺应性和代偿性储备(compensatory reserve)

脑顺应性指的是脑内容物的"坚硬程度",并且是由颅内压对于颅内容物的体积变化的反应来体现的。按照门罗-凯莱原理,当脑顺应性很好时,颅内容物体积有小幅度增加时,颅内压的升高幅度也比较小(图2-3)。当脑顺应性部分受损时,对于同样的体积增加,颅内压的升高程度会更加显著,而当脑顺应性非常差时,颅内压的升高将更加剧烈。关于颅内容物体积的改变如何影响颅内压变化的幅度,可通过一项计算多少体积的血容量改变能够引起颅内压发生1mmHg的升高的研究来阐述。针对创伤性脑损伤患者的研究表明这一体积最少可为0.42到0.5cc,而在脑顺应性减低时可能更小。过度通气能够使颅内压对体积改变的反应敏感性升高。

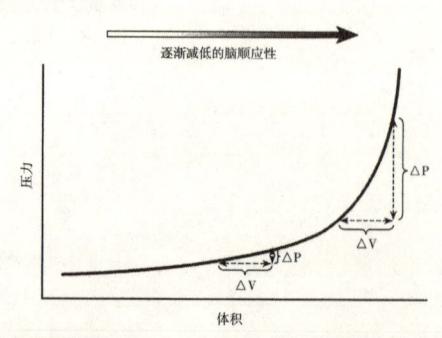

图2-3 脑顺应性代表了对于单位容积变化(△V),颅内压的反应(△P)。当脑顺应性进行性受损时,压力反应的幅度也增加。当脑顺应性轻度或中度受损时,颅内压尚能够保持在可接受的范围内,尽管缓冲能力也接近极限。当脑顺应性达到极限后,很小的体积变化即可能导致严重的颅内高压甚至急性脑疝。

对于体积变化的代偿是时间依赖性的。脑脊液和脑血容量的空间分布可以部分缓冲体积增大的代偿(例如,进展性的脑水肿)。然而,快速增加的体积能够被缓冲的幅度较小,所以对颅内压的影响更大。经鼻气管内吸引,患者翻身,或某些生理事件如高碳酸血症(脑血容量升高)等,在脑顺应性较差时都可引起颅内压的升高。

为了量化脑顺应性，需要传导一个可复制的体积改变，然后测量颅内压的变化。因此容积-压力反应（volume-pressure response，VPR）可以通过于脑室切开术后快速向患者脑室中注入小容积（如1cc）的液体，然后测量颅内压的直接反应（VPR = 颅内压变化/注入液体的体积）来衡量。这种方式可以得出脑顺应性的一个瞬时的数值，但是并不能描绘体积-压力曲线的形状，而且其在不同患者或者同一患者不同阶段之中可能均是不同的。假设这两者之间是单指数关系，而通过对数据的对数转换，能够得到压力容积指数（pressure-volume index，PVI），从而得出体积的改变使颅内压产生10倍于体积变化的结论 PVI = V/log$_e$[Po/Pm]。压力容积指数描述了脑顺应性曲线的形状，但是却不能显示患者目前在此曲线的何等位置。这显示了PVR和PVI互补的价值。

然而，向脑室内注入液体，首先需要"打开"脑室系统。这似乎与更高的感染风险相关联。而且在注射了液体之后，颅内压不一定总能够很快地恢复基线值，从而导致颅内高压。虽然同样的计算也可以通过抽出液体来完成，但是此操作难以实践，也极少应用。因此通过脑室切开术来测量PVR和PVI（脑顺应性）并不是临床实践中的常规方式。一些简单而间接的方式，如压迫患者腹部并观察颅内压变化等，可以对脑顺应性的状态起到定性评估的作用。

SPiegelberg颅内压传感器和脑顺应性装置也可起到测量脑顺应性的作用。脑室引流管插入后，导管的尖部是一个很小（0.1cc）的球状结构，在循环周期中可以自动地膨胀或塌陷。虽然由于颅内压监测设备固有的噪声干扰，导致颅内压对于小体积变化的反应难以探测到，但是信号触发的均值法可以提取并分析信号，从而得出脑顺应性的数据。试验和临床（在脑积水患者中）的证实试验与VPR/PVI值不同，充分地支持了此手段的可靠性。然而，这种方法在临床并没有得到广泛应用。

临床上对于脑顺应性的评估基于对颅内压波形的观察而定性的。颅内压脉冲波形中最先出现的3个小型波峰被标记为P$_1$，P$_2$和P$_3$（图2-4）。第一个波峰（P$_1$）是由收缩期的脉搏波产生的。第二个波峰（P$_2$——即"谐波"）是能够反映脑顺应性的谐波。而第三个波峰（P$_3$——即"重搏波"）代表了主动脉瓣关闭而形成的重搏的静脉波。另外，这三个波峰之后可跟随数个更小的波形。在正常情况下（指脑顺应性较好）P$_1$应该是脉冲波形中最高的波峰（图2-5A）。当脑顺应性受损时——常常是由颅内高压导致，P$_2$的波幅往往会逐渐升高，直到与P$_1$平齐甚至超过P$_1$（见图2-5B），其性状也类似动脉脉冲波形。这种改变可能是持续的，也可能随时间而变化（指随着呼吸节律）。P$_2$的高度超过P$_1$对于随后出现与护理策略相关的颅内压升高是一个极为敏感（99%）但并非特异（1%~17%）的指标。出现异常波形的患者往往意味着较差的预后。而诸如高频重心波及波形传输等的波形标志则与更高的死亡率相关。然而，定性的颅内压波形分析在临床上效果却并不突出，因为波形经常受到其他因素的影响。波形分析如何能够更准确地指导对患者的治疗策略，以及帮助预测颅内高压的发生，仍需继续探索。

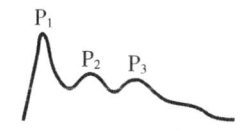

图2-4 正常颅内压（颅内压）的波形，即第一个波峰（P$_1$）高于紧随的两个波峰（P$_2$和P$_3$）

电子化监测和数据处理的进展现在已可满足对颅内压监测及调整过程的相互关系进行在线、实时的分析。这也促进了脑血管压力反应性的派生指数（PRx）和脑-脊髓代偿储备（RAP）的发展。这些指数提供了对于颅内容物的代偿储备以及对脑血管自我调节储备的深入理解。当RAP指数接近0时，表现具有良好的代偿储备，而当PRx为负数时（-1到0），表示自我调节功能也有储备。反之，当RAP指数较高（+1），或者PRx较高时（>0.3），表明颅内容物的代偿储备已经接近殆尽，这时即使颅内体积发生极小的改变也将造成颅内压的迅速升高。尽管目前已确认异常的RAP及PRx数值和较差的预后相关，但这些指数仍主要应用于科研环境，而尚未进入临床治疗的常规程序。动态的自我调节功能也可以通过分析颅内压对于临床诱导的或者生理性的体积变化的反应来评估。最后，对于脑的代偿储备的深入分析可以通过对治疗强度水平（therapeutic intensity level，TIL）评分来评估。这是对颅内压治疗需要的定性评估。较高的 TIL 评分表示需要联合更多治疗手段或者应用更复杂的治疗技术才能控制颅内压。

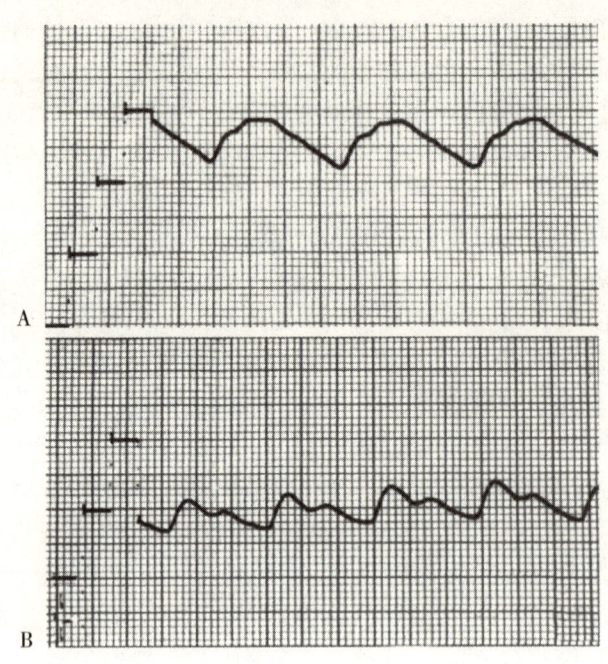

图 2-5 颅内压（颅内压）波形对治疗的反应。颅内压的记录，其中 A 代表异常的脑顺应性，即 P_2 和 P_3 高于 P_1。例如渗透疗法或改善血压等治疗手段可降低颅内压，从而亦能改善波形，于是 P_1 重新高于 P_2 及 P_3

十四、总结

颅内压升高在多种形式的急性脑损伤中均非常常见，而对高颅压的预防和治疗对于进入 NCCN 的许多患者往往至关重要。显著的颅内压升高和较差的临床预后间具有相当确定的关联，而作为计划性治疗的一部分，避免颅内压升高的快速治疗手段明确能降低发病率和死亡率。然而，对于治疗阈值的准确界定，降低颅内压的最佳方案，以及在成人及儿童中轻度升高的颅内压是否均需要治疗等问题，还存在着不少争议。其他的一些参数——例如 CPP 等，其重要性可能丝毫不弱于颅内压，并且这些变量之间的互相作用以及对于它们的调控方式也都需要进一步探索。再加上综合性监测手段的出现，更显著地说明颅内压数值需要与其他临床或者影像学参数结合起来综合分析并解读。然而，由于颅内压在创伤性脑损伤治疗的过程中已经成为最基本的角色，并且在大部分 NCCU 患者的护理当中，得到准确的颅内压数值对于直接治疗、分配资源、评估预后和预防（而不仅仅是治疗）继发脑损伤都是必要的。由于目前已有许多安全且有效的颅内压监测技术，经验性的颅内压治疗已经退出历史舞台。并且，对于机体状态及治疗反应的准确监测可以帮助我们制定最佳的治疗方案。

（杨光辉）

第二节 脑氧监测

一、概述

就重症医学领域总的原则来说，保持充足的组织氧是基本的目标性治疗要求。在重症患者的管理方面，组织氧的评价和监测是个关键的步骤，其可以提供有关某特定组织氧供和利用的有价值的信息。如果组织氧水平减少至不能维持细胞的功能和代谢的状态即定义为低氧血症。组织的低氧血症根据病理生理学可以分为以下几类：①组织缺血型。②细胞病理型。③贫血型。④低氧型。

在脑组织中，导致组织缺血型低氧血症的原因多见于大血管的缺血（如脑血流的减少或者消失、脑栓塞、血管痉挛、动脉血管较低的二氧化碳分压、碱中毒等），或者微血管的缺血（血-脑屏障的破坏、脑毛细血管内皮细胞的功能障碍）。脑组织细胞病理型是指在脑原发损伤后发生的一系列复杂的级联过程（例如兴奋性氨基酸的释放、细胞内钙离子的内流、自由基及炎性细胞因子的释放），级联过程导致细胞能量传递及线粒体功能的丧失，输送到细胞内的氧有限，则会减少氧的提取，贫血以及机损伤的体系内部氧生成是脑组织低氧血症的其他原因见表2-2。

表2-2 脑组织低氧的原因

病因学	病理生理学
组织缺血型	
大血管型	氧输送降低，CBF降低（血栓、血管痉挛、低$PaCO_2$）
微小血管型	BBB破坏，血管源性水肿，内皮功能障碍
细胞病理型	氧摄取降低（细胞毒性水肿、弥散限制氧输送、线粒体功能障碍）
贫血型	Hgb浓度下降
低氧型	PaO_2、SaO_2下降

脑缺氧可导致继发性的脑损伤，因此，神经重症监护在处理急性脑损伤时，有多项证据建议进行脑组织氧分压的监测以区别正常脑组织还是严重损伤脑组织是极具临床意义的模式。此外，众多观察性研究报告提示脑灌注压（cerebral perfusion pressure，CPP）以及颅内压（ICP）并不能替代脑氧监测，脑氧浓度的变化是相对独立于颅内压及颅脑血流动力学之外的。当然，与其他监测类似，脑氧的监测并非是要去独立的使用和理解，脑氧监测应该是ICP及微透析等其他监测数据的补充的支持。

二、定义

脑组织氧指在脑间质空间中氧分压，其反应了用于氧化能量反应的氧的储备。但是，监测系统是否能够测量组织氧的压力和张力目前仍存争议，专家共识建议应用$P_{bt}O_2$作为标准缩写，所以本章所述之脑组织氧眼里我们统称为$P_{bt}O_2$，临床研究中对脑组织氧的定义沿袭如下的公式计算：

$P_{bt}O_2 = CBF \times AVTO_2$

$AVTO_2$指动脉氧分压（PaO_2）减去静脉氧分压（PvO_2），就是说$P_{bt}O_2$代表的是细胞质内氧分压和脑血流之间的相互影响。

三、技术

测量脑组织氧的方法有四种：①颈静脉球氧含量。②直接脑组织氧测量。③近红外光谱技术。④O_{15}PET成像技术。主要介绍直接脑组织氧监测，其是目前神经重症监护室（NCCU）内获得脑氧状态信息最为广泛的技术方法。该项技术操作是将一根直径约0.5mm的细管植入脑组织内，主要置于脑白质部位并进行持续的$P_{bt}O_2$监测。导管或者探头可以通过颅骨骨孔的单通道或者多通道固定栓插入，也可以通过皮下隧道方式植入。操作过程可在手术室，也可以在床旁完成。$P_{bt}O_2$探头一般与ICP探头同时经三通道固定栓毗邻置入颅内。原则上监测探头的位置和功能应该通过颅脑CT进一步确认，甚至通过氧耐受试验确认，即初始脑氧含量持续30~60分钟仍保持稳定则为可能为异常。

在脑组织氧测量方面有两个最初的技术应用于此领域。一个基于Clark原理，另一个是光导技术。Clark原理是应用具有电化学特点的惰性金属去测量组织中的氧的含量。Clark探头包括一层覆盖了电解液的膜以及两个金属探头，氧可以通过膜进行扩散并由于电化学反应在电极的阴极衰减。局部氧分压越高，就有更多的氧通过膜进行扩散。参考电极与测量电极之间的电压变化与在阴极减少的氧分子数量呈正比。Licox氧分压探头就是这样一个密闭的极谱分析Clark型电池，其带有可以逆转的电化学探头。氧消耗过程是温度依赖的，所以需要不断地进行患者体温的校对。这套Licox锂离子电池系统包括通过三

通道固定并栓绑的 $P_{bt}O_2$ 探头、ICP 探头及脑温探头。温度探头测量脑温并且进行自动校准,新型的 PMO 锂电池探头一个探头既可以完成 $P_{bt}O_2$ 以及脑温的测量。Neurovent-PTemp 系统应用同样的锂离子电池极谱技术,可以在一根导管系统里面同时测量温度和 $P_{bt}O_2$。两套系统在标准方面有显著差异,因此,不能将两套系统获得数据进行互相参阅。基于目的性设计的三通道经颅通道装置可以同时进行 ICP、$P_{bt}O_2$ 以及脑微透析监测。然而,如果脑温数据不能提供(微透析导管占据了脑温的通道),监测则需要在基线水平上人工校准,例如,每 30 分钟进行一次根据中心体温的校对。Licox 系统在 14~18mm 面积的探头表面氧的平均浓度可以维持一个良好的长期稳定状态,甚至长达 7d。Neurovent-PTemp 系统拥有达 24mm² 表面积的探头。

测量 $P_{bt}O_2$ 的第二项技术是基于荧光淬灭技术,原理是标记物会随着周围气体数量的变化而出现颜色的变化。指标化合物的光学特点可以产生各种变化,因此可以通过光感感受器来测量光化学反应后的物质浓度。利用光学荧光技术,应用 OxyLabPO$_2$ 可以测量 $P_{bt}O_2$。这不同于 Licox 技术,此过程并不消耗氧,从而不会影响被测氧的水平。然而,探头测量的区域相对狭小。Neurotrend 采用的就是此项技术,遗憾的是目前尚未投入商业临床应用。此种方法的准确性以及临床稳定性显示仍不及 Licox 系统。Clark 原理和光学技术为代表的两种方法之间仍有众多的重要差异。首先,Licox 导管是校准前的,其不需要用前校准就可以直接置入颅内,但需要经过插入后 1h 的稳定时间方能读取可靠数值。显著不同的是,Neurotrend 探头则需要床旁进行校准以便定义氧浓度。其次,管子的长度也明显不同,较之 Licox 导管,Neurotrend 导管可以放置的深度更有优势。第三,有关低氧血症的关键性 $P_{bt}O_2$ 的阈值也不同,因此很难对采用不同方法测量的结果进行比较。

四、导管放置

针对额叶损伤的患者 $P_{bt}O_2$ 探头管路可以置于右侧额叶脑挫裂伤的白质内或者置于损伤最严重的一侧。针对 SAH 的患者,根据出血的分布以及动脉瘤的位置,建议可以将监测探头置于可能发生血管痉挛最严重的部位。有关 $P_{bt}O_2$ 探头脑内放置的最适建议位置见表 2-3。

表 2-3 脑氧探头置入的推荐区域

颅内病变	导管位置
TBI	
弥漫性损伤	右侧额叶
局灶性损伤(硬膜下血肿、脑挫裂伤)	脑挫裂伤周围脑组织
蛛网膜下隙出血	载瘤动脉可能的分布区,症状性血管痉挛或者迟发性脑缺血发生的高风险区域
脑缺血	病变区域,与缺血组织有一定距离

总体而言,GCS 评分≤8 分的患者推荐进行氧分压水平的监测,对于 $P_{bt}O_2$ 监测的时间目前尚没有特别的指南推荐。在创伤性脑损伤的患者笔者监测的时限标准是:无特异性治疗情况下 ICP 正常 24 小时,且撤除了为通气目的进行的镇静治疗。对重型颅脑损伤的平均监测时间为 4~5d。SAH 的患者可在整个血管痉挛的危险时期进行全程的监测。此外,持续的脑氧监测还可以通过每天二次的颈静脉氧浓度监测($SjvO_2$),$SjvO_2$ 监测无需重新校正。研究提示如果对 $P_{bt}O_2$ 和 $SjvO_2$ 进行比较。95% 的 $P_{bt}O_2$ 监测时段可以获得良好的数据资料,而仅有 43% 监测时段 $SjvO_2$ 可以高质量数据资料。导管放置后可通过 CT 平扫确定探头在脑实质内的位置,位置的确定对解读数值有重要意义。还可针对部分患者进行 CT 灌注研究。例如,当 $P_{bt}O_2$ 数值持续低下并且治疗反应性不佳时,我们需要了解监测探头周围是局部异常,还是区域性的低氧状态,在这样的患者中,临床治疗的 $P_{bt}O_2$ 的阈值或许应该比正常参考更低。在监测数值稳定前,需要进行 1 小时以上的稳态和平衡的过程。对 Licox 系统来说,是不能进行探头深度调节的,而一旦监测探头移位,在置放新监测探头时通道需要重新放置,以避免潜在感染的可能。

短暂的吸气氧浓度及相应的脑组织氧分压的增高,可以帮助我们确定脑功能状态或者排除周围微小血肿或者探头的损伤。因此,氧监测项目启动后,我们就要面对"氧"的挑战,某些情况下,可将此脑组织氧分压监测作为日常的临床常规监测，以评价氧分压探头的功能和反应性或者去评估"氧"反应性。"氧"挑战还包括将氧浓度自基线提高至100%纯氧持续5分钟，此项试验会导致血浆中的溶解氧成数倍的提高，从而可以导致$P_{bt}O_2$近3倍水平的提升。可是，如果探头在低灌注区域［CBF < 20mL/（100g·min）］对此种高氧状态较少出现爆发反应。

五、局部及全脑氧监测

$P_{bt}O_2$探头的样本量大约15mm²的头端的脑组织量，而且$P_{bt}O_2$的价值依赖于血管来源到少量脑组织的氧气弥散水平。因此，区域监测的价值与探头的位置有密切关系。从而导致了有关探头位置的争议性问题，即监测数据是否可以被用来代表全脑的氧水平去影响决策。很多患者$P_{bt}O_2$数据的来源是额叶皮层下白质等相对"正常"的区域，因此，此位置的局部测量值可以被理解为全脑氧水平的指标。基于此，两个临床研究揭示了$P_{bt}O_2$和$SjvO_2$之间很好的关联关系，这些研究的目的是针对TBI患者中在非病变区域测量氧的含量以评估全脑的氧含量。而在病变区域PO_2和$SjvO_2$相关性是缺失的，此时的脑组织氧的参数反映的仅是局部脑氧的状况，而非颈静脉球的氧含量。相关的其他研究也显示当监测探头置于脑挫裂伤或者其他病理组织（如硬膜下血肿）临近位置时，即使是在CPP很高的情况下获取的监测数值也是较低的，而且，当监测探头置于临近异常组织位置时，区域低氧则较正常组织附近监测持续更久，结果显示的相关性更强。

六、脑氧的正常以及病理参考值

（一）正常参考值

Licox监测系统提供的$P_{bt}O_2$测量值是张力单位（mmHg），而一般关于氧含量的表达单位是使浓度（mLO_2）/100mL），或者是氧传递到脑组织以及脑代谢的速率（$CMRO_2$），其以mLO_2）/（100g脑组织·min）来表示。转换因子：1mmHg = 0.003mLO_2/100g脑组织，以此公式可将$P_{bt}O_2$与其他氧浓度测量方法相比较。正常$P_{bt}O_2$的测量已经通过动物实验获得了相关的数据。但是有关人类的测量参考值限定的正常范围是来自TBI后神经外科操作放置于正常区域脑组织内的测量值。在实验动物中正常的$P_{bt}O_2$范围介于30~40mmHg。在人类非重型脑损伤的患者中，$P_{bt}O_2$变化范围为37~48mmHg。在功能神经外科手术过程中的测量值平均为23mmHg。ICP正常的TBI患者中的$P_{bt}O_2$范围值为25~30mmHg。

（二）低氧的阈值

如果脑组织在发生不可逆性损伤前我们能够确定低氧的脑组织，那么就存在潜在干预的可能性，意味着治疗窗的拓宽。此外，低氧阈值还可以提供治疗的结点，然而，在处理患者的过程中，时间相关的病情变化以及与$P_{bt}O_2$相关的其他监测参数如ICP、CPP等也要统筹考虑。低氧的阈值并非预后的关键因素，低氧阈值下的持续时间、脑组织低氧的深度和严重程度也是需要综合考虑在内的。重型颅脑损伤患者中局部脑氧低于10mmHg的情况下，低氧的持续时间是患者较差预后的独立影响因素，而且这种相关性也是独立于ICP的。不同种类的探头以及探头的位置变化可以有不同的阈值，且不同品牌的探头获得阈值是不能相互转化的。因此，$P_{bt}O_2$有不同的推荐范围，如果$P_{bt}O_2$小于20mmHg就意味着代偿状态的脑组织，并且常常被认为是去纠正低氧的初始干预指标。2013年在NIH发起的有关患者康复的二期临床试验中，20mmHg被定为启动治疗的干预阈值，2007年重型颅脑损伤治疗指南中推荐的治疗阈值是15mmHg（此数值被认为是缺血的关键阈值），微透析研究显示，在此阈值状态下，相关缺血的其他指标明显升高，正常线粒体功能需要1.5mmHg的氧浓度维持细胞器的基本功能，这个数值对应于正常白质内15~20mmHg的$P_{bt}O_2$。小于10mmHg的$P_{bt}O_2$是重度脑组织低氧的标志，且是与死亡率及不良预后密切相关的独立影响因素，0mmHg持续超过30分钟，同时对氧丧失反应性的情况下意味着明确的脑死亡。表2-4总结了正常及低氧阈值。

表2-4 人类的脑氧参考值

类型	$P_{bt}O_2$ 参考值
正常值	25～50mmHg
低氧阈值	
轻度脑缺氧	15～25mmHg
中度脑缺氧	<15mmHg
重度脑缺氧	<10mmHg
高氧状态	>50mmHg

七、观察资料

有关$P_{bt}O_2$的资料最初自1980后积累，大部分临床资料来源于重型颅脑损伤患者，少部分来源于蛛网膜下腔出血患者。这些研究资料可以总结如下：首先，即使成人或儿童患者的ICP、CPP及$SjvO_2$正常，$P_{bt}O_2$仍可出现监测的异常。此提示在颅脑损伤后$P_{bt}O_2$或许是一个新的复苏目标监测值，其可以作为ICP监测以及逆向放置的颈静脉导管的补充信息。其次，在急性脑损伤的患者，即使充分脑复苏后ICP及CPP正常情况下，$P_{bt}O_2$受损情况也是常见的现象，$P_{bt}O_2$降低事件会使超过70%的患者在重症治疗期间的过程变得尤其复杂，并且再次影响着ICP及CPP。再次，对因TBI收入院的患者进行影像研究显示，我们很难通过影像学资料对未来可能发展的低氧情况进行预估。第四，$P_{bt}O_2$的降低是和细胞抑制状态的其他标记密切相关的，如微透析监测的乳酸/丙酮酸比值（其可因治疗变量而纠正）的升高。普遍的治疗方法多为头高位、控制机械通气、CPP的增加、镇静镇痛等，这些措施可成功的去纠正哪些已经出现$P_{bt}O_2$降低事件的70%的患者。第五，$P_{bt}O_2$的参数可以帮助我们去指导治疗的干预措施，渗透性治疗，开颅减压手术，或者确定过低换气后血管收缩、低温治疗后的寒战等其他治疗措施的不良效果。此外，$P_{bt}O_2$的监测还可用于患者转院过程中的脑代偿状态的风险。第六，$P_{bt}O_2$的压力反应监测还可用于评价脑的自主调节功能，并可以有针对性地进行个体化的CPP目标调整。第七，$P_{bt}O_2$监测还可以用于SAH患者迟发性脑缺血（delayed cerebral ischemia, DCI）的早期监测并且用于评价DCI治疗的效果，手术过程中暂时性动脉阻断，血管造影或者药物性血管成型，另外，SAH的研究发现，部分患者通过$P_{bt}O_2$监测可以发现尼莫地平和血管内罂粟碱的一些意外的不良反应。最后，几项临床观察性研究显示，在TBI以及SAH的成人及儿童患者中，较低的$P_{bt}O_2$和较差的预后有独立相关性。综合这些不同的研究结果提示我们：针对急性重度脑损伤的患者，基于$P_{bt}O_2$监测信息的治疗策略应该是有理有据的。持续的观察性研究或者历史对照研究部分结果显示，基于$P_{bt}O_2$和ICP相结合指导治疗的结果要优于单纯ICP指导的临床治疗结果。当然，这种潜在的良好效果部分归功于对每个患者进行的最优化CPP、避免不适当的ICP治疗、避免ICP轻度升高（约25mmHg）后的不良反应以及保证$P_{bt}O_2$正常等一系列更好的目标化管理策略。

八、监测数值的分析

和其他的数据监测一样，$P_{bt}O_2$的信息解读应该根据临床查体、CT扫描结果、ICP、CPP、肺功能以及血红蛋白含量等信息综合考虑。此外，$P_{bt}O_2$需要温度纠正，带有脑温探头的Licox系统可以进行自动纠正，如果没有温度探头的置入系统温度将需要人工输入设备。同时，确切知道探头的位置也是必需的。在脑内传感器读取的是探头周围区域的全部小血管的集成，所以，$P_{bt}O_2$的监测值与动静脉的相对主导性、血管的直径、血管的数量以及局部微血管空间的分布等相关，并且受到脑内毛细血管灌注变化的影响。由于在皮层区域的微血管系统中静脉占70%，提示$P_{bt}O_2$的数值主要体现了静脉氧分压，然而，即使如此，$P_{bt}O_2$仍体现和充分阐明了其代表的相关情况及状态：①区域氧输送和细胞氧消耗之间的平衡。②氧的弥散能力，而非仅仅是全部氧输送和脑氧代谢。③脑组织中间的氧的集聚，因PET研究显示氧的集聚和氧摄取分数之间呈逆相关关系。

许多因素可以影响$P_{bt}O_2$，其中CPP以及CBF是研究最多的，$P_{bt}O_2$和区域的脑血流量相关，这种相关性依赖于自主调节曲线的关系，即在MAP较宽泛的范围内的脑血流的调节，CPP和MAP的增加能提高CBF以及$P_{bt}O_2$，因此，在脑血流量较低区域$P_{bt}O_2$是降低的，总而言之，在特定条件下，$P_{bt}O_2$能提供有关脑血流量以及即将发生的脑缺血事件等相关信息。然而，$P_{bt}O_2$不仅是脑缺血和PET的标志，微透析研究显示，脑内的低氧状态可以是CPP外的独立因素，其主要与弥散障碍有关，而非灌注的异常。单位时间内通过BBB弥散的氧的总量可以按照如下公式计算：

$CBF \times (CaO_2 - CVO_2)$

或者$CBF \times [\%SaO_2 \times (1.34) \times Hb + 0.03 \times (PaO_2)] - [\%SaO_2 \times (1.34) \times Hb + 0.03 \times (PvO_2)]$

$P_{bt}O_2$与脑血流量与动静脉氧分压差乘积值之间有着非常密切的关系，$P_{bt}O_2$代表了单位时间内通过一定体积脑组织溶解状态的血浆氧数量与全脑组织中稳定状态的氧浓度之间的关系。Rosenthal等研究区域性CBF与监测$P_{bt}O_2$的关系发现，$P_{bt}O_2$更能恰当地反映CBF与动静脉氧分压差乘积的结果（$CBF \times AVTO_2$）。这种现象提示除了CBF，PaO_2也是$P_{bt}O_2$的重要决定因素，而$P_{bt}O_2$本身不是缺血的监测指标。

$P_{bt}O_2$也不同于$SjvO_2$，后者主要指脑血流中静脉氧的含量，其代表了氧输送和氧消耗之间的平衡。前者主要是对集聚于脑组织中氧含量的测量，基于$P_{bt}O_2 = CBF \times AVTO_2$这一公式，当CBF降低时可以出现$P_{bt}O_2$的降低（如缺血性低氧状态），在脑血流正常情况下，如果出现氧弥散梯度升高所致的氧摄取障碍、细胞能量危急、线粒体功能障碍（细胞病理性低氧）等也可以出现$P_{bt}O_2$的降低。因此，$P_{bt}O_2$可以看作是"细胞功能"的标记物，而不仅仅是"缺血的监测指标"，其可以成为NCCU里面目标性治疗的合适参数。

九、安全性

Licox系统是相对安全的，总体而言其导致的设备相关的脑挫伤发生率2%，而且不会造成临床后果，CT临床随诊即可。其发生率与脑实质内ICP探头置入的结果类似，低于脑室外引流操作所致的脑挫伤，导管相关的感染尚没有报道。探头置入后位置异常、工作状态异常等技术性并发症可以高达10%，此外，但患者进行MRI检查时应该建议移除监测设备（包括集束性通道）。随时间延长所致的探头周围的神经胶质化可能会影响数据的读取。但是许多研究提示少许的位置移动后测量数值仍可保持准确。在22~37℃，氧分压分别为0.44、150mmHg的情况下，探头显示异常的发生率在1.07%±2.14%之间。这种极小的误差对我们临床的操作和治疗没有太大的意义。

十、临床应用

（一）适应证

目前$P_{bt}O_2$监测普遍被用于重型颅脑损伤以及重度SAH患者。同时，有关此种监测用于脑肿瘤、颅内出血性卒中、代谢异常相关的脑水肿、脑膜炎等疾病的报道也不断出现。如同ICP监测的现状，尚没有1级循证医学证据支持$P_{bt}O_2$监测的应用，目前的证据仅仅来自回顾性的病例对照研究以及观察性研究（证据级别3级），基于这些研究，目前$P_{bt}O_2$监测主要推荐用于GCS评分小于9分、异常颅脑CT、多发创伤、血流动力学不稳定的TBI患者。针对SAH患者，$P_{bt}O_2$监测主要推荐用于GCS评分小于9分且存在迟发性脑缺血高风险的患者（如患者入院时的CT显示较多的蛛网膜下隙出血以及脑室内的出血）。$P_{bt}O_2$监测还可以用于恶性大脑中动脉梗死且面临重度脑水肿的患者。表2-5总结了在神经重症监护中需要应用$P_{bt}O_2$监测的一些重要适应证。

表 2-5　$P_{bt}O_2$ 监测在神经重症医学中的临床应用

1. CPP 的管理
   a. MAP 的目标
   b. 脑自动调节剂个体化 CPP 目标
   c. 诱性高血压及 3H 治疗
2. ICP 的控制
   a. 渗透性药物的选择（甘露醇 vs 高渗盐水）
   b. 去骨瓣减压的时机
3. 输血的 Hgb 阈值
   a. 对脑血管储备受损的患者进行贫血治疗
4. 机械通气的管理
   a. PaO_2/FiO_2 比率，PEEP
   b. 优化的 $PaCO_2$ 目标

（二）其他监测

$P_{bt}O_2$ 监测常和其他监测手段如 ICP 及 $SjvO_2$ 等共同使用，在监测探头插入后应常规进行 CT 扫描。此外，$P_{bt}O_2$ 监测还可以作为脑微透析监测、经颅多普勒脑血流速度监测、区域脑血流量监测、近红外波谱监测、脑温监测的补充。

（三）重症监护单元管理

观察资料显示，$P_{bt}O_2$ 监测能够对 ICU 的重症患者提供有价值的信息，尤其是重型颅脑损伤、卒中等，其可以帮助确定个体化的 CPP 目标，指导多种干预措施如：①CPP。②诱导性高血压。③渗透性治疗。④去骨瓣减压。⑤过度换气。⑥常压高浓度氧治疗。⑦输血治疗，尤其是对那些脑血管储备已经受损伤的患者。因在综合 ICU 输血的阈值不一定适用于这些患者，所以输血标准可以界定为氧的输送得到代偿，而非以 Hgb 的阈值为标准。⑧液体平衡。⑨对爆发抑制以及降低颅内压可以使用丙泊酚或者巴比妥类药物进行镇静治疗。⑩诱导下正常温度。

（四）蛛网膜下隙出血

持续 $P_{bt}O_2$ 监测可以帮助我们观察 SAH 后的迟发性脑缺血。其可以作为日常超声多普勒监测的补充资料。同时，$P_{bt}O_2$ 监测资料可以用来指导迟发性脑缺血的治疗以及评估脑的自主调节功能。尤其是观察性临床研究提示单独进行诱导性高血压治疗而没有高容量以及血液稀释（可有相反效果）可以提高 $P_{bt}O_2$，说明在 SAH 后的"3H"治疗方案中任何一个角色都是有限的作用。监测同样可用于脑血管造影以及药物血管成像。

（五）术中应用

$P_{bt}O_2$ 监测还可用于脑动脉瘤的手术过程中，一个正确位置放置的 $P_{bt}O_2$ 探头可以监测暂时性动脉阻断时的反应，$P_{bt}O_2$ 的降低尤其是低脑血流量导致的脑的低氧与脑缺血是密切相关的。$P_{bt}O_2$ 监测还可应用在脑 AVM 手术或者脑肿瘤手术中监测脑组织的氧。AVM 切除前 $P_{bt}O_2$ 监测值的降低提示较低的脑灌注及慢性低氧状态，AVM 切除后 $P_{bt}O_2$ 明确升高表明是高灌注状态，麻醉过程中的吸入性药物或者丙泊酚对脑血流自主调节功能及脑氧的影响也可以通过 $P_{bt}O_2$ 进行监测，这些研究显示吸入性麻醉药物所致剂量依赖性的自主调节功能的丧失，但是却由于 CPP 的改变相应的提升了 $P_{bt}O_2$，丙泊酚则没有这种效果。

（六）$P_{bt}O_2$ 反应

$P_{bt}O_2$ 升高与动脉氧分压的比值可定义为脑组织的氧反应性，相信这种反应性是受氧调节机制的控制，并且这种调节机制可被脑损伤阻断和干扰。

（七）氧反应指数

Soehle 等引入了 $P_{bt}O_2$ 自主调节的概念，其定义为与 CPP 变化无关的脑维持 $P_{bt}O_2$ 的能力。这将有利于我们确定一个适合的个体化 CPP 目标。另外的研究表明，稳定的脑血流自主调节能力（脑血流速度/CPP 变化）与脑组织氧反应性（$P_{bt}O_2$ 变化率/CPP 变化）之间有显著的相关性。因此，CBF 的调节与氧的提升有密切相关性。TBI、SAH 及卒中后，受损的脑组织氧压力反应性往往预示较差预后，这些研究发现启示我们在进行 $P_{bt}O_2$ 监测时可以通过调整 PaO_2 或 CPP 去优化 CPP 的管理。在急性脑缺血患者，受损的 CPP-脑组织氧反应性指数能够预测大脑中动脉梗塞后的恶性脑水肿。

（八）结果预测

在许多有关 TBI 的观察性研究中，有关 $P_{bt}O_2$ 降低与脑缺氧的相关性，以及脑组织缺氧的深度、持续时间、严重性，和较差的预后已经多有陈述。尽管这种关联强度某种程度上依赖于探头距离病理组织之间的位置。其中包括低 $P_{bt}O_2$ 与长期神经生理学表现的相关性。更重要的是，脑组织低氧事件可以发生在 CPP 和 ICP 完全正常的情况下，因此，要强调和推荐进行双指标监测。在 SAH 患者中降低的 $P_{bt}O_2$ 与预后情况密切相关，但此种情况在 TBI 患者中并不典型。

$P_{bt}O_2$ 与预后的相关性引导了以 $P_{bt}O_2$ 为基石的重症治疗理念，许多有关 TBI 的观察性研究证明以 $P_{bt}O_2$ 为基石的重症治疗预后往往优于传统的以 ICP 及 CPP 为基础的治疗效果。当前的出版资料中，有关此议题正在进行多中心的 II 期临床试验评估中。

十一、结论

$P_{bt}O_2$ 监测目前是安全可靠的技术，其对重度脑损伤的患者可以实现细胞功能层面的临床评估。$P_{bt}O_2$ 依赖于 CBF、动静脉氧分压差、Hgb 浓度、全身氧的状态等相关参数。急性脑损伤后的频发的低 $P_{bt}O_2$ 可以因多种病理机制导致，包括缺血、细胞氧摄取的损伤、贫血、全身氧的降低等。$P_{bt}O_2$ 监测可以帮助我们优化 CPP、$PaCO_2$、PaO_2 以及目标血红蛋白，并且治疗 ICP 升高后的临床治疗。从而避免严重的治疗不良反应并降低脑组织低氧的程度（与较差预后相关的参数）。$P_{bt}O_2$ 监测作为颅内监测方法的重要补充可以帮助我们对 NCCU 患者实现目标化、个体化的治疗策略，未来的研究方向是探索以 $P_{bt}O_2$ 为目标导向的治疗是否可以改善重度颅脑损伤患者的预后。

（杨光辉）

第三节　脑微透析

一、概述

脑微透析（cerebral microdialysis，MD）是一种很成熟的实验研究工具，并越来越多地用于床旁监测，以在线方式提供患者在神经重症监护室治疗期间脑组织的生化分析。MD 样本物质反映了脑细胞外液（extracellular fluid，ECF）情况，这对于监测受损脑组织开辟了一个新的通路。由于 MD 测量的是细胞水平的变化，所以对于探察及监测脑的缺氧、缺血，以及其他原因造成的细胞功能障碍，MD 是一种令人瞩目的技术。迄今为止，MD 主要应用于脑创伤（traumaticbrain injur，TBI）和蛛网膜下隙出血（subarachnoid hemorrhage，SAH）患者中，并积累了对于这些疾病的病理生理认知。一些研究指出 MD 作为一种临床监测技术，其潜在作用可以指导脑损伤患者的个体化及目标化治疗。未来的研究目标，主要是确定治疗方法对于脑组织生化的影响，并确立 MD 数值变化以及预后的关系。

二、发展史

MD 监测是获得广泛认可的研究工具，但还不被视为一种常规的临床监测。当然，在一些使用 MD 作为研究工具，并有丰富经验的中心，已开始将 MD 监测包含在临床应用中。当评估 MD 的临床作用时，我们要意识到：MD 提供的是脑组织损伤全景中，一个非常重要的独立因素。因此，MD 作为一个工具，同其他监测一样，是多模态监测技术的一部分，用以探索继发性脑损伤的神经生化特征。

三、MD 原理

MD 技术的原理已在他处有详细的阐述。简而言之，MD 导管是由一个纤细的双腔探头组成，其尖端衬有半透性透析膜。探头尖端置于脑组织中，通过输入管输注等渗透析液进入组织间质，透析液沿导管膜移动，在输出管进入专门用来收集微量液体的微管中（图 2-6）。通常情况下，每隔一小时，将微管收集到的液体置入床旁分析仪中，检测并记录脑组织的化学改变。随后，标本可取出进行其他物质的线下分析。

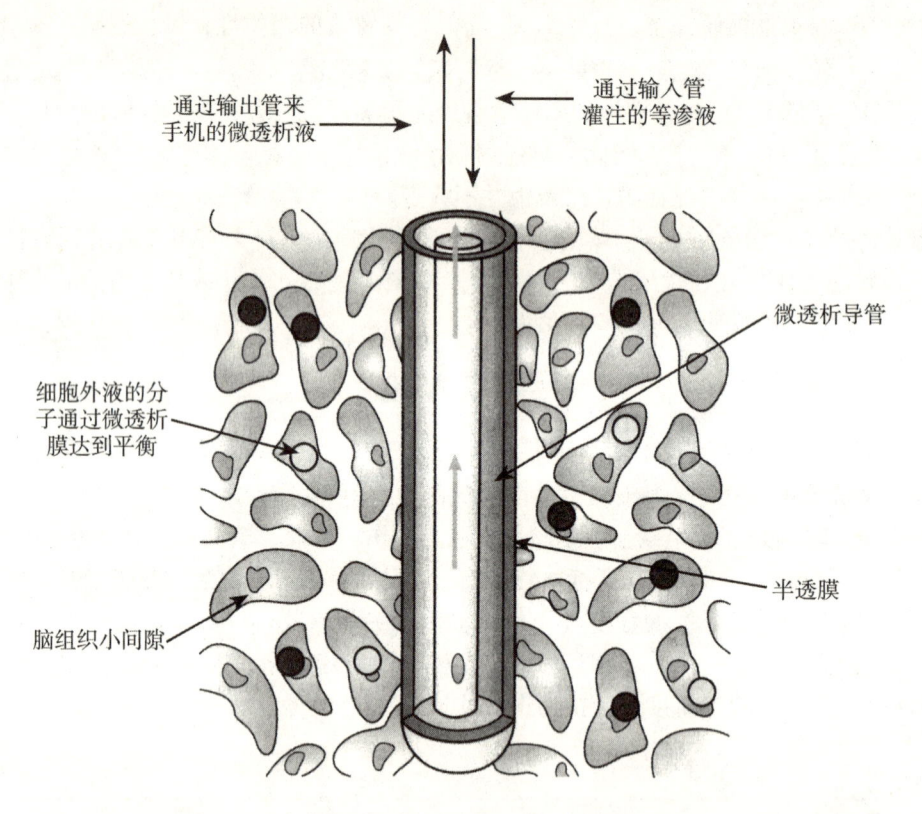

图 2-6 脑组织中微透析导管的示意图。与脑细胞外液等渗的液体通过微透析导管以 0.3μl/min 的速度泵入。脑细胞外液中的高浓度的分子通过微透析的半透膜达到平衡，然后可以在收集的灌流液中分析（微透析液）

MD 原理，是基于水溶性物质在浓度差的驱动下弥散，穿过半透性 MD 膜。由于透析液沿膜流动，并以恒速收集，保持了膜两侧的物质浓度差，脑 ECF 中的高浓度分子就可以通过膜进入透析液最终进行收集。可以看出，实际上 MD 导管充当的是人工毛细血管的作用，透析液逐渐和 ECF 的物质浓度达到平衡。收集液（微透析分析液）中的物质浓度，部分依赖于输入的透析液及 ECF 摄取和分泌之间的平衡（图 2-7）。这一简单的理论提供了一个强大的技术，以此技术，任何可以穿过透析膜的小分子物质，都可以取样分析。

通过透析膜交换的物质浓度除非可以达到完全的平衡，不然某一分子在透析液中的浓度要低于脑 ECF。透析收集液中，真正来源于 ECF 的这一部分浓度，称为"相对回收率"，其结果受很多因素影响，包括透析膜孔径、面积，透析液流速，以及该物质的弥散属性。由于很多因素可以影响相对回收率，所以在比较测量出的 MD 数据时，要考虑标本收集方式及导管材质是基本要求。目前在临床中最常使用的系统是由一个 10cm 长 MD 导管、20kDa 或 100kDa（CMA71）切割分子量和商品化的生理灌注液以 0.3μl/min 速度，持续泵入。通常，使用 20kDa 分子切割量导管进行床旁监测 MD 数值是可靠的，而使用100kDa导管可以监测更大分子量的生化标记物。对于目前常用的临床MD监测指标来说，这两种导管回收率基本相当，目前大部分中心都把使用分子切割量更高的导管作为常规。以0.3µl/min速度输注透析液，可以做到在床旁每小时收集标本，这一速度正好顾及到了适当的透析液通量和可接受的回收率之间的平衡。较高的输注速度允许进行更多的标本收集，但它是以降低透析分析液中监测物质的浓度为代价的。对于常规代谢监测物，以标准的0.3µl/min流速输注液体，10cm长导管，可获得70%以上的回收率。如果降低泵注速率，可能得到接近100%的回收率，并测量出脑ECF中某一物质的实际浓度。

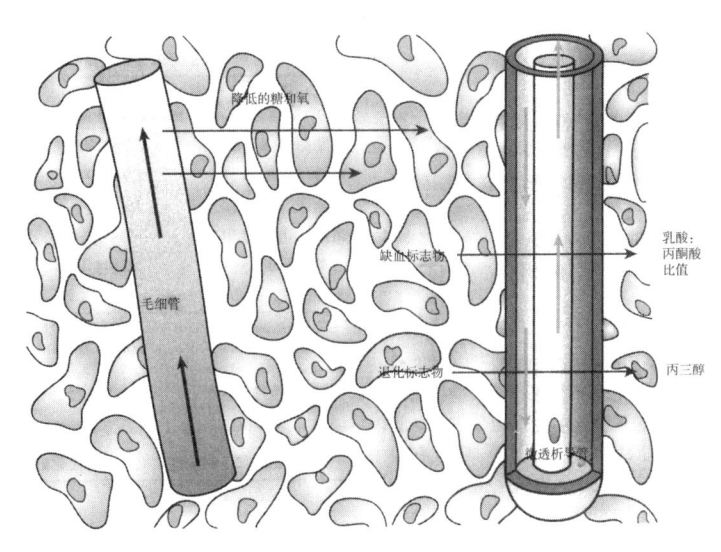

图2-7 脑组织中毛细血管和微透析导管之间联系的示意图。微透析导管的作用原理类似于毛细血管，收集液中的底物浓度与进入和运出细胞外液的底物平衡是相关的

尽管每小时MD取样监测频率对于大多数临床应用来说是适当的，但对于需要确定脑代谢水平的急速和短暂改变，持续取样监测是有一定优势的。目前，持续MD技术已用于研究，但还不足以发展到临床应用。这一技术是将持续透析液加入葡萄糖及乳酸分析仪中，使用流动注射双法酶基础生物传感器，每隔30秒测量代谢产物值。分析仪可以在代谢事件发生后9分钟，监测到代谢产物改变，而其瞬时分辨率，只受探头-感受器导管长度及输注速度的限制。

四、受损脑组织中组织生化改变

急性脑损伤患者病情通常由于出现继发性损伤而加重。这种情况常常发生于原发损伤，激活了由代谢，免疫，生化和炎症改变等组成的一系列自主损伤级联反应，这些改变使得脑组织对于全身的病理生理损害更敏感，并可以造成不可逆的细胞损害或死亡。尽管这些病理过程还不完全明了，包括钙超载，自由基产物增加，兴奋性氨基酸（excitatory amino acids，EAAs）神经毒性释放，细胞代谢的衰竭。最终，这些改变可以引起细胞肿胀，颅内压（ICP）升高，更多的神经元丢失，如果不能及时发现，就可能使幸存者死亡率增加及预后不良。

继发性脑损伤，是潜在可调节致死和致残的因素，神经重症监护的主要治疗目标，就是防止或减少继发脑损伤的负担。传统的颅内监护技术，例如ICP测量，经常是"反应性的"，已反应的是：组织已经发生了不可逆损伤时的改变。而对于脑损伤患者，通过MD监测脑组织生化改变，可以用来指导脑损伤后的个体化治疗；在某些病例中，在ICP发生变化前，MD就可以识别即将发生的，或早期的继发性损害；当ICP或脑灌注压（cerebral perfusion pressure，CPP）尚正常时，察觉到脑损伤，并及时地进行神经保护措施。

五、MD 标志物

MD 可以测量很多物质，但是其中与神经重症监护相关的关键指标，可以归为以下几类：

（1）能量代谢相关产物，例如葡萄糖，乳酸，丙酮酸。

（2）神经递质，例如谷氨酸盐，天冬氨酸盐，氨基丁酸。

（3）组织损伤或炎症的标记物，例如三酰甘油、钾、细胞因子。

（4）外源性物质，例如药物。

MD 收集不同类型的标志物，提供了应用这种技术，检测到替代性生化代谢产物，由此反应损伤可能的病理机制。这些重要的标记物只占 MD 收集液的一小部分，全面的标志物名单，还少有评估。一些实验研究强调收集蛋白生物标记物的重要性，例如 S100β，牛磺酸 tau，β-淀粉蛋白，神经丝蛋白。

目前已商品化可用于床旁检测的指标为：葡萄糖，乳酸，丙酮酸，三酰甘油，谷氨酸盐，这些成人相对的正常值见表 2-6。这些正常值来源于 Reinstrup 等的研究，他们将 MD 导管置入良性后颅窝占位病变手术后患者的额叶，收集透析液标本，以确定来自未受损人脑组织代谢物基线浓度值。对于 SAH 患者，没有出现临床或影像学缺血证据时，其微透析液中代谢产物浓度值也被认为是"正常值"。由脑 MD 标志物监测的病理生理改变总结，见表 2-7。对于儿童使用 MD 研究的报道还很少，提示了儿童和成人的 MD 监测数值可能存在差别。很多继发性脑损伤，产生大脑缺血缺氧，可能造成大脑损伤；将产生 MD 监测数值的典型性改变，包括三酰甘油和谷氨酸盐浓度升高，葡萄糖降低，乳酸/丙酮酸比值（Lactate pyruvated ratio，LPR）和乳酸/葡萄糖比值（Lactate glucose ratio，LGR）升高。尽管 LPR 比值的升高常常被认为是脑缺血缺氧的信号，但仍然存在很多原因引起此比值升高，并且与缺血缺氧无关。与此一致的是，Nelson 等观察发现，在严重的 TBI 患者中，MD 监测到的局部生化改变，表示的是长时期代谢状态，而与 ICP 及 CPP 相关性较差；也就是说，并不是压力和血流量，而是代谢改变，才能影响 MD 监测到的数值。

表 2-6 正常生化指标数值（从未损伤人类脑组织中进行微透析监测中得到）

微透析分析物	正常值 ±SD Reinstrup et aL	正常值 ±SD Schulz et al.
葡萄糖（mmol/L）	1.7 ±0.9	2.1 ±0.2
乳酸（mmol/L）	2.9 ±0.9	3.1 ±0.3
丙酮酸（μmol/L）	166 ±47	151 ±12
乳酸/丙酮酸比值	23 ±4	19 ±2
甘油（μmol/L）	82 ±44	82 ±12
谷氨酸盐（μmol/L）	16 ±16	14 ±3.3

表 2-7 继发性脑损伤时的生化数值改变

微透析数值变化	生化指标代表意义	说明
葡萄糖数值降低	·缺血/缺氧 ·脑葡萄糖供给减少 ·脑葡萄糖消耗高	·要参考患者血糖浓度进行解读
LPR 升高	·缺血/缺氧 ·细胞氧化还原状态 ·脑葡萄糖供给减少 ·糖酵解通路损伤	·最可靠地缺血指标 ·与导管回收率无关 ·组织缺氧的阈值尚未确定
甘油升高	·缺血/缺氧 ·细胞膜破坏	·甘油升高也可能由于组织中的甘油或是葡萄糖在形成甘油过程中的排除有关
谷氨酸盐升高	·缺血/缺氧 ·兴奋毒性	·在患者本身及患者间，谷氨酸盐变化率较大

（一）葡萄糖代谢的标志物

急性脑损伤后细胞受损的最终共同通路通常是组织缺氧。就大脑微透析而言，最常被研究分析的物质与葡萄糖的有氧和无氧代谢有关。大脑细胞外葡萄糖浓度的决定因素是非常复杂的，它依赖于外周血葡萄糖浓度、局部毛细血管血流和脑细胞对葡萄糖的摄取量。脑损伤后，大脑微透析监测的独特优点不仅是因为它具有对葡萄糖转运的监测能力，而且是因为它具有对葡萄糖应用的监测能力。

葡萄糖的代谢为大脑提供能量需求。持续的能量供应对维持细胞的完整性是非常有必要的。脑外伤后患者的微透析葡萄糖水平是降低的，损伤后最初50小时内持续低于0.66mmol/L的葡萄糖浓度与不良愈后息息相关。这种低葡萄糖浓度的原因可能是多方面的。脑外伤后的急性期，氧化代谢有明显的降低，葡萄糖代谢有明显的升高。脑外伤和蛛网膜下腔出血后的急性缺氧缺血期，会观察到脑细胞外的葡萄糖浓度是非常的低，这与脑组织小于1.3kPa（10mmHg）的氧分压有关。然而，PET检查所定义的缺血与低微透析葡萄糖浓度之间的关联度很差，这暗示着至少在一些病例中，低微透析葡萄糖浓度与葡萄糖高酵解有关，而不是由于低脑灌注引起的葡萄糖和氧减少有关。

葡萄糖被神经元细胞和神经胶质细胞摄取后，最先经糖酵解被代谢成丙酮酸。当有足够的氧运输和组织氧代谢时，丙酮酸会进入三羧酸循环，最终被代谢成二氧化碳、水、三磷酸腺苷（ATP）。当缺氧时，丙酮酸就进入无氧代谢途径生成乳酸。因此测量细胞外液的乳酸和丙酮酸浓度，能为无氧酵解的程度提供提供信息。

然而，仅仅用大脑细胞外液乳酸的溶解值，不能暗示无氧代谢的程度。乳酸的产生依赖于葡萄糖的持续供应，当完全缺血时其产生就会下降，并且缺血引起的高谷氨酸和钾促进星状细胞产生乳酸和糖酵解增强。细胞外液谷氨酸盐的升高可能反应了星状细胞代谢的加速，这能够在易受损而不是已经缺血的组织中发现。此外，乳酸可以作为代谢底物来维持增加的能量需要，这需要通过星状细胞和神经元之间的乳酸穿梭。为了纠正细胞外液乳酸的可变来源和葡萄糖运输的动态变化，LPR（乳酸/丙酮酸比值）和LGR（乳酸/葡萄糖比值）已经被用作无氧代谢更精确的标记物。因为乳酸和丙酮酸有相似的分子质量，LPR是独立于体内导管恢复的。因此LPR是细胞能量代谢失常的可靠标记物，是大脑损伤后被广泛监测的微透析变量。

人大脑损伤后，恶化的低氧、缺血、或者水肿能够导致LPR的增高，这和严重的脑组织氧分压降低和PET所测量的氧摄取分数增高有关。LPR增高超过设定的阈值，这与脑外伤和蛛网膜下腔出血的愈后息息相关，通常暗示组织缺氧或缺血。然而，为升高的LPR确定一个组织缺氧的阈值是非常困难的，因为无氧糖代谢可能是由于线粒体的功能障碍导致的氧无效利用，而且可能还有其他原因，LPR是细胞代谢功能失调和底物转运不充分的可靠指标。因此升高的LPR可以被归为1型（缺血），此时丙酮酸降低，乳酸显著升高，2型（非缺血型高糖酵解），此时，丙酮酸正常或升高。在1型LPR升高中，有氧和葡萄糖缺乏，然而在2型LPR升高中有线粒体功能障碍或者运输氧和葡萄糖的无效利用。在脑缺血的动物模型中，平均LPR与神经病理检查的总受伤量有很强的相关性，这证实了在神经重症监护中LPR的重要性。

（二）组织损伤的标记物

细胞代谢失常导致细胞膜功能的破坏，继而导致钙向细胞内流动，磷酸酯酶的诱导激活，最终导致细胞膜的降解。这将导致磷酯的释放，并且在酶降解之后，游离脂肪酸和甘油释放入脑细胞外液。甘油能可靠地从细胞外液中获取，因此是一个组织缺氧和细胞损伤的一个有用的微透析指标。与病理相关的微透析甘油升高程度可能是很高的，在严重或者完全的缺血中分别是4倍和8倍的升高。在脑损伤后，间质中高水平的甘油与不良愈后相关，并且暗示了实质损伤的严重程度。在严重脑损伤后的最初24小时，脑微渗透甘油浓度显著地升高，这被认为是最初损伤的结果，然后在接下来的3d以指数的形式下降。尽管在没有微透析甘油浓度升高的情况下，低于相同阈值时也会有个别案例的发生，Clausen等观察到，低于1.3kPa（10mmHg）的脑组织氧分压和低于70mmHg的脑灌注压与升高的平均脑微透析甘油水平有关。这项研究中，愈后好和愈后不好的患者中，平均微透析甘油浓度是相似的。因此脑创伤后甘油升高的解读需要进一步的证实。甘油也可能从受损的血脑屏障中漏出，导致脑细胞外液甘油浓度的升高假象，也可能是应激所导致的甘油三酯的降解，或者是外源甘油的应用所导致的血浆甘油升高。为了帮助鉴别受损的血脑屏障效应与真正的颅内事件，可以借助埋藏于腹部皮下脂肪组织中的微透析导管所测量的全身性甘油浓度。

（三）兴奋毒性

缺血、脑外伤、蛛网膜下隙出血和其他病理能导致细胞去极化和必需氨基酸如谷氨酸和天冬氨酸的释放。在神经损伤中，细胞毒性是相关的几种发病机制之一，使用微透析来测量谷氨酸浓度，这在早期是很受追捧的，因为动物实验表明在大脑缺血时会有谷氨酸浓度的升高。后续的临床研究也证实了脑外伤和蛛网膜下隙出血后，微透析谷氨酸浓度与不良愈后的关系。愈后差的患者中必须氨基酸浓度的升高紧跟着一个双期过程，刺激后的数天，在第一阶段到第二阶段，会有一个最大浓度。早期的升高可能代表最初损伤的程度，后期的升高代表血管痉挛相关的缺血损伤的发展。在严重脑损伤后会观察到微透析谷氨酸的长期升高，这与不良愈后有关。高微透析谷氨酸水平已经被证明与一些临床事件相关，包括缺氧、缺血、脑组织氧分压降低和低脑灌注压。脑损伤后谷氨酸在细胞毒性中所扮演的角色受到了挑战，因为在脑损伤后有很多原因可以导致细胞外液谷氨酸浓度的升高。然而，最近的研究表明谷氨酸水平在一些患者中能够提供有用的信息。在脑损伤后谷氨酸的升高呈现两种模式：①在监测期间（120小时），谷氨酸水平倾向于恢复正常。②随着时间的延长，谷氨酸水平倾向于升高或者保持异常的升高。模式1的患者与模式2的患者相比，在幸存者中，模式1有一个较低的死亡率（17% vs 39.6%）和较好的6个月功能性愈后。此外，大于20mmol/L的谷氨酸水平与将近两倍的死亡率相关。

（四）测量代谢产物的可变性

在不同对象和不同个体中，脑损伤以后，随着时间的推移，微透析变量会有一个很宽的变化范围。这些可能代表着受伤大脑代谢活性水平的变化，但是这使得阐述单独的微透析测量或在隔绝中获得的测量非常地困难。尽管"正常"和微透析阈值已经发布，脑微透析必须被视作一种趋势监测器，并且其提供的信息应该和其他测量变量，如临床信息，或者影像信息结合起来阐述某些情况。

六、导管置放

MD（微透析）监测局部组织生化，并且可以反应代谢紊乱和神经化学变化，这只在导管所放置的大脑区域起作用。微透析监测变量之间的不同，能在接近或远离局部外伤损伤中得到观察。在这项研究中，与正常组织相比，损伤周围组织中存在持续的代谢紊乱，无论是基线值还是随时间变化的趋势。然而，尽管损伤组织周围与非损伤大脑之间存在生化差异。尤其，降低的脑灌注压或者是大脑氧化与恶化的神经化学值（如升高的乳酸/丙酮酸比值）有关联，尽管这些效应在损伤组织周围及脑血管中反应更加明显。

脑损伤和蛛网膜下隙出血后，关于监测患者的微透析导管如何放置的问题，大家就推荐方法已经达成了共识。微透析导管应该被放置在"危险"组织（例如围绕着脑损伤后肿块的周围区域）或者是在蛛网膜下隙出血后的可能受到血管痉挛影响的血管区域。这些地方应当允许在易遭受继发性损伤的区域监测生物化学物质的变化。在弥漫性轴索损伤中，推荐将导管放置在非支配区的额叶。然而，其他人建议导管应该总是被放置在正常的脑组织区域，以利于它能被用来监测整个大脑的代谢情况。无论是白质还是灰质都应该被监测，这是考虑阐述微透析结果的另一个变量。白质与灰质相比，代谢需求很低，只接受大脑血流的一小部分。很多研究暗指将其放于白质。商业用微透析导管有一个金属所制的尖端，以利于在CT扫描下确认其位置。

微透析导管是一个实质探针，它通常是经过一个经颅设备被插入大脑，包括单腔螺栓，它只用于微透析导管，或者是那些含有多腔的螺栓去传输其他的实质性探针，例如脑组织氧分压或者颅内压探头等。导管也可以经颅骨钻孔放置，或者在颅骨切开术下直视性放置。这些技术要求导管穿过皮下隧道然后固定于缝合处。尽管导管可以向着不同的方向沿着不同途径被插入大脑，就固定的安全性而言，它也易移动和异位。

当导管置入的时候，总是有组织损伤的潜在可能。动物和临床试验表明，导管置入时引起的损伤和炎症所导致的底物水平的升高通常在置入后的第一小时就会减弱。在使用微透析数据之前，一个至少1小时的"run-in"时间段是被允许的。

七、微透析监测的临床应用

一系列的临床证据表明微透析也许能帮助临床做决定，例如脑灌注压、高通气和外科手术操作合适性的管理。这也包括在严重脑损伤后实施非急诊手术时的决定。微透析也能被用来指导治疗，例如过氧化、所致的低体温、或者是正常体温，帮助建立最佳的血红蛋白、葡萄糖水平，以利于输血和血糖控制。并且为帮助决定愈后提供信息。最后，微透析结果能在低级别蛛网膜下隙出血的情况下给予细菌性脑膜炎的预警，这种情况下的临床报警信号通常被出血效应所遮掩。然而，为了给其他颅内监测手段提供附加值，大脑微透析必须不仅用来指导治疗，而且还要减少继发性脑损伤的负担，因而能在幸存者中提供改善功能性愈后的可能性。

（一）脑损伤监测技术的进化

在危险脑组织区使用微透析技术监测生化物质的变化，能为床旁脑损伤提供临床上有用的指示信息。其他的研究表明微透析标志物的变化早于颅内压的变化。大脑中乳酸的升高是颅内压升高的最早和最强的指示物。

（二）预后

微透析监测所获得的信息也许能帮助丧失意识的患者决定其预后，因为丧失意识的情况下临床检查不可行。对脑损伤和蛛网膜下隙出血的一些研究表明微透析值的紊乱与恶化的临床状况和结局有关系。在蛛网膜下隙出血中，紊乱的脑代谢与其出血的严重性有关。在低级别的患者中尤其值得注意的是乳酸/丙酮酸比值、乳酸/葡萄糖比值和甘油浓度的明显升高。乳酸/丙酮酸比值和谷氨酸浓度的升高是12个月后不良愈后的标志物。严重脑创伤后，脑血流中代谢的改变和变化也许是更加复杂的，但是创伤后早期持续的低微透析葡萄糖水平像增高的乳酸/丙酮酸比值一样与不良愈后息息相关。这些细胞外的代谢标志物是严重脑损伤后与预后相关的独立因素。在多变量逻辑回归模型中，这个模型使用了整个监测期间（平均持续4d）的平均数据，与死亡率相关的显著的独立因素包括脑葡萄糖水平、乳酸/丙酮酸比值、颅内压、脑血管压活性指数和年龄，然而，丙酮酸是死亡率显著的独立的阴性预测指标。谷氨酸和甘油的水平在单变量分析而不是多变量分析中与死亡率相关。

（三）继发性损伤的预测

因为大脑微透析能监测细胞水平的变化，因此它是描述脑损伤所触发的分子事件的有力工具。大脑细胞外液中谷氨酸盐和甘油的浓度与蛛网膜下隙出血后区域性脑血流的改变有关，并且乳酸/丙酮酸比值在脑代谢障碍中有很高的敏感性和特异性，这种脑代谢障碍通常和缺血症状有关。此外，异常的微透析结果往往先于颅内压的变化。因此，微透析监测有发现继发性脑损伤的潜能，包括低氧、缺血，这往往在患者神经状态变化可识别之前，或者通过其他更多的传统监测技术（例如颅内压监测）变化之前被发现。谷氨酸似乎是蛛网膜下隙出血后即将发生脑缺血的敏感指示物，但是在脑损伤后似乎具有较少的预测价值。MD所提供的在脑损伤和蛛网膜下隙出血后的所监测的生物化学变化是否能早期给予警告，是否能被利用来扩展治疗性干预的窗口，是否能改善愈后，这些还都有待进一步观察。

（四）脑损伤治疗效果的监测

MD在NCCU中的临床应用主要是在脑损伤和蛛网膜下隙出血（SAH），这帮助改善了对很多脑损伤病理生理过程的理解，尤其是当其和其他监测手段或影像技术合用时。此外，大脑MD提高了对当下和有潜能的神经重症监护病房中的治疗策略是如何影响受损大脑的认识。这是非常重要的，因为每一种治疗方法都有其有利和不利的一面，而且大多数能被很好地应用于靶向模式。例如Oddo等已经观察到，诱导正常体温能改善急性脑损伤后的脑代谢，但是当有寒颤时，组织就会发生缺氧。因此，MD被更多地用作替代终点来评估治疗性干预策略或者作为选择一种合适管理方法的手段。

1. 脑灌注充分性的评价　在脑外伤和其他脑损伤后，所推荐的最佳脑灌注压（CPP）有一个很大的变化范围。并不是一个CPP水平就能适用于所有的患者，不同的患者会有不同的最佳CPP，同一个患者在不同的时间也会需要不同的CPP。MD能帮助来确认这个CPP水平。当CPP下降到50mmHg时，危险区域与正常脑组织相比具有较高的乳酸浓度和LPR。这些权威者总结出，大脑MD能被用来评价CPP的安全的较低的界限值，并且CPP管理能通过MD而实现个体化，而不是达到一个特定的目标值。然而，这些结论受到了后来研究数据的挑战。尽管在损伤组织周围，观察到LPR和谷氨酸频繁持续的升高，但是在脑损伤患者的正常脑组织中是不存在的，这些异常与CPP的改变没有联系。对一些特殊的CPP，即下降到60mmHg以下时，它与升高的代谢性窘迫没有关系，并且想借助MD来识别一个最佳的CPP变化范围是不可能的。然而，当损伤肿物被移除去后，缺血的MD标志物得到了改善，这暗示尽管MD值的动态变化能随着CPP的改变而发生，但在局部的脑化学中仍有持续的不同，这将远远大于整体灌注的影响。尽管很多研究已经确认了局部脑创伤周围存在生物化学"半月带"区域，但是治疗性干预，如CPP引导下的治疗，能否保护半月带区域免受进一步的损伤，还需要进一步探究。

2. 血糖控制　高血糖与急性脑损伤预后的关系已经得到了很好的证明。然而，血糖的最佳管理和它与脑组织血糖的关系仍然没有得到很好的阐释。血糖浓度的管理能改变正常和受损大脑的细胞外液葡萄糖水平。严重脑创伤后急性期的不良愈后与全身高血糖浓度有关，也和低大脑MD血糖浓度有关。大脑血糖降低可能与葡萄糖的高利用有关，因为LPR和谷氨酸盐不再增加，这有效地排除了缺血作为大脑低葡萄糖浓度的原因。其他研究者也注意到全身的高血糖（>7.8mmol/L）经常发生在具有DIND的患者中，而不是无症状的患者，但是这和大脑血糖水平无关。在这个研究中，发生了单独由血葡萄糖浓度所引起的大脑低血糖发作（<0.6mmol/L）和大脑高血糖发作（>2.6mmol/L）。然而，在有症状的患者中，大脑低葡萄糖发作更加频繁，这和细胞窘迫的其他信号有关，如LPR、谷氨酸盐、甘油的升高。大脑低葡萄糖与全身高葡萄糖的联合暗示着愈后不良。这些发现值得进一步研究调查，并且建议在脑损伤后所建立的甘油控制目标不应该适用于所有人群，大脑葡萄糖浓度的管理也应该实现个体化。哪些患者会得益于这样的干预，还需要进一步的确认。研究还建议更温和的全身血糖的控制也许是合理的，因为一旦外周葡萄糖为7.8mmol/L，大脑血糖就会增加，然而，"严格"的血糖控制会增加大脑能量代谢障碍的风险。

3. 过度换气　过度换气（HV）能被用来控制颅脑外伤后颅内压的升高，但是这得需要一种额外的监测器来确保它没有导致脑缺血。尽管似乎没有HV的预防性应用，但是短时间的HV治疗似乎并不加重脑缺血或者神经愈后，尽管这也许得依赖于如何、何时应用HV。数据表明在脑损伤后的最初4d，即使是短时间的HV应用，也能够升高大脑选择性易受损区域细胞性缺血的标志物，并且HV诱导的变化在受伤后的早期更加常见。是否能依据MD变量的改变来将这些结果转化为HV的有效滴定，这还有待进一步研究。

（五）新治疗措施的测试

MD也被用来评价新的治疗措施。在严重脑损伤后，研究是将正常大气压下高氧（NBH），还是高气压下氧给予作为一种有潜力的治疗策略是非常有趣的。一些研究者，并不是所有，已经观察到在严重脑损伤后NBH与大脑代谢改善的标记物有关。两项研究已经在使用MD和其他监测设备来研究NBH作用的潜在机制。数据表明处在生理性死亡危险组织的氧代谢率有显著的提高。在另一项研究中表明，MD变量与氧化的细胞色素C氧化酶浓度改变的短波红外线光谱测量有关。细胞色素C氧化酶是线粒体转运链的终端电子接受体，因此它在细胞氧利用代谢和能量供给方面扮演着十分重要的角色：细胞色素氧化酶浓度的变化已经被证实作为细胞能量代谢状态的标记物。短期给予高氧期间（$FiO_2=1$），MD乳酸浓度和LPR有很明显的降低，这和细胞色素氧化酶氧化状态的升高有关。这项研究证实了在脑损伤后脑细胞和线粒体中的氧化还原状况。研究结果与有氧代谢的升高相一致，并且暗示了在高氧状态下的代谢优势。这些研究结果的临床意义需要在将来的研究中得到进一步的证实。

八、微透析的研究应用

（一）新型生物标志物

任何存在于大脑细胞外液（ECF）的分子，只要其足够的小，都可以穿过半透膜在微透析中收集到。这将开启研究新型脑损伤生物标志物之门，其可能的应用潜能是巨大的，到目前为止还未被开发。

大脑细胞外液中的 S100β 已经能成功地通过 MD 进行体内测量，而且大脑 ECF S100β 的增加与二次事件相关，包括脑外伤后颅内高压和 SAH 后的血管痉挛。100kDa MD 导管允许 S100β 改进的复苏。MD 也被用来测量大脑严重脑损伤后细胞外的 N-乙酰天冬氨酸（eNAA）。eNAA 水平死亡组与生存组相比减少了 34%，并且在受伤后的第 4d 便出现了不可恢复的 eNAA 浓度的降低。这与上升的 LPR 和甘油有关。由于乙酰天冬氨酸的合成是在神经元的线粒体，这些结果证实了线粒体功能障碍对创伤性脑损伤后不良结局的重要影响。在脑损伤后，eNAA 的测量有作为预后标记物的潜能，可以用来判定旨在干预线粒体功能的治疗措施的有效性。严重创伤性脑损伤往往是与轴突损伤和损失有关。在轴突细胞骨架蛋白中存在神经丝重链（NF-H），并且研究发现透过 100kDa MD 膜，它的两种蛋白水解降解产物 NfH（476-986）和 NfH 可以使用脑部 MD 测量且回收率是 20%。对于严重性脑损伤，Petzold 等人发现，MD NF-H 水平与损伤的机理和其他生理参数相关，并且具有预后价值。其他研究表明，MD 监测大脑 ECF 总 tau 和 β-淀粉样蛋白 1-42 蛋白质是轴突损伤和阿尔茨海默氏症的重要的生物标志物，这可能帮助评价轴突损伤后中度到重度的脑损伤。

短暂的一氧化碳代谢产物的浓度也在使用 MD 的情况下得到了研究。蛛网膜下隙出血后，NO 浓度显示出一个典型的短暂的起始峰值，然后紧接着是指数型的下降。NO 代谢产物随着时间的降低与改变的 MD-衍生的能量或者损害相关的复合物相关，也可能与 NO 活性的下降有关，这潜在地导致了血管扩张和血管收缩因子的不平衡。在最初的脑创伤研究中，应用脑 MD 所测量的高浓度 NO 与有利的新陈代谢相关。因为 NO 是血管扩张剂，这种效应也许和脑血流、氧运输和葡萄糖的增加有关。

带有高截止膜的 MD 导管能够允许大分子被离线采集。在脑损伤后，细胞因子、化学因子、和亲神经性因子在细胞外液中浓度的变化都已经被描述。多种复合物，包括白介素（IL）-1β、IL-6 和 IL-8，以及巨噬细胞炎症性蛋白-1β、血管内皮生长因子、成纤维细胞生长因子-2，都已经被测量。这阐述了同时监测人脑中很多生物化学事件的机会，并且能够深度了解从动脉瘤到延迟性缺血的一系列事件，尽管 MD-测量的炎症性标记物的愈后意义还没有被阐述。此外，MD 可以允许检查多种体液（如血浆、脑脊液和脑细胞外液）。例如，Sarrafzadeb 等在蛛网膜下隙出血中观察到在大脑中而不是血浆中的 IL-6 水平与延迟性脑缺血有关。带有高截止膜的导管具有扩展 MD 到在神经重症监护中作为常规蛋白化学研究方法的潜能。

（二）药物的运输

血浆中药物的药物代谢动力学已经被广泛的研究，然而，由于明显的抽样困难，药物在人脑中的药动学和药效学很少受到关注。MD 可以用来研究人脑中的药物的渗透，并且可以测量实际作用部位或者尽可能接近实际作用部位的浓度。许多药物已经通过 MD 进行过研究，这些在其他地方已经详细综述了。在一项与神经重症监护有特定相关性的研究中，通过 MD 测量了大脑细胞外液中游离苯妥英浓度和血浆中的浓度来研究两者之间的关系。在微透析和血浆游离苯妥英浓度之间没有关系，这就意味着在脑损伤中，测量血浆游离苯妥英浓度可能无法准确地反映大脑细胞外液的药物浓度。依赖于血浆水平测量的剂量方案，在此即具有适应证。MD 也可以用来测量肌肉中药物的水平，如肌松剂用来帮助检查 NCCU 患者的药物使用和效果情况。最终，通过 MD 来设计通往大脑的物质运输是可能的，这在 NCCU 和诸如脑部肿瘤等疾病的治疗中有许多潜在的应用。

（三）蛋白质组学

一个潜在的令人兴奋的新领域就是蛋白质组学在 MD 中的应用。使用双向凝胶电泳和后续的质谱分析的蛋白质组学方法，十种蛋白质仅仅在微透析中发现，表明了监测疾病进展的可能性。在另一项开究中，微透析样本中蛋白的表达是在 SAH 的患者中测量的。相比没有血管痉挛的情况，蛋白表达的差异在这些血管痉挛处被发现，并且蛋白浓度在症状出现前的 3.8d 即有变化。因此，使用 MD 蛋白组学技术来识别血管痉挛的早期标志物，使这个高风险组患者的选择性早期治疗干预成为可能。

九、结论

脑部 MD 是目前在床旁可获得的测量脑组织生化的唯一方法。商用分析仪的引用使得在 NCCU 的在线脑 MD 监控成为现实。它的使用提供了对急性脑损伤后的病理生理学的深入理解，而且 MD 异常与更糟糕的临床状况和预后有关。也有越来越多的证据表明 MD 可能有早期提供即将发生神经功能恶化警告的潜能，从而容许及时应用神经保护策略。然而，MD 只反映了局部组织生物化学，并且导管的精确放置是至关重要的。另外，由于在测量变量上存在很大的变异性，趋势数据比绝对值更重要。MD 常规应用在一些中心，但尚未引入广泛的临床应用。尽管临床经验迅速增加，但是仍然需要精心设计的前瞻性研究来确定其在脑损伤患者管理方面的价值。然而，由于其在二次脑损伤进程中提供重要信息的独特能力，MD 有潜力成为在神经重症护理期间多通道监测的一个关键组成部分。此外，MD 值在早期临床试验中可被用作替代性终极指标。

（杨光辉）

第四节 脑温监测

一、概述

哺乳动物已经进化出了复杂的体温调节系统，以此来维持自身体温在细胞生化反应的最适温度范围内。除冬眠外，正常情况下哺乳动物体温主要维持在 37℃ 左右。但是，体温也会随着活动量和时间波动，通常早上体温最低晚上最高。年长个体及雄性个体温度会更低，同时不同测量部位的温度也是不同的。直肠的平均温度在 36.7~37.5℃ 之间，而腋下的平均温度在 35.5~37℃ 之间。体温在 37.5℃ 附近小范围波动都能被机体正常调节，但超过范围的体温波动对机体是有害的。体温是通过机体产热机制和散热机制的平衡来进行调节的。这些机制是通过中枢神经系统来协调的，尤其是视前核和下丘脑前核。脑本身对于温度是极其敏感的。通常情况下，高热都与脑损伤恶化相关联的，反之，诱导低温或者是阻碍发烧都是对神经系统有保护作用的。因此脑温（BT）是重要的治疗目标，但是在临床治疗过程中，通常以核心体温作为代替指标。

二、生理条件下的脑温

（一）脑作为加热器

所有的代谢过程均能产热。例如，葡萄糖和氧气通过三羧酸循环转化为三磷酸腺苷（ATP），水和热能。脑组织消耗体内 25% 的葡萄糖和 20% 的氧气生产的 ATP。葡萄糖中 43% 的能量转化成了 ATP，其中 67% 通过热量散失掉。鉴于其高强度代谢活动，脑组织产热不容小觑。

维持脑部稳定温度依赖于产热机制和散热机制的严格平衡。脑主要将热量散入体循环内。进入脑的血液保持核心体温，此温度低于脑温。因此热量从脑被转移到循环流动的血液中。机体通过增加血流量来增加传热能力，从而使脑降温。因此，由颈内静脉回流的静脉血温度高于核心体温。通常情况下，脑和机体的核心温差是适度的，在 0.3~1.1℃ 范围内波动，通常脑温更高。因此脑温和常规测量温度有合理的相关性。但是，这种相关性在极端条件下也会发生变化。例如，当生理温度发生极端变化时，脑温度过高或过低会导致脑和体温的温差逆转。一些学者把这个温差的逆转作为颅脑损伤（TBI）的不良预后信号。

某些物种中脑血管系统组织变异能提高降温效率。狗、山羊、绵羊体内的颈动脉很小甚至缺失，血液通过颈外动脉循环至颅底。在进入 Willis 动脉环前，颈外动脉分成一系列小的动脉血管，称为"颈动脉网"，流经海绵窦。同时在呼吸过程中，通过口腔和鼻腔的蒸发散热能降低海绵窦中静脉血的温度。随后热量通过流经颈动脉网进入脑的动脉血直接传递到同样流经海绵窦的静脉血，因此加速了脑部散热。

热量也能通过头顶直接向外散发，但颅骨会作为一个绝缘体阻碍散热效率。但是当颅骨被打开，例如去骨瓣减压术后，暴露的脑组织（非绝缘的）和周围温度形成温差。这将导致脑温低于核心温度。

（二）脑温的多样性

脑温存在空间变化。代谢活跃区域或更深的区域温度更高。脑内部温差有助于热量从深的灰质传递到白质，这已经被人类志愿者的质子磁共振波谱所证实。而且，当温度探针从侧脑室移动至脑表面时能检测到轻微的温度变化（不具备统计学显著性的）。研究者们测定了脑积水患者软膜表面下不同深度的脑温，发现数值随深度的增加而逐渐增加，其中脑室温度最高。

（三）脑温的动态性

由于脑温的决定因素是动态的，因此脑温也是动态的。脑的产热由脑代谢速率决定，散热则决定于局部的CBF和动脉血的温度。上述所有变量均会波动。首例脑温的测定是在动物体内进行的，测定发现在各种环境挑战及不同行为下，脑温存在巨大波动（2~3℃）。

当全身温度突然升高，例如，热休克、高热、剧烈的体育活动，全身的动脉血温度可能升高，致使脑和血液的正常温度梯度消失甚至被逆转。反之，当脑代谢活动被抑制，例如深度全身麻醉，脑温可能下降以至低于核心温度。另外一个"特殊案例"是诱导性全身温度过低，例如心跳骤停。机体外部和内部的降温会降低核心温度和血液温度，导致温度较高的脑和温度较低的血液之间的温差激增。论证全身温度过低（如全身麻醉后）对脑温影响的研究局限在少数案例中。而个体患者代谢速率在CBF中存在大量变数，能直接改变甚至逆转脑和核心温度的温差。这个可以部分解释关于核心温度和脑温温差研究的文献中存在多变的研究结果的原因。

三、脑温的临床相关性

（一）脑温和颅内压

因为产能细胞器对温度敏感，所以脑温变化影响深远。脑代谢速率，氧气以及葡萄糖消耗速率均与脑温密切相关。据报道，脑温升高会加速炎症反应，提高神经元兴奋性，加速神经递质释放，加速自由基产生，提高神经元对兴奋性损伤的敏感度。上述情况将提高脑氧消耗率（CIRO$_2$），脑氧消耗率则通过调节血管扩张程度与CBF生理性偶联。因此脑氧消耗率的上升将导致血管扩张，提高CBF，最终导致脑血容量增加。脑血容量的增加主要依靠脑脊液外流和低压的静脉血管回缩来代偿。一旦脑血容量增加超过了这些代偿机制的最大能力，颅内压（ICP）就会升高。临床上，颅内压升高可在急性脑损伤的患者中观察到，并伴有发热症状。这种颅内压升高可能是在脑代谢需求增加的情况下，为脑增加能量供给的代替手段。研究表明，发热过程中，脑乳酸和丙酮酸的比例（微渗透测定）正常表明底物供给充足。但是，一旦脑血管扩张到最大限度，脑氧消耗率会进一步升高，而CBF升高难以代偿，这就会导致脑细胞出现能量危机。另一方面，微渗透分析指出，诱导正常体温能减弱发热偶联的代谢危机。

当然脑温度和颅内压之间的关系远非如此简单。当脑温度和颅内压的相关数据不断积累并交互影响时，我们很难整理出二者之间清楚的关系。在人群中，颅内压由多因素决定，不能仅通过脑温度来预测。但是，相当一部分病例中，颅内压和脑温度存在可检测的关联关系。

（二）脑损伤的实验模型中高热有害

实验证明，外伤或缺血性脑损伤后，高热会加速神经损伤，即使轻微的高热也会导致恶化的结果。在局灶性脑缺血的动物实验模型中，脑梗死体积随温度变化而变化，其毒害作用与高热程度成正比。高热（和低温）对脑内出血（ICH）的影响尚不清楚。在脑内出血的老鼠研究模型中，轻度至中度的温度升高没有导致结果恶化，而诱导低温能改善结果。高热可能会伤害未受损的脑细胞，其中细胞膜和线粒体是易受损的。损伤不仅仅局限于神经元细胞，还包括神经胶质细胞和内皮细胞。高热将导致葡萄糖释放，血脑屏障破坏，上调炎性细胞因子，加重炎症级联反应，上调各种酶的表达，尤其是提高热休克蛋白的表达。

（三）严重脑损伤后发热与不良预后有关

发热通常出现在严重的脑损伤之后。但是神经损伤导致发热的精细机制还需要详细阐述。这可能涉及下丘脑体温调节中枢的直接损伤。另外，当存在颅内出血尤其是脑室出血的情况时，发热现象也很常见。其他危险因素还包括：严重损伤、意识障碍、抗癫痫药物的使用，尤其是苯妥英的使用。尽管相关的因果关系尚未整理清楚，高热和不良预后之间的关系已经被神经重症监护的病例所证明。例如，临床观察研究表明体温升高与重症监护时间及住院时间、死亡率以及不适当的医疗处理发生率之间存在剂量依赖型相关性。发热和不良预后的关系已经在蛛网膜下隙出血病例中得到验证，在急性缺血性脑卒中案例中。入院温度和死亡率有很强的关系。同时温度升高还会增加缺血性脑卒中出血性转化的风险。脑内出血的患者在入院后的72小时中，持续发热与较差的治疗结果相关联的。在这些病例中，发热似乎是一个独立的预后因子。在外伤性脑损伤后，发热也很常见，损伤越严重，发热越严重。

某些消遣性药物（毒品）会激活代谢神经，提高耗氧量，加速产热。代表药物有可卡因、海洛因、安非他命类似物以及氯胺酮等。研究表明在吸食可卡因的小鼠中，脑温与体温存在剂量依赖型相关性。热休克导致的高热不伴有下丘脑调控温度升高它的主要特点为因暴晒导致的核心体温超过40℃，同时有皮肤干热、神经系统损伤（包括神经紊乱、惊厥和昏迷）以及全身炎症反应等伴随症状。这将最终导致全身性多器官衰竭直至死亡。

（四）低温治疗

在缺血和创伤的模型研究中，低温对神经的保护作用已经得到了验证。在临床环境中，低温治疗有助于降低死亡率提高心脏骤停后的神经恢复效果。院前降温也对心脏骤停的紧急救治有益。因此，欧洲复苏委员会和美国心脏学会指南推荐对心脏骤停的患者使用低温治疗。低温治疗也被认为有助于提高新生儿出生窒息后神经愈后效果。保护性低体温作为外伤性脑损伤后神经保护的手段也受到广泛关注。大量单中心研究表明保护性低体温是有效的，但两个大型多中心实验没能验证其有效性。一个荟萃分析表明低温治疗不能显著降低死亡率，但能明显改善功能预后。几乎所有单中心研究均表明低温治疗能帮助控制外伤性脑损伤后的颅内压升高。但是，医学界有一个一致共识：当颅内压升高能通过其余手段控制时，低温治疗是非必须的。两个跨中心随机试验检测外伤性脑损伤中的低温治疗效果正在欧洲以及澳洲和新西兰进行。另外，尚无研究表明常规药物或物理降温对中风患者有好处。诱导低温中一个有前途的新领域是用于治疗急性肝衰竭及肝性脑病。

（五）发热控制和诱导正常体温

发热在神经重症监护室（NCCU）是很常见的，其对脑损伤的不良反应也为大众所熟知。因此在神经重症监护室，发热控制是比诱导低温更可信的治疗手段。在这个前提下，相比于常温治疗，低温治疗似乎并不能为脑外科手术患者提供更好的脑保护。临床研究表明，通过血管内降温的手段控制体温在正常水平，能显著降低重度外伤性脑损伤患者的脑温度。近期取得的关于温度控制的研究进展表明在神经重症监护中，发热控制和维持正常体温在一致性的基础上是可行的。但是关于其应用，目前尚有一些问题无法解决，例如在什么患者中使用、使用指导以及何时开始发热控制。

四、脑温调节

（一）全身和核心温度

全身温度或者核心温度在神经重症监护中每个患者都经常被检测的指标。通过这个温度能推断出脑温度。但是，有证据表明脑温度与核心温度不同，而且脑温不能被放置在脑外的监视器准确监视到，包括鼓膜利用温度计测量温度也是十分罕见。通常是利用热电偶或热敏电阻设备、红外探测器或液晶装置检测。热电偶检测原理是基于传导材料遇到温差时会产生可检测的电压的现象来进行检测。热敏电阻是一个随温度改变电阻的半导体材料。红外探测器（例如鼓膜温度计）检测的是辐射释放的热能，因此不需要直接接触被检测物质。但是这也可能影响其精确性，因为检测装置是从耳朵外检测温度，而不是在鼓膜检测温度。新型的鼓膜温度计能达到更精确的效果。向温性液晶通常包裹在一次性塑料条中，可检测温度范围在 34~40℃。它们通常不如其他检测装置精确。

测定体温通常有几个固定位置。一般说来，这些位点可被分为如下几类：①核心或者中心位点，它们代表了灌注器官的温度，例如食道管、肺动脉鼻咽或者鼓膜，鼓膜被列为是灌注器官是因为它邻近颈内动脉。②中间位点［比如口腔（舌下腺）、直肠或者膀胱］。③周围位点（额头皮肤、腋窝）。核心或中心位点是首要选择位点，因为他们较少受到血管扩张或是体温调节机制的影响。中间位点是次要选择位点，因为其温度改变可能受尿流（膀胱）或是直肠中的细菌影响（直肠），而外周位点会受到更多环境因素的影响。

（二）直接脑温的检测方法

脑温可以通过插入脑组织或侧脑室的探针直接测定。脑室内的监测器提供了一个全面（均衡）测量大脑温度的方法，因此脑实质温度监测器（通常与脑组织氧传感器相结合）可测到局部温度。目前市面上有多种临床商业探针可供选择。早期的 Licox 系统版本包含脑氧传感器和温度传感器。新的 Licox 探针将两种探针合二为一。利用新型 Licox 探针可以同步获得脑氧含量和脑温度并进行体外分析，发现一直以来对脑温度存在低估，测定发现相对于文献实验结果，平均低估 0.67℃（±0.22℃）。对于脑温度探针的工作还在持续进行，以求利用一根探针测定多种参数。

目前也有使用非侵入方法如磁共振波谱成像（MRS）和扩散磁共振成像（MRI）研究脑温度。在小到 4cm 的体积下，焦读数能达到有限的精确程度（近似 1℃）。另外，脑温度和颅外温度的温差随区域变化较大。相比而言，有人发现平均脑温度比在颅外位点利用 MRS 测定的温度低 0.5℃，包括口腔、鼓膜及颞动脉。在基于磁共振技术的研究中，脑和身体温差为 1.3℃（±0.4℃）。

（三）脑温监测并发症

由 Lcox 监测器包括脑温探针引起的并发症十分罕见，通常是由于插入螺栓固定探针引起的，而不是由监测器本身引起的。与颅内侵入性探测器一样，这主要的风险是脑出血和感染。

（四）脑温和脑氧分压

温度对脑组织的氧含量有影响。在脑组织中的氧含量恒定条件下，根据盖斯定律，压力和温度成正比。根据此生物物理属性，高热时氧分压升高，低温时下降。供氧不足本身容易引发低温。由于这个原因，过去 Licox 探针监测脑氧含量的时候需要利用温度探针作为校正工具辅助监测，而新型探针将脑温监测功能整合起来了。氧分压随脑温变化有以下原因，如 CBF 改变，血氧分离曲线移动，尤其是代谢速率改变。因此解释高热或低温时的脑氧分压需要考虑上述因素。类似的含氧量和温度的协同变化在正常个体中也能观察到，例如，在个体进行运动时。

（五）脑温和脑内血流量检测

脑温可用于判断 CBF。CBF 监测器（Hemedex）就是基于脑皮质组织的导热性与血流量成正比的原理设计的。因此测定皮质表面的热扩散可以用于测定 CBF。上述监测系统由插入脑组织中的两个小金属板（热敏电阻）组成。一个用于加热，用以建立两个热敏电阻的温差；而后 CBF 就能通过两个金属板之间的温差来计算。但是上述检测系统在脑温度高于 39℃ 的情况下就不能使用了。

（六）选择性的脑降温

如何降温已经超出了本章内容范围，但在此仍然对有选择性的脑降温做一个简要的介绍，因为全身性低温治疗这一临床常用治疗手段受到治疗时间、治疗深度以及并发症的限制。选择性的脑降温可以解决上述问题。许多器械均可有选择的用于脑降温，例如脑室冷却管、护颈、或是开颅手术时的冷敷的硬脑膜以及其他很多器械，它们基本被证明可以在保持相对正常体温的情况下用于脑局部降温。目前最被看好的是利用鼻旁窦降温。另外，神经调节领域里可植入的降温设备未来在临床上是可行的。

五、结论

　　脑温是急性脑损伤患者一个重要且动态的变量。但是脑温不能通过脑外测量技术进行可信的测量，而且它还随脑区域变化而变化。脑温的主要决定因素包括脑代谢速率和CBF。发热对脑的毒害作用已经被很多疾病所证明。诱导低温能在心脏骤停后提供神经保护，但是它对于其他病情（如TBI、SAH或是中风）的作用尚不清楚。而发热控制和正常体温则是更可信的治疗选择。

　　脑温可以非入侵性检测，通常和其他颅内监测设备共用，如ICP及脑组织氧含量探针。脑温监测在需要治疗性温度调整的神经重症监护病例中有重要意义，例如控制正常体温，诱导低温，或是指导解释其他重要颅内参数（如脑组织氧含量）。

（钟贤良）

第三章

颅脑损伤

第一节 头皮损伤

一、概述

头皮损伤是急诊外科中最常见的一种创伤，颅脑创伤时也多并发有头皮损伤。单纯的头皮损伤不会造成严重后果，但其损伤部位、类型和程度对判断颅脑创伤的伤情可提供一定的依据。根据头皮损伤的程度，临床上将其分为头皮擦伤、挫裂伤、撕脱伤和头皮血肿。需要早期和急诊处理的是头皮挫裂伤和撕脱伤。治疗上应遵循库欣（Cushing）所提出的"清洁、探查、清创和闭合"的原则。对有头皮损伤的患者，均应考虑是否伴有颅脑创伤和其他部位伴发伤的可能性。婴幼儿头皮血肿常会带来严重的全身反应。

二、诊断思路

1. 病史要点 有头部外伤史。注意致伤物形状、打击方向等致伤因素。
2. 查体要点
（1）疼痛：受伤局部疼痛明显。
（2）头皮肿胀：中心常稍软，周边较硬。
（3）头皮裂口：皮肤表面擦伤，头皮缺损，头皮内异物。
（4）出血及贫血貌：头皮伤易出血，严重时可致贫血貌甚至休克。
3. 辅助检查
（1）CT扫描：可见头皮软组织高密度肿胀影，并可提示颅骨连续性完整与否及颅内损伤情况。
（2）颅骨X线片：加摄切线位片可明确有无凹陷骨折。
4. 头皮损伤诊断标准
（1）头皮损伤分类
1）头皮血肿：根据血肿发生的部位不同，可分为皮下血肿、帽状腱膜下血肿和骨膜下血肿。皮下血肿位于皮下组织层，局限、无波动，由于血肿周围的组织受伤后肿胀而增厚，故触之有凹陷感，易误为凹陷性骨折，可摄血肿区切线位X线片鉴别。帽状腱膜下血肿位于帽状腱膜与骨膜之间，由于该层系疏松结缔组织，血肿极易扩散，可蔓延及全头，不受颅缝限制，触之有明显波动感。若血肿继发感染，则局部肿胀、触痛更加明显，并伴有全身感染症状。骨膜下血肿位于骨膜和颅骨之间，张力大，波动感不如帽状腱膜下血肿明显，血肿边界不超越颅缝。
2）头皮挫裂伤：头皮挫伤和裂伤是两种不同的损伤，临床上常并发存在。头皮挫伤时，伤处及周围组织肿胀、淤血、压痛明显，常有皮下血肿并发存在。头皮裂伤则属开放性损伤，伤口大小、形状和深度不一，出血较多，其凶猛者，短时间内即可休克。同时，伤口内常混有各种异物，也可能有头皮组织缺损。

3）头皮撕脱伤：系指头皮大块自帽状腱膜下或连同骨膜一并撕脱所造成的损伤，分部分撕脱和全部撕脱两种，是头皮损伤中最为严重者。其特点是失血多，易感染，常因大量失血及疼痛而发生创伤性休克。

（2）鉴别诊断：头皮血肿常需与凹陷骨折相鉴别，后者在 CT 骨窗相或颅骨切线位 X 线片有明显骨折线。

三、治疗措施

对创口和创面的清创术，要求尽早、彻底。

1. 头皮血肿　通常不需特殊处理，可待其自行吸收。头皮血肿早期予以冷敷，以减少出血，24～48 小时后改热敷，促进血液自行吸收。若疼痛剧烈，可适当给予止痛药如散利痛 1 片，每日 3 次口服。预防感染给予口服抗生素，如头孢呋辛 0.25g，每日 1～2 次。围手术期用抗生素头孢曲松 2.0g 静脉滴注，每日 1 次。有皮肤破损者术后肌内注射破伤风抗毒素 1 500U。一般较小的血肿需 1～2 周，巨大的血肿吸收时间较长可达 4～6 周。适当的加压包扎可阻止血肿扩大。对广泛性巨大血肿亦可对血肿进行穿刺抽吸并加压包扎，包扎应切实可靠，时间不短于 3d，酌情予以抗生素防治感染。对小儿及年老体弱的患者，注意防治贫血和休克，必要时予以输血。

2. 头皮挫裂伤　应尽早清创缝合，细致探查伤口，彻底清除头发、泥土、玻璃等异物，剪除破碎失活的头皮组织。探查时如发现脑脊液或脑组织溢出，即应严格按开放性颅脑创伤处理。由于头皮组织血运丰富，清创缝合时间可放宽至 24 小时内。对伴有头皮损伤而缝合困难的患者，应根据缺损的大小、形状分别处理。一般通过潜行分离伤口两侧帽状腱膜下层使之松解后，即可闭合伤口；对有较大缺损的伤口，利用"S、Z、Y"等形状切口，亦可使伤口闭合；若缺损过大，可采用转移皮瓣进行闭合。涉及额面部的伤口，应使用小缝针，4～6 个"零"的缝线，运用美容、外科缝合技术，以期达到美观的目的。常规应用 TAT，给予抗生素防止感染。酌情予以止痛、镇静等对症处理。

3. 头皮撕脱伤　随着现代社会的发展，头皮撕脱伤已很少见，但一旦发生，则早期的急救措施，包括止血、抗休克、镇静止痛等处理，尤为重要。患者情况稳定后，尽早对伤口清创，并闭合创面是治疗的关键。对撕脱的皮瓣，应尽力采用显微外科技术吻合小血管，至少包括 1 支小动脉和 1 支小静脉，使皮瓣成活，达到最佳治疗效果。若无吻合条件，可将撕脱之皮瓣制成中厚皮片植于骨膜上，加压包扎。如皮瓣挫伤破损严重或明显污染而不能利用时，则伤口早期处理后，择期行游离植皮闭合创面。在上述措施无效或伤口暴露时间过长的情况下，可在颅骨上多处钻孔，待肉芽长出后植皮。治疗中应注意观察皮瓣或皮片的状况并及时处理。加强抗感染治疗和护理，注意改善患者的一般情况。

四、预后评价

头皮损伤预后与多种因素有关，如年龄、一般情况、损伤类型等。单纯头皮血肿，挫裂伤未感染及无异物残留者能达到一期愈合。若延误清创时间，且头皮挫裂伤严重甚至有缺损感染者则愈合较差。

五、最新进展

头皮因有特殊结构和丰富血供，具有相当自身保护功能，因而损伤后很少感染，较易愈合。须注意有无并发颅骨骨折和颅内损伤，CT 扫描及 X 线切线位摄片尤显重要。在处理上，重要的是对创口和创面的清创术，要求尽早、彻底。对头皮缺损，近来各具特色的带蒂皮瓣移植广泛应用及新材料被采用，大大改善了患者治疗结果。

（钟贤良）

第二节　颅骨骨折

一、概述

颅骨骨折是因暴力作用头颅使颅骨变形超过其弹性限度而产生的颅骨连续性中断。在闭合性颅脑损伤中约占15%，在重型颅脑损伤中约占70%。若暴力强度大、作用面积小，常致颅骨局部变形，产生凹陷骨折，所伴脑损伤也较局限；若暴力强度小而作用面积大，多数发生线形骨折或粉碎性骨折，伴发的脑损伤亦较广泛。颅底复杂的骨结构使得其骨折具有特殊的表现。颅骨骨折治疗的重要性主要在于颅内结构的损伤。

二、诊断思路

1. 病史要点 有头部外伤史。尽可能弄清暴力作用方向、速度和受力范围。

2. 查体要点 颅骨骨折的临床表现主要是受伤部位头皮软组织的外伤表现，以及由骨折造成的血管、脑组织、神经等损伤的表现。根据骨折部位、性质的不同，临床表现也各有特点。

（1）颅盖骨折：骨折部位可出现肿胀、淤血、压痛和头皮血肿等软组织损伤表现。骨折线通过脑膜中动脉沟、矢状窦和横窦时，容易损伤这些血管造成硬膜外血肿，出现急性颅内压增高和神志改变等脑组织受损征象。凹陷性和粉碎性骨折者，则可能产生局部脑受压或脑挫裂伤，出现偏瘫、失语、癫痫发作等脑功能障碍的表现。亦可造成颅内血肿，出现颅高压、意识障碍和各种神经体征。

（2）颅底骨折

1）前颅凹骨折：可有额部软组织损伤的表现。出血进入眶内，可见眼睑和结膜下淤血，即所谓"熊猫眼"或"眼镜征"。骨折线通过额窦或筛窦时，造成鼻出血或脑脊液鼻漏。当气体由破损的鼻旁窦进入颅腔内，则产生外伤性颅内积气。嗅、视神经损伤则有嗅觉丧失，视力下降等表现。

2）中颅凹骨折：常伴有面神经和听神经的损伤，出现周围性面瘫、听力减退、眩晕等。骨折累及蝶骨时，会造成脑脊液鼻漏。岩骨骨折时，脑脊液经中耳和破裂的鼓膜流出，形成脑脊液耳漏。血液或脑脊液亦可经咽鼓管流向口、鼻腔。骨折经过蝶骨损伤颈内动脉，形成颈内动脉-海绵窦瘘时，临床表现为头部或眶部的连续杂音、搏动性突眼、眼球活动受限和视力减退。少数患者因颈内动脉损伤造成致命性出血，大量鲜血自口鼻流出而危及生命。动眼神经、滑车神经、外展神经和三叉神经第一支损伤时，则有瞳孔散大、眼球运动受限、前额部感觉障碍，即"眶上裂综合征"的表现。动眼神经损伤时，应注意和颅内血肿等引起的瞳孔改变相鉴别。

3）后颅凹骨折：可在枕下或乳突部发现皮下淤血（Bathe征），但常出现在数小时或数天后。下咽困难、声音嘶哑则提示后组脑神经损伤。后颅凹骨折常伴脑干损伤而致病情严重。

3. 辅助检查

（1）常规检查

1）CT扫描：不仅可了解骨折情况，还可了解脑损伤及出血状况。

2）头颅X线片：判断骨折线走向及骨折范围。

3）MRI扫描：可明确脑干及脊髓处的损伤。

（2）实验室检查：收集耳鼻流液的常规检查，细胞计数及糖、蛋白、氯化物定量判断是否符合脑脊液，是否伴有颅内感染。

4. 诊断标准 颅骨骨折分类诊断。

（1）颅盖骨折：以顶骨、额骨居多，枕骨、颞骨次之。

1）线形骨折：注意有无并发脑损伤及颅内出血表现。

2）凹陷骨折：常见于额顶部，幼儿多见，重点要了解凹陷范围及深度。

3）粉碎骨折：注意骨折片的分布，脑损伤的程度。

（2）颅底骨折：诊断主要依靠临床表现，X线平片难以显示颅底骨折，CT扫描利用颅底重建，对诊断有重要价值。

1）前颅窝底骨折：骨折线经过眶板、筛板、蝶骨平台等处。以"熊猫眼征"及脑脊液鼻漏多见，可伴嗅觉及视觉障碍。

2）中颅窝底骨折：骨折线常经过颞骨岩部、蝶骨翼等。多见有脑脊液耳漏，耳后皮肤瘀斑及动眼、滑车、三叉、外展、面、耳蜗前庭神经损伤。

3) 后颅窝底骨折：骨折线常经过颞骨岩部、乳突部、枕骨等处。多见乳突部瘀斑及后组脑神经损伤表现。

另外，按骨折处头皮或硬脑膜是否破损分为闭合性与开放性骨折。

三、治疗措施

主要对因骨折造成的脑膜、脑、脑神经、血管损伤进行治疗。

1. 一般治疗 单纯线形骨折只需对症治疗，无需特殊处理，密切观察病情变化，及时复查 CT 排除颅内血肿。颅底骨折本身无需特殊手术处理，应平卧头高位，避免擤鼻，促其自愈，切忌填塞鼻腔、外耳，保持清洁。

2. 药物治疗 重点对开放性骨折应用抗生素，选择广谱及抗厌氧菌抗生素，足量、足够长时间。另外选择抗癫痫药物治疗，如苯妥英钠 0.1g，每日 3 次，口服。

3. 手术治疗

（1）手术指征：①凹陷骨折深度超过 1cm；凹陷处有脑功能区，出现偏瘫、癫痫；凹陷面积大，致颅内压增高。②开放性粉碎凹陷骨折。③颅底骨折患者视力进行性下降；经非手术治疗 1 个月以上仍有脑脊液漏或反复发生颅内感染的患者。

（2）术前准备：头颅摄片了解骨折程度，配血做好输血准备。

（3）手术方式：在全身麻醉下行凹陷骨折撬起复位。若骨折呈粉碎凹陷，刺入脑膜，则尽可能摘除碎骨片，探查硬膜下及脑组织，清除血肿及异物，严格止血，修补硬膜。对刺入矢状窦及脑深部的碎骨片，若无充分准备，不可勉强摘除。颅底骨折行经额视神经管减压术，行经额、鼻蝶、枕部硬膜外或硬膜下施行脑脊液漏修补等手术。

四、预后评价

颅骨骨折的预后主要与骨折部位是否为开放伤有关。单纯线形骨折及简单凹陷骨折无需手术或单纯颅底骨折预后较好。若有骨缺损较大或伴有骨感染患者预后较差。对骨缺损较大者可行二期颅骨成形术。

五、最新进展

颅骨骨折较为常见。颅骨骨折的重要性不在于骨折本身，而在于骨折造成颅内重要结构的损伤。除少数开放性、凹陷、粉碎性骨折需手术治疗外，大部分骨折患者无需特殊治疗。颅底骨折患者伴脑脊液漏和气颅时，预防感染十分重要。

（钟贤良）

第三节 脑震荡

一、概述

脑震荡为轻度颅脑损伤引起的一组综合征。特征是伤后短暂意识障碍，醒后伴发逆行性遗忘。近来研究发现脑震荡患者在脑细胞形态、传导功能及代谢、脑血流方面有改变，它不是单纯的短暂脑功能性障碍。

二、诊断思路

1. 病史要点 有明确外伤史。伤后短暂意识障碍，时间大多不超过 30 分钟。其间可出现面色苍白、呼吸浅、脉搏弱，有头痛、头晕、恶心、呕吐、畏光、耳鸣、失眠、乏力等症状。有逆行性遗忘，患者清醒后不能回忆起受伤经过。

2. 查体要点 一般无神经系统阳性定位体征。
3. 辅助检查 CT扫描显示颅内无脑实质和脑室、脑池结构改变。
4. 诊断标准 主要以外伤史、伤后短暂意识丧失、逆行性遗忘、无神经系统阳性定位体征为主要临床表现。轻度脑挫伤与本病临床表现相近，但CT上常有点片出血及脑水肿带，腰穿压力增高，脑脊液可见红细胞。

三、治疗措施

1. 一般治疗 卧床休息3～5d，注意观察意识状况及头痛等症状改变，减少外界刺激，减少脑力活动。
2. 药物治疗 镇痛可用罗通定口服，10mg每日3次；镇静可选安定（地西泮）每次5mg口服；改善记忆力可用思尔明10mg，每日2次，口服。
3. 高压氧治疗 有条件时可进行高压氧治疗，全面改善身体不适症状，提高生活质量。

四、预后评价

脑震荡是脑损伤中最轻的一类。大多数患者经积极的休息、心理疏导、相应的药物治疗2～3周后逐渐恢复正常，预后较好。影响预后的主要因素有：年龄、性别、性格、知识层次和周围环境。

五、最新进展

脑震荡不是一个简单的短暂性脑功能紊乱，它存在病理性、脑代谢性异常改变，临床表现多样化。治疗上采用积极态度缓解精神紧张及畏病心理，选用相应药物治疗，大多可取得良好治疗效果，少数患者因精神因素或迟发损害可使其症状长期存在或反复出现而影响预后。

（胡 栋）

第四节 脑挫裂伤

一、概述

脑组织受暴力打击在颅腔内滑动、碰撞、变形或剪性力所引起的脑挫伤和脑裂伤，统称为脑挫裂伤。多发生在受力部位和对冲部位。损伤灶可见脑组织碎裂、坏死、水肿、出血。颅内高压、低血压和低氧血症可加重脑损害。3周后出血吸收、水肿消退、脑组织软化，出现胶质瘢痕及脑膜脑瘢痕灶。脑挫伤分轻、中、重和特重型，损伤越重，抢救和治疗不及时、不规范，致残率和病死率越高。

二、诊断思路

1. 病史要点 有头部直接或间接外伤史。伤后即昏迷，持续时间长短不一，一般超过30分钟。醒后有头痛、恶心、呕吐。
2. 查体要点
（1）意识障碍明显、持续时间较长：患者伤后昏迷比较深，持续时间短者数小时或数日，长者数周至数月，有的为持续性昏迷或植物生存，个别昏迷数年直至死亡。
（2）有明显的神经损伤后定位体征：由于脑组织的破坏、出血、缺氧等损害不同部位（除某些"哑区"外），脑挫裂伤后常立即出现与损伤的部位和程度相应的体征。常见的有瞳孔散大、单瘫、偏瘫、情感障碍、失语、偏盲、局灶性癫痫、感觉障碍、一侧或两侧锥体束征等。
（3）颅内压增高症状：轻度局灶性脑挫裂伤患者颅内压变化不大，严重者发生明显脑水肿、脑肿胀等，颅内压随之增高，出现剧烈头痛和喷射性呕吐，伴有血压升高，脉搏洪大而慢，如治疗不力最终导致脑疝而死亡。

（4）生命体征变化常较明显：可出现高热或低温、循环与呼吸功能障碍、血压的波动，其中以脑干损伤或下丘脑损伤时最为突出。单纯闭合性脑损伤时患者很少发生休克，但如并发多发与多处创伤或闭合性脑损伤有头皮、颅骨或矢状窦、横窦伤引起大量外出血，以及脑干伤特别是脑干内有出血的患者易发生休克。

（5）脑膜刺激症状：脑挫裂伤常并发外伤性蛛网膜下隙出血，过多的红细胞及其破坏后形成的胆色素混杂在脑脊液内引起化学性刺激，造成患者头痛加重、恶心、呕吐、颈项强直及克氏征阳性等。

（6）癫痫：在伤后短时间即可发生，多见于儿童，常表现为大发作或局限性发作两种。可发生在伤后数小时内，也可发生在伤后 1~2 日内，晚期出现的癫痫，多由于脑损伤部位形成瘢痕的原因。

3. 辅助检查

（1）常规检查

1）CT 扫描：可清楚脑挫裂伤灶部位、程度及出血、水肿情况，还可通过颅内结构改变来判断颅内压是否增高。CT 复查还可发现某些迟发性改变。

2）颅骨平片：不仅了解骨折状况，还可推断颅内伤情。

3）MRI：作为对 CT 检查的补充。对微小病灶、早期缺血及小血肿演变的显示有其优势。

（2）其他检查

1）腰椎穿刺：了解颅内压及可行脑脊液检验，并可适当引流血性脑脊液。颅内压增高者，谨慎选择。

2）脑电生理检查：脑电图及诱发电位监测可用于判断脑损伤程度及预后。

3）颅内压监测：用于评估脑挫裂伤程度，提示有无继发性损伤出现，并指导治疗。

4）血、脑脊液生化检查：血糖及垂体激素测定可用于预后判断。

4. 诊断标准 根据外伤患者意识改变、有神经系统阳性定位体征结合头部影像学检查可作出定性、定位诊断。

（1）按伤情重分型

1）轻型：指单纯性脑震荡伴有或无颅骨骨折。

2）中型：轻度脑挫裂伤伴有或无颅骨骨折及蛛网膜下隙出血，无脑受压。

3）重型：广泛颅骨骨折，广泛脑挫裂伤及脑干损伤或颅内出血。

4）特重型：重型中更急更重者。

（2）按 GCS 评分分型

1）轻型：13~15 分，伤后昏迷 30 分钟以内。

2）中型：9~12 分，伤后昏迷 30 分钟至 6 小时。

3）重型：3~8 分，伤后昏迷 6 小时以上或在伤后 24 小时内意识恶化再次昏迷 6 小时以上。其中 3~5 分为特重型。

（3）鉴别诊断

1）脑震荡：昏迷时间较短，常在 30 分钟内，CT 检查阴性，腰穿无血性脑脊液。

2）颅内血肿：意识障碍逐渐加重，常有定位体征。CT 及 MRI 可明确判断出血状况。

三、治疗措施

轻、中型患者尽可能选择非手术治疗，保留残存脑功能，重型患者适合手术的应尽早、尽快手术，以挽救生命。

1. 一般治疗

（1）侧卧、床头抬高 15°~30°，加强生命体征监测。

（2）保持呼吸道通畅，昏迷深或气道分泌物多、口咽积血者宜气管切开、吸氧、抽痰。

2. 药物治疗 补液量适当，不可过多过快补糖。防消化道应激性溃疡，常用质子泵抑制剂奥美拉唑（洛赛克）40mg 静脉滴注，每日两次。躁动、高热、抽搐判明原因，予以镇静冬眠低温治疗。可予复方冬眠合剂50~100mg肌内注射，每日2~3次。降颅内高压，常用20%甘露醇每次1.0~2.0g/kg，快速静脉滴注，每日2~4次，长期使用或老年患者注意肾功能改变；速尿（呋塞米）每次0.5~2.0mg/kg，肌内注射，每日2~4次，可与甘露醇交替使用，需注意血电解质变化；地塞米松10~15mg静脉滴注，每日1~2次，3d后减量，1周后停药；人血白蛋白10g，静脉滴注，每日1~2次。防止脑血管痉挛，常用尼莫地平10mg静脉滴注，每日1~2次，10d为一疗程。应用改善脑代谢及神经营养药，常用胞磷胆碱、活血素、神经节苷脂等。改善微循环，适当采用抗凝药、血稀释及提高血压等方法。

3. 手术治疗

（1）手术指征：①意识障碍逐渐加重，出现脑疝危象。②脑挫裂伤严重，经降颅压药物治疗无效，颅内压监护压力超过30mmHg。③继发颅内出血，量在40mL以上，占位效应明显。

（2）手术方式：开颅清除碎裂失活脑组织，清除血肿，放置引流，或行去骨瓣减压，颞肌下减压术。

（3）术后处理：须监测生命体征及颅内压，有可能时应定期复查CT。

四、预后评价

重型脑损伤死亡率一般在17.6%~41.7%，轻、中型脑挫裂伤死亡较少。脑挫裂伤的预后与多种因素有关，如年龄、有无并发症及休克、继发性损伤轻重、诊治是否及时及并发症的处理等。经积极正确的治疗，目前重型脑挫裂伤死亡率已降至15%~25%，同时致残率也大大下降。

Jenneith和Bond于1975年提出伤后半年至1年患者恢复情况分级作为评价效果标准被普遍采用，即格拉斯哥结果分级（GOS），见表3-1。

表3-1 脑挫裂伤格拉斯哥结果分级

级别	描述
Ⅰ级	死亡
Ⅱ级	植物生存，长期昏迷，呈去皮质强直状态
Ⅲ级	重残，需他人照顾
Ⅳ级	中残，生活能自理
Ⅴ级	良好，成人能工作、学习

五、最新进展

脑挫裂伤治疗主要是打断脑损伤后继发性病理改变导致的脑缺血、缺氧、颅内压增高及脑疝的恶性循环。首先给每个患者做出伤情评估，选择完整监护治疗措施，尤其是颅内压监护和CT扫描动态监测。轻、中型患者尽可能选择非手术治疗，保留残存脑功能，重型患者适合手术的，应尽早、尽快手术挽救生命，并尽可能细致手术，减少术后脑膨出和癫痫的发生机会，标准大骨瓣减压也重新被认同。近来亚低温（28~35℃）越来越广泛地被用于治疗重型脑损伤，提高了抢救成功率，但注意治疗时间窗（伤后越早越好）和降温、复温过程（镇静剂、肌松剂、呼吸机配合）细节处理。同时，强调正确使用激素、脑保护剂、脱水剂、钙拮抗剂。

病情监测和预后评估目前有以下几项客观指标：

1. GCS法 该方法简单易行。GCS积分越低，预后越差。入院后3dGCS积分递降至3分者，均告不治。

2. 颅内压监测 若经治疗后颅内压仍大于40mmHg，预后不佳，死亡率和病残率明显增高。

3. 诱发电位监测 常用体感诱发电位（SEP）、视觉诱发电位（VEP）、听觉诱发电位（AEP），若AEP和SEP正常，VEP消失，反映大脑半球功能障碍。若AEP、SEP和VEP均消失，表明全脑功能障碍，用该法估计严重脑损伤后精确度达80%以上。

4. 心肺功能监测 一旦出现心功能衰竭和呼吸功能衰竭，预后极差。

5. CT 扫描　动态观察不仅可发现迟发性病变，也可客观判定疗效。若发现脑池消失，中线结构移位＞9mm，提示有脑弥漫性损害，约 70% 以上患者预后不良。

6. 血及脑脊液中的活性物质测定　如垂体激素、内皮素测定也有助于预后判断。

（胡　栋）

第五节　弥漫性轴索损伤

弥漫性轴索损伤（diffuse axonal injury，DAI）是近年来才被认识的一种原发性脑损伤，过去通常把它看成是弥漫性脑挫裂伤或脑干损伤。在 CT 与 MRI 问世以前，DAI 仅是病理学家在颅脑损伤病理解剖时发现的一种病理变化，很难做到临床诊断。该损伤有自身特点，不同于一般局限性脑损伤，下面作一介绍。

一、病因

临床多见于交通事故伤、坠落伤、有回转加速暴力病史，颜面部骨折多见。由于脑外伤后脑组织本身加速、减速程度上的差异而产生的力偶作用，造成广泛白质的损伤与变性等。

二、病理生理

主要损伤脑的中轴及其邻近结构，如脑干、胼胝体、基底核区及第三脑室周围。组织学变化为脑白质纤维广泛损害。轻者轴膜折损，轴浆流动中断，轴索水肿；重度轴索断裂，其后轴索回缩呈球状，这个过程至少需 12~16 小时。损伤早期，轴索近端出现小芽呈现再生现象，损伤后期如无细胞架断裂，部分神经功能可能恢复。轻度的轴索损伤可表现为仅仅是功能上的改变，而重度的轴索损伤则有严重的临床症状，预后不良。

三、临床表现

轻度弥漫性轴索损伤的临床表现与脑震荡相似，故目前有些学者已将脑震荡归类于弥漫性脑损伤。严重弥漫性轴索损伤的患者伤后立即出现意识障碍，昏迷时间超过 24 小时，严重时一直昏迷至植物状态。有学者将 DAI 分为高颅压型和非高颅压型，后者又分为脑干损伤型和大脑损伤型。高颅压型往往并发有局灶型脑损伤，常伴有弥漫性脑肿胀，病情发展快。常出现一侧或双侧瞳孔散大。脑干损伤型除昏迷外以瞳孔变化、双侧肌张力增高、病理反射阳性、呼吸不规则、患者呈去皮质状态为多见。大脑损伤型除昏迷外，多无占位效应，无颅内压增高。

四、诊断

DAI 的确定诊断只能依靠组织学检查，但由于 CT 和 MRI 的普遍应用为临床诊断提供了影像学依据，诊断主要依赖于病史、临床表现与辅助检查，标准如下：①头部外伤后立即昏迷，GCS＞8 分，且昏迷时间逾 6 小时，伤后无中间清醒期。②伤后 CT 检查表现为大脑半球皮质和髓质交界处，基底核内囊区域，胼胝体、脑干或小脑有一个或多个直径≤2cm 的出血灶，或为脑室内出血及急性弥漫性脑肿胀，但中线结构移位不明显，多小于 2mm。

五、早期处理

和严重脑挫裂伤患者类似，如有条件尽可能在急诊 ICU 内进行抢救。在条件允许情况下尽快行头颅 CT 检查，以明确诊断。

六、治疗

目前虽然 DAI 没有特定治疗方法，但积极的综合性治疗可减少轴索的损伤范围和程度，避免出现继发性脑损伤和并发症。在治疗上应注意以下几个方面：①密切观察病情，对生命体征及神经系统体征进行动态观察。②保持呼吸道通畅，早期做气管切开，使 $PaCO_2$ 维持于 30mmHg，PaO_2 不低于 80mmHg。③药物治疗，常规应用止血剂、抗生素、维生素 C、维生素 B、能量合剂及神经细胞代谢药物。适当补充水和电解质，防止发生紊乱。④降低颅内压，甘露醇的应用与激素疗法。⑤降低肌张力，控制脑干损伤症状和癫痫发作。⑥积极的营养支持。⑦降温治疗，伤后早期使用亚低温（33～35℃）头部降温。⑧早期高压氧治疗。⑨并发症处理，如感染、呼吸功能衰竭、急性肾功能衰竭、应激性溃疡。⑩手术治疗，对于伴有颅内血肿或出现脑疝者应手术清除血肿并去骨瓣减压。

（胡　栋）

第六节　外伤性颅内血肿

外伤性颅内血肿在闭合性颅脑损伤中发生率占闭合性颅脑损伤 10% 左右，占重型颅脑损伤 40%～50%。颅内血肿的发生可导致局部颅内压明显升高，进行性压迫和推移脑组织，若没能及时抢救，最终将形成脑疝，危及伤员生命。

一、临床分类

颅内血肿可以分别按解剖部位和时间进行分类，不同分类具有相应的临床意义。

（1）按血肿出现的时间分类：①特急性血肿症状在伤后 3h 内出现。②急性血肿在 3d 内出现症状者。③亚急性血肿症状在伤后 4d 到 3 周内出现症状者。④慢性血肿伤后 3 周以上出现症状者。⑤迟发性血肿是指伤后初次行 CT 检查无颅内血肿迹象，当病情复发后再次 CT 复查才发现的血肿。

（2）按血肿所在的解剖部位分类：①硬膜外血肿：血肿位于硬脑膜和颅骨内板之间，出血源一般为硬脑膜膜血管。②硬膜下血肿：血肿位于硬膜下间隙，出血多来自脑表面静脉。③脑内血肿：血肿位于脑实质内。

二、临床特点

1. 头痛、头晕、恶心、呕吐等一般症状　如有颅内血肿或重度脑挫裂伤，则头痛剧烈、呕吐频繁。颅脑损伤后均可出现上述一般症状，但若有颅内出血，上述症状将明显加重，常表现为剧烈头痛和呕吐，并随之可能出现意识障碍。但在慢性血肿，一般上述症状不明显。

2. 意识障碍　是颅脑损伤后最应密切观察的临床表现，对早期发现颅内血肿具有重要价值。颅脑损伤之后，出现颅内血肿，伤员意识障碍，可有 3 种不同表现形式。

（1）中间清醒期型：在伤后立即出现意识障碍，称原发性昏迷。原发性昏迷的时间和程度，取决于原发性脑损伤的轻重。一般短者可数分钟或十几分钟，长者可达数小时或数天，甚至终生植物生存。原发性昏迷可以逐渐好转，甚至完全清醒。继而因有颅内血肿形成，使受压再次引起意识障碍，或原有意识状况恶化，呈进行性加重，称为继发性昏迷。这种意识变化过程可概括为"伤后原发性昏迷 - 中间意识好转或清醒 - 继发性昏迷" 3 个阶段。这一临床经过是颅内血肿的典型表现之一。继发性昏迷发生的早迟，取决于血肿形成的快慢。中间意识好转期的长短，取决于原发性脑损伤的轻重和血肿形成的速度。

（2）原发性脑损伤轻微，伤时可以没有昏迷，随后逐渐出现意识障碍，即只出现继发性昏迷，此种情况虽然缺少原发性昏迷阶段，亦与上述典型临床经过具有同等意义。

（3）原发性脑损伤严重，而血肿形成速度快者，在原发性昏迷尚未好转前，血肿压迫造成的继发性昏迷已经产生，两者可互相衔接，表现为持续性昏迷并进行性加重，而无中间清醒期出现。

3. 局灶症状　在功能区的原发性颅脑损伤可立即产生局灶性症状，如偏瘫、单瘫、各种类型的失语等。但伤后，若出现新的神经功能障碍或原有功能障碍加重，均提示有颅内血肿发生的可能。不同部位血肿可产生不同的局部症状，如额叶血肿可产生失语、偏瘫、癫痫，顶叶血肿可出现对侧半身感觉障碍，颅后窝血肿可出现小脑症状和延髓功能障碍等。

4. 生命体征的变化　与颅内出血导致颅内压升高，造成脑组织受压有关，可表现为血压升高，呼吸和脉搏减慢，若脑干受累，呼吸、循环紊乱进一步加重，表现为呼吸、脉搏浅弱，节律紊乱，血压下降，最后呼吸循环功能完全衰竭。

5. 脑疝症状　颅内血肿导致颅内压升高，到一定程度将发生脑疝，幕上血肿导致天幕裂孔疝，幕下血肿将引起枕骨大孔疝。天幕裂孔疝的主要表现有昏迷，患侧瞳孔散大、光反应消失，对侧肢体偏瘫，还可伴有生命指标的改变。幕下血肿造成的枕骨大孔疝将引起脑脊液循环障碍导致急性颅内压升高，延髓受压，导致去大脑强直和急性呼吸、循环功能障碍而死亡。

三、影像学检查

CT扫描是诊断颅内血肿特别是急性血肿的主要手段，它可以较清楚地显示血肿的形态、大小、部位。不同血肿在CT图像上均有其不同的形态特点，因此3种血肿在CT上可以较容易鉴别。

（1）急性血肿在CT上呈高密度影，硬膜外血肿形态为梭形，硬膜下血肿为月牙形，脑内血肿为位于脑实质内类圆形或不规则形高密度影。慢性血肿在CT上的形态与急性血肿可能类似，但往往表现为等密度或低密度影。

（2）MRI可以更清楚地显示颅内慢性血肿，在MRI上，慢性为高密度影。

（3）X线颅骨平片可显示颅骨骨折线的走行和其与脑膜血管的关系，从而提示血肿可能的发生部位、类型和出血来源。如骨折线经过脑膜中动脉主干或分支，或经过矢状窦、横窦时，一般以产生硬膜外血肿可能性大，较深凹陷骨折，即可造成硬膜外血肿，又可导致硬膜下和脑内血肿。

四、诊断要点

1. 颅内压增高症状

（1）头痛、恶心、呕吐，如有颅内血肿或重度脑挫伤，则头痛剧烈，呕吐频繁。

（2）血压升高，脉搏和呼吸减慢（Cushing综合征）。

（3）意识障碍：意识障碍出现的时间对于判断损伤的轻重及颅内血肿的类型有重要意义。临床上可为清醒→浅昏迷→深昏迷，亦可为昏迷→清醒→昏迷，后者称为"中间清醒期"。中间清醒期的长短与颅内损伤的血管的大小、出血的速度有密切关系。

2. 脑疝症状　幕上血肿引起小脑幕裂孔疝，在意识变化的同时产生下列瞳孔变化，开始患者意识为烦躁，继嗜睡，此时患侧瞳孔缩小；随之脑疝加重，患者处于浅昏迷状态，患侧瞳孔开始散大，对光反应迟钝至消失；当脑疝进一步发展时，患侧瞳孔明显散大，对光反射迟钝甚至消失；同时对侧瞳孔开始散大，对光反应迟钝；当脑疝进入晚期时，患者深昏迷，双侧瞳孔散大，对光反应消失，还可出现病理性呼吸，并很快出现呼吸心跳停止。

3. 颅内血肿的定位诊断依据

（1）认真检查外伤时头部着力点，对判断血肿发生部位有意义，一般血肿即可发生于着力点又可发生于对冲部位。因颅骨的解剖特点，对冲部位血肿发生有一定规律，枕部或枕顶着力，血肿好发部位为额极部位；颞部着力，血肿好发部位为对侧颞部；额部着力一般不产生对冲部位血肿。

（2）某些局灶症状可提示血肿部位，如患者出现失语，提示血肿位于优势半球；如出现偏瘫，提示血肿可能位于其对侧大脑半球的额后或顶部。

（3）发生脑疝时，血肿位于瞳孔散大侧。

五、鉴别诊断

主要与原发性颅脑损伤，如脑挫裂伤、脑干损伤等进行鉴别。鉴别主要依据临床表现和辅助检查。临床表现中，以对意识状态的观察最为重要，一般原发性颅脑损伤，特别是原发性脑干损伤造成的原发昏迷深重，持续时间较长，而继发性颅脑损伤，原发性昏迷一般较浅，可出现昏迷→清醒→再昏迷的过程，或呈原发昏迷逐渐加重。其次二者间瞳孔和肢体活动障碍出现的时间和特点也有所不同。辅助检查应首选 CT，此手段方便、实用，并且很普及；若使用 CT 鉴别有困难时，可行 MRI 检查，因其分辨率高，可更清楚地显示脑干或其他部位较小的挫裂伤或出血灶及弥漫性轴索损伤。

有时须与急性脑血管意外、复合伤所致的脂肪栓塞及肿瘤卒中相鉴别，通过详细询问病史和影像学检查一般鉴别不难，此处不再赘述。

六、治疗方法

（1）外科手术是颅内血肿的主要治疗手段，但对血肿量较小，并且临床症状稳定的病例可通过密切的临床观察和 CT 复查监测进行保守治疗。一旦临床症状恶化或 CT 显示血肿增大应尽早行改用外科手术治疗。

（2）幕上急性血肿量 >30mL，幕下血肿量 >10mL，中线移位 >1cm，患者出现进行性颅内高压症状时，绝大多数均需手术治疗。骨瓣开颅血肿清除是外科治疗急性颅内血肿的主要方法，特别是当患者出现昏迷、一侧瞳孔散大的脑疝症状时，应在快速给予脱水药物的同时迅速进行开颅手术清除血肿，若 CT 显示为单纯硬膜外或硬膜下血肿，情况十分危急时，也可在急诊就地行颅骨钻孔放出血肿的液体部分，使脑受压得到快速缓解，然后进手术室进行骨瓣开颅清除血肿。

（3）血肿清除后，骨瓣是否保留主要取决于术前病情的严重程度，若患者术前已出现脑疝，术后脑组织可能出现明显水肿，应去除骨瓣，硬膜行减张缝合，防止术后水肿对脑组织造成压迫。另外，若术中见脑组织挫裂伤和水肿明显也应去掉骨瓣。

（4）慢性血肿液化较好，一般通过钻孔冲洗即可治愈。

（一）硬脑膜外血肿

1. 概述　硬膜外血肿是出血聚集于颅骨内板与硬脑膜外腔内，好发于幕上大脑凸面。此类血肿发生率占闭合性颅脑损伤的 2%~3%，占颅内血肿的 30%~40%，因血肿聚集硬膜外腔，不伴有原发脑损伤，若能及时发现和治疗，一般预后较佳。婴幼儿的血管沟浅，骨折时一般不易损伤硬膜血管，因此硬膜外血肿发生率明显比成人低。硬脑膜外血肿以急性为最多，占 85%~86%，其次为亚急性，占 10%~12%，慢性最为少见，仅占 3% 左右。

2. 病因病理　硬膜外血肿出血来源多见于颅骨骨折引起脑膜血管断裂最为常见，其次为静脉窦和颅骨板障静脉。硬脑膜动脉出血以脑膜中动脉主干及分支常见，所以硬膜外血肿常发生在颞顶部，偶为脑膜前动脉损伤所致。硬脑膜中动脉特别是其主干出血所致的血肿，发病过程往往很急，血肿量大，更易于短时间内形成脑疝。出血的静脉窦包括上矢状窦、横窦和乙状窦，静脉窦缺少平滑肌层，破裂后不能收缩，容易造成猛烈出血，并可形成跨矢状窦或跨横窦巨大血肿。临床上颅骨骨折导致的板障静脉出血一般较缓，出血量有限，不易形成大血肿。硬膜外血肿一般发生于着力点或骨折处，病情轻重取决于出血量、出血速度和部位。一般血肿量越大，病情越重；血肿量相近，出血速度快，颅内压代偿能力得不到发挥，患者可迅速出现昏迷脑疝；与幕上相比，由于颅后窝容积小，对血肿量的耐受也更小，因此，一旦血肿累及颅后窝；手术更应积极。血肿一般于 1 周以后开始机化，可液化并逐渐吸收。

3. 临床特点　硬膜外血肿的临床表现与出血部位、血肿量大小和出血速度有关，即具有一般颅内血肿的临床表现，又有其本身的临床特点。

（1）意识障碍：硬膜外血肿常具有典型的中间清醒期或继发昏迷，但相对于硬膜下或脑内血肿，其原发昏迷通常较轻，甚至可缺如，伤后持续昏迷者少。但脑膜中动脉主干出血，中间清醒期可很短或不明显，患者伤后可迅速进入昏迷。

（2）血肿：血肿一般由外力直接作用引起，常并发骨折，出血一般位于打击点同侧，检查头皮可见局部头皮血肿或裂伤，血肿位置或损伤的血管常与颅骨骨折部位一致。

（3）颅内压增高：随血肿增大患者可出现典型颅内压增高症状，表现为头痛、呕吐和眼底视盘水肿，并出现意识障碍和 Cushing's 反应。

（4）局灶症状：硬膜外血肿所致的局灶症状为继发性，是血肿压迫功能区的结果，以血肿对侧偏瘫、中枢性面瘫和失语为多见，手术清除血肿后，功能障碍一般可以得到较好恢复。

（5）预后：除并发脑挫裂伤或脑干损伤，一般单纯硬膜外血肿如能早期诊断，正确治疗，绝大多数可取得较好预后，并多能恢复正常生活和工作。

4. 影像学检查

（1）X线光平片可见累及颅骨脑膜血管沟的线状骨折。

（2）CT扫描可以直观显示硬膜外血肿的形态、大小和位置，硬膜外血肿CT扫描，可见血肿呈梭形，是诊断硬膜外血肿的可靠方法，一般血肿在脑表面呈双凸透镜形的高密度影。

（3）MRI对显示亚急性和慢性硬膜外血肿，MRI比CT更清楚。

5. 诊断要点

（1）由于原发性脑损伤轻，原发昏迷时间短。

（2）局部软组织挫伤肿胀严重。

（3）在中间清醒期后阶段，常出现严重的颅高压的表现，且进展很快。急性硬膜外血肿的诊断应重点突出一个"早"字，因绝大多数硬膜外血肿患者若能做到早期诊断及时治疗均能获得满意疗效，如患者进入深度昏迷，特别是出现瞳孔散大等脑疝症状时，患者不仅术后恢复时间要明显延长，甚至可能导致植物生存和死亡。对于无原发昏迷或有明显中间清醒期的硬膜外血肿患者，应尽可能在继发昏迷或二次昏迷到来前或于昏迷早期作出诊断并及时处理。

6. 鉴别诊断 依据病史、临床表现和影像学检查，应与硬膜外血肿与其他类型颅脑损伤，如硬膜下血肿、脑内血肿及原发颅脑损伤鉴别诊断。

7. 治疗方法 急性硬膜外血肿治疗的关键在于尽早施治，一经确诊应尽早进行外科手术，以清除血肿缓解颅内压。对部分小血肿可在严密监测下保守治疗。大多数硬膜外血肿适合骨瓣开颅清除血肿；但对病情危重或出现脑疝的患者，为争取时间和预防术后水肿可行骨窗开颅；没有CT检查条件的地区，应根据病史和体检资料进行钻孔探查骨窗开颅术。保守治疗只适用于神志清楚，CT检查血肿量在30mL以下，中线无明显移位，病情稳定的病例。

（二）硬膜下血肿

硬膜下血肿是指出血积聚于硬膜下腔，是继发性颅内损伤。占闭合性颅脑损伤的5%左右，占全部颅内血肿的40%~50%。根据临床症状出现的时间可分为急性、亚急性和慢性硬膜下血肿，其中急性和慢性均为临床常见类型。根据是否并发脑挫裂伤又可分为单纯性和复合性硬膜下血肿，前者出血一般来自于脑表面的桥静脉，后者可来自于挫伤的脑皮质的动、静脉，出血一般较急，病情发展较快。

1. 急性硬膜下血肿

（1）概述：硬膜下血肿（Subdural hematomas）是指发生在硬脑膜与蛛网膜或脑皮质之间的血肿，一般占颅内血肿的35%~40%。急性硬膜下血肿是指伤后3d内出现的血肿，多伴有严重的脑挫伤，故其症状与脑挫伤基本相似。在硬膜下血肿中占70%左右。此类血肿常伴有脑挫裂伤和脑水肿，脑皮质小的动脉出血并不少见，因此发病过程往往较急。

（2）损伤机制与病理：加速或减速损伤均可引起急性硬膜下血肿，在加速损伤，血肿一般发生于着力点侧。在减速损伤血肿即可发生于着力点处，又可发生于其对冲部位，与对冲侧相比，着力点侧复合硬膜下血肿的发生率更高。一般以枕部或一侧颞部着力造成对侧额底、额极、颞底和颞极部脑挫裂伤和硬膜下血肿为多见。而额、颞极部着力血肿一般仅发生于着力点处。

硬膜下血肿的出血来源：

1）复合硬膜下血肿：出血一般来自脑挫裂伤灶破裂的动静脉，多为脑皮质表面小的动静脉或毛细血管，血肿发生部位往往与脑挫裂伤部位一致，以额、颞部多见。有时硬膜下血肿可与脑内血肿融合一起。临床上此类血肿出血量可能不大，但因同时伴有脑挫裂伤和脑水肿，颅压增高症状常较明显。

2）单纯硬膜下出血：来源多为静脉窦或静脉窦旁桥静脉撕裂破坏引起，血肿广泛覆盖于大脑半球凸面，出血量常较大。

（3）临床特点：急性硬膜下血肿多因脑表面挫伤出血、脑皮质动静脉出血，使血液积聚在硬脑膜皮质之间，多发生于着力点的对称部位，伤情重，发展快，常伴有脑挫裂伤，故临床表现既有与脑挫裂伤相似之处，又有因随后出血所致急剧颅内压增高等颅内血肿的表现特点。

1）意识障碍：急性硬膜下血肿因多伴有脑挫裂伤，所以与硬膜外血肿相比，原发昏迷持续时间往往较长，呈进行性加深，中间清醒期短或不明显。

2）颅内压增高以呕吐、躁动多见，原发昏迷加深，生命体征改变明显。

3）局灶症状伤后早期因脑挫裂伤累及脑功能区，即可出现某些功能障碍，其中以偏瘫、失语多见，随血肿形成已出现的局灶症状不仅将逐渐加重，还可出现新的症状。

4）好发部位：血肿虽可发生于着力点处或附近，更好发于着力点的对冲部位，以额底、额极和颞尖为好发部位。

5）脑疝症状：幕上血肿导致小脑幕切迹疝，主要表现为意识丧失，血肿侧瞳孔散大，对光反射消失和对侧偏瘫等，晚期将出现双瞳孔散大和去大脑强直及生命体征改变，直至呼吸停止。

（4）影像学检查

1）CT扫描：可清楚显示血肿形态、大小和位置，同时还可显示脑挫裂伤范围和严重程度。硬膜下血肿在CT上为位于硬膜下腔月牙形高密度影。

2）颅骨X线片：可显示颅骨骨折情况，但骨折对硬膜下血肿的定位不如硬膜外血肿更有意义。

3）MRI：对显示亚急性、慢性期血肿方面要优于CT，此期红细胞溶解后导致高铁血红蛋白释放，血肿和局灶出血均表现为高信号，而此时在CT上往往为等信号。

4）脑血管造影检查：可显示血肿区为月牙形无血管区。脑超声可显示中线波移位。但后两项检查在CT出现后已较少应用。

（5）诊断要点

1）急性硬膜下血肿：伤后3d之内出现症状。原发损伤较重，持续性昏迷，且逐渐加深，有或无中间清醒期。神经系统检查出现新的定位体征或脑疝症状。CT显示在脑表面有新月形混杂密度或等密度区。

2）硬膜下血肿与硬膜外血肿鉴别要点：①着力点与血肿：硬膜下血肿多发生于着力点对侧，硬膜外血肿好发于同侧。②昏迷特点：与硬膜外血肿相反，硬膜下血肿常伴有脑挫裂伤，所以原发昏迷深，且时间长，中间清醒期短或不明显。③颅骨骨折：硬膜外血肿多伴有骨折，硬膜下血肿相对少。④蛛网膜下隙出血：在硬膜外血肿少见或轻，硬膜下多见。

（6）治疗方法

1）手术治疗：急性硬膜下血肿病情发展多很迅速，CT显示血肿量超过40mL，并伴有中线移位者，可很快进入脑疝期，因此手术必须抓紧时间。手术方法主要包括骨窗或骨瓣开颅术和去骨瓣减压术，前者主要适用于血肿定位明确，水肿和脑挫裂伤不重，反之如脑挫裂伤、脑水肿明显应同时去骨瓣减压。

2）非手术疗法：非手术仅适用于原发损伤轻微，血肿量少未造成严重颅内压增高，临床上见患者神志清楚、病情稳定、生命指标平稳，临床症状逐渐减轻，CT检查血肿量在40mL以下，同时中线无明显移位，反复检查血肿量无增加的病例。

2. 亚急性硬膜下血肿　亚急性硬膜下血肿为伤后3d至3周出现症状者，约占硬膜下血肿的5%，多属静脉性出血引起。原发性脑损伤较轻，病程中可有较为明显的中间意识好转期。与急性血肿相比，出血血管往往较小或为静脉出血。一般脑挫裂伤也较轻，因此可有较明显的中间清醒期。患者可主述头痛，有时有恶心、呕吐，3~4d后上述症状加重，眼底可出现水肿，可出现新的局灶性症状或原局灶症状加重。CT检查血肿影像可与急性硬膜下血肿类似，但有时血肿影变低或为等密度，后者行MRI检查往往可显示更清楚。亚急性硬膜下血肿治疗原则与急性硬膜下血肿类似，但一般以骨瓣开颅者为多，也可行钻孔冲洗引流术，一般恢复也较急性血肿好。

3. 慢性硬膜下血肿

（1）概述：伤后3周以上出现症状者，在硬膜下血肿中约占25%。原发伤较轻，有些患者甚至不能回忆受伤史。血肿往往已形成完整包膜，此类型血肿并不少见，约占颅内血肿的10%，占硬膜下血肿的25%左右，好发于男性老年人。此血肿一般外伤史轻微，起病隐袭，从受伤到发病的时间一般为1~3个月。

(2) 发病机制：慢性硬膜下血肿一般由轻微外伤引起，有的甚至不能回忆起明显的外伤史，偶有与血管或血液系统疾病有关。出血来源可为桥静脉、静脉窦和蛛网膜颗粒或硬膜下水瘤破裂。血肿大多覆盖于大脑半球表面，常涉及额、顶和颞叶。血肿包膜在伤后 5~7d 开始出现，2~3 周基本形成，为黄褐色或灰色的结缔组织包膜，靠蛛网膜侧较薄，硬膜侧厚，显微镜下观察血肿包膜内有较丰富的毛细血管、浆细胞、淋巴细胞和吞噬细胞。血肿形成后会不断扩大，其机制目前尚不十分清楚，曾有几个学说或假设对其进行解释。以前，多认为是血块溶解，血肿腔内的高渗透压导致脑脊液不断由蛛网膜下隙进入血肿腔内的结果，但这种假设已被否认。近年来，有人认为与血肿壁的毛细血管破裂，血浆由毛细血管渗出有关；另外，也与老年人脑萎缩、颅内压降低、静脉张力高和凝血机制障碍等因素有关。

(3) 临床表现

1) 颅高压症状：头痛、恶心、复视、视盘水肿等，继而可出现一口气障碍，乃至昏迷脑疝。

2) 精神症状。部分患者可出现进行性痴呆、淡漠、嗜睡等精神症状。有的有性格和人格改变。

3) 患者多为 50~70 岁以上的老年人，有轻微外伤史，或外伤史不能回忆。

4) 局灶性症状，可出现偏瘫、各种失语和癫痫。

5) 脑脊液蛋白含量高，常呈淡黄色。

(4) 影像学检查

1) CT 检查慢性硬膜下血肿位于硬膜下，沿脑表面分布，形态为月牙形，血肿本身可为等密度或稍高密度或略低密度影，中线结构可有明显移位，但双侧硬膜下血肿因无中线移位，可仅见脑室缩小，有时甚至单纯根据 CT 确诊较为困难。

2) MRI 在显示慢性硬膜下血肿方面明显优于 CT，因血肿内红细胞大量破坏导致含铁血黄素释放，血肿在 MRI 的 T_1 和 T_2 加权上均为清晰高密度影，其形态、范围和边界的显示也更为清楚，包括 CT 诊断困难的双侧血肿，在 MRI 上也可清楚显示。

(5) 诊断要点

1) 慢性硬膜下血肿诊断主要依据其临床表现和影像资料。

2) 对老年患者出现颅内压增高症状，应警惕此病存在的可能，应询问 1~3 个月间是否受过外伤，然后及时行 CT 或 MRI 检查，其确诊一般不难。本病有时须与硬膜下积液和颅内肿瘤进行鉴别，前者也多与外伤有关，临床表现往往与慢性硬膜下血肿类似，也有人认为硬膜下积液是慢性硬膜下血肿的形成原因之一，有时鉴别并不容易，但硬膜下积液一般占位效应不如血肿明显，双侧发生病例也较血肿多见，在 CT 和 MRI 上虽然病变形态与血肿类似，但其内容往往具有典型液体特征，即在 CT 上为低密度，在 MRI 的 T_2 像上为低密度，在 T_2 像上为高密度影。

(6) 治疗方法

1) 非手术疗法：对慢性硬膜下血肿的治疗意见基本趋于一致，除少数无占位效应的小血肿可在密切观察下试用保守治疗外，其余大多数患者均需手术治疗。

2) 手术疗法：①钻孔冲洗术：手术于局部麻醉下施行，可于血肿前、后各钻一个孔，于前孔慢慢置入较软硅胶或尿管，以生理盐水反复冲洗，冲洗液由下孔流出，向不同方向反复进行至冲洗液变清亮为止；也可于顶结节或血肿最厚处钻一孔并稍加扩大，置管反复冲洗，钻孔冲洗效果均较佳，一般一次即可治愈，复发者少。②锥孔冲洗术：与前者相比方法更为简单，但疗效仍有待于观察。

3) 骨瓣开颅适用于血肿液化不佳，血块较多钻孔引流困难者。

(三) 脑内血肿

脑内血肿 (intracerebral hematoma)：是指血肿位于脑实质内，可发生在任何脑叶及脑干部位。出血来源是由于脑受力变形或剪力使脑内部血管撕裂所致。其直径在 3cm 以上，可发生于脑内任何部位，在闭合性颅脑损伤中占 0.5%~1%，约占颅内血肿的 5%，常与脑挫裂伤和硬膜下血肿伴发。一般额、颞叶为好发部位，血肿多数为急性，少数为亚急性。

脑室内出血（inrtaverticular hemorrhage）：其来源有两方面，其一是外伤损伤脉络丛和室管膜导致出血；其二是脑实质内出血破入脑室内，临床表现与出血来源及出血量多少有直接关系，临床上基本亦是脑挫裂伤、颅内高压甚或脑疝形成等表现。

1. 病因和病理　额、颞叶脑内血肿常为对冲性脑挫裂伤所致，枕、顶叶血肿多为直接打击或凹陷骨折所引起。对冲性损伤引起脑内血肿的机制是受伤时脑额叶底、颞叶前部在颅底滑动，与眶顶或蝶骨脊摩擦造成脑挫裂伤引起脑内出血形成。直接打击的冲击伤和造成凹陷骨折引起局部脑挫裂伤均可引起相应区域的脑内血肿。另外，脑深部血管的损伤也可引起脑深部血肿，如脑干和小脑血肿。血肿形成在初期为凝血块，血肿可与挫碎的脑组织混杂一起，血肿周围组织可因受压出现水肿和坏死。一般4~5d后血肿开始液化，变为黑红色陈旧血液。2~3周血肿周围可有包膜形成，随血肿吸收，形成囊性病变，囊内一般存有黄色液体，局部组织可变软，类似脑软化改变。

2. 临床特点　脑内血肿的临床症状和体征依血肿部位和量的多少而定。

（1）意识障碍：多数脑内血肿与脑挫裂伤或硬膜下血肿并存，伤后即可有意识障碍，但随血肿出现，意识障碍要进一步加重。

（2）局部症状：位于额、颞叶的血肿可引起精神、情感和智能等方面的障碍，由于此部位脑内血肿常与脑挫裂伤同时存在，因此，上述症状不应单纯归于血肿压迫所致，血肿会加重上述症状。同样血肿累及重要功能区，可出现偏瘫、失语、偏盲和偏身感觉障碍等，部分患者还可出现癫痫。

（3）颅内压增高、脑局灶性症状、脑疝表现。

3. 影像学检查　CT可显示脑实质内高密度或混杂密度的血肿灶，周围可出现低密度的水肿带，2~4周可变为等密度。

4. 诊断要点　以往对脑内血肿确诊可能较为困难，CT出现后其诊断和鉴别诊断一般不难。

5. 治疗方法

（1）手术治疗：对造成中线结构移位的较大血肿，特别是伴有意识障碍或局灶症状持续加重者应考虑手术清除血肿，根据患者状态决定是否保留骨瓣，如血肿周围存在因挫裂伤所致水肿、坏死、失活的脑组织或硬膜下血肿应一并清除。

（2）非手术疗法：相反对未导致意识障碍的较小的血肿可密切观察病情，暂不考虑手术。基底节或深部血肿破入脑室，特别是伴有脑积水者可采取脑室外引流。

（四）多发性血肿

多发性血肿（muttiple intracranial hematoma）是指颅脑损伤后于颅内不同部位或同一部位发生两个以上同一类型或不同类型的血肿，没有独特的临床表现，与其他颅内血肿相似，只是病情更严重，变化更快。常见多发性血肿有：①脑室内出血。②颅后窝血肿。③脑干血肿。这些积压血肿可以表现在3个方面：①同一部位不同类型的多发血肿，如发生于暴力直接损伤部位，同时有硬膜外血肿、硬膜下血肿和脑内血肿，而在对冲伤部位同时有硬膜下血肿。②不同部位的同一类型的多发血肿，如多发骨折致不同部位硬脑膜血肿，重度对冲致双侧硬脑膜下血肿或脑内血肿。③不同部位的不同类型的多发血肿，如着力点为硬膜外血肿，对冲伤部为硬膜下血肿或脑内血肿。

1. 诊断要点

（1）外伤史。

（2）CT扫描检查能明确诊断。

2. 治疗方法

（1）手术治疗原则：多发性颅内血肿的手术一般原则是，不同部位不同类型的血肿，应先清除一侧硬膜外血肿，然后再清除另一侧硬脑膜下血肿或脑内血肿。

（2）对不同部位同类的血肿，应先清除较大一侧的血肿，然后再清除较小部位的血肿。否则，易发生术中对侧血肿增大，脑膨出，难以完成手术。

（刘文阁）

第七节 急性脑疝

一、概述

颅内某分腔占位性病变或弥漫性脑肿胀，使颅内局部或整体压力增高，形成压强差，造成脑组织移位、嵌顿，导致脑组织、血管及脑神经受压，产生一系列危急的临床综合征，称为脑疝（Brainhernia）。简而言之，脑组织被挤压突入异常部位谓之脑疝。

二、脑疝的分类及命名

颅内硬脑膜间隙及孔道较多，因而脑疝可以发生的部位也较多，目前尚无统一命名。按照颅脑的解剖部位，临床工作中较多见的脑疝有4类。

1. 小脑幕孔疝

（1）小脑幕孔下降疝：最常见，小脑幕上压力高于幕下压力时所引起。多见于幕上占位性病变。但幕下病变引起梗阻性脑积水，导致脑室系统幕上部位（侧脑室及三脑室）明显扩张时，亦可出现小脑幕上压力高于幕下。靠近幕孔区的幕上结构（海马回、钩回等）随大脑、脑干下移而被挤入小脑幕孔。

由于幕孔区发生疝的部位不同，受累的脑池和突入的脑组织也不同，故此类脑疝又分为三种：①脚间池疝（颞叶钩回疝）。②环池疝（海马回疝）。③四叠体池（大脑大静脉池）疝。以上几种脑疝以脚间池疝较多见。

（2）小脑幕孔上升疝：此病为颅后凹占位性病变引起，并多与枕骨大孔疝同时存在。其症状和预后较钩回疝更为严重。

2. 枕骨大孔疝　是由于小脑扁桃体被挤入枕骨大孔及椎管内，故又称为小脑扁桃体疝。

3. 大脑镰下疝　疝出脑组织为扣带回，它被挤入大脑镰下的间隙，故又称为扣带回疝。

4. 蝶骨嵴疝　额叶后下部被推挤进入颅中窝，甚至挤入眶上裂、突入眶内。

三、脑疝的分期

根据脑疝病程发展规律，在临床上可分为3期。

1. 脑疝前驱期（初期）　指脑疝即将形成前的阶段。主要症状是：患者突然发生或逐渐发生意识障碍。剧烈头痛，烦躁不安，频繁呕吐以及轻度呼吸深而快脉搏增快，血压增高，体温上升等。以上症状是由于颅压增高使脑缺氧程度突然加重所致。

2. 脑疝代偿期（中期）　指脑疝已经形成，脑干受压迫，但机体尚能通过一系列调节作用代偿，勉强维持生命的阶段。此期全脑损害引起症状为昏迷加深，呼吸深而慢，缓脉，血压、体温升高等。另外由于脑干受压，局灶性体征可有一侧瞳孔散大，偏瘫或锥体束征出现等。

3. 脑疝衰竭期（晚期）　由于脑疝压迫，脑干功能衰竭，代偿功能耗尽。主要表现深度昏迷，呼吸不规律，血压急速波动并逐渐下降，瞳孔两侧散大而固定，体温下降，四肢肌张力消失。如不积极抢救，终因脑干功能衰竭死亡。

脑疝各期持续时间长短和临床表现的特点，取决于导致脑疝的原发病灶性质、部位和脑疝发生类型等因素。例如急性颅脑损伤后所致脑疝，病程短促，多数一天之内即结束全部病程。而某些诱因（如腰穿）造成的急性枕骨大孔疝，往往呼吸突然停止而死亡，就无法对病程进行分期。

四、脑疝的临床表现

（一）小脑幕孔疝的临床表现

1. 意识障碍　患者在颅压增高的基础上，突然出现脑疝前驱期症状（即烦躁不安，呕吐，剧烈头痛，呼吸深快，血压升高等），以后意识模糊，逐渐昏迷。但也可昏迷突然出现。昏迷往往逐渐加深，至脑疝衰竭期进入深昏迷。因此颅压增高病变患者突然发生昏迷或昏迷逐渐加重，应当认为是脑疝的危险信号。脑疝出现昏迷的原因，一般认为是由于颅压增高时脑缺氧，加以位于中脑部位的网状结构受脑疝的压迫，尤其中脑背盖部缺氧、出血，使中脑-间脑上升性网状结构受到损害所致。

从解剖关系来看，小脑幕孔疝较早出现意识障碍，是因为易影响网状结构上行激活系统所致。相反，枕骨大孔疝尤其是慢性枕骨大孔疝发生意识障碍往往不明显或出现较晚。

2. 生命体征的改变
(1) 脑疝前驱期：呼吸深快，脉搏频数，血压升高。
(2) 脑疝代偿期：呼吸深慢，脉搏缓慢，血压高。
(3) 脑疝衰竭期：呼吸抑制，不规则，脉搏细弱，血压急速波动至衰竭。

以上表现是由于脑疝初期因颅压增高，脑血循环障碍，脑缺氧，血中二氧化碳蓄积，兴奋呼吸中枢，呼吸变深变快。血压升高，从而代偿脑组织对血液和氧气需要量。至脑疝代偿期，颅压增高及脑缺氧严重，使呼吸和心血管中枢再加强其调节作用来克服脑缺氧，血压更加增高，甚至收缩压可超过200mmHg以上，同时脉搏缓慢有力。这种缓脉的出现是由于血压骤然升高，通过心跳抑制中枢反射作用使心搏变慢的结果。也有人认为这是由于迷走神经受到刺激所致。脑疝衰竭，因呼吸和心血管中枢受到严重损害，失去调节作用，从而使呼吸变慢，血压下降，脉搏细弱和不规则；甚至呼吸停止，循环衰竭。一般为呼吸首先停止，而心跳和血压仍可维持一段时间。呼吸首先停止的原因，是因为呼吸中枢较心血管中枢敏感，易于衰竭，或因为延髓内呼吸中枢位置低于心血管中枢，枕骨大孔疝时呼吸中枢易先受压，所以呼吸最先停止。呼吸停止而心跳继续维持的原因可能与心脏的自动节律有关，因为此时有试验证明心血管中枢调节作用已经完全丧失。

脑疝时体温升高主要是由于位于视丘下部的体温调节中枢受损害，交感神经麻痹，汗腺停止排汗，小血管麻痹；使体内热量不能发散，加上脑疝时肌肉痉挛和去脑强直产热过多，使体温升高。

3. 眼部症状　脑疝时首先是脑疝侧瞳孔缩小，但时间不长，易被忽略；以后病变侧瞳孔逐渐散大，光反射减弱，而出现两侧瞳孔不等大现象；最后脑疝衰竭期双侧瞳孔全部散大，直接和间接光反应消失。在病变瞳孔出现变化的前后，可出现眼肌麻痹，最后眼球固定。

小脑幕孔下降疝时眼部症状主要是由于同侧动眼神经的损害所致。动眼神经是一种混合神经，其中包含有两种不同作用的神经纤维，一种是副交感神经纤维支配缩瞳肌和睫状肌；另一种是运动神经纤维，支配除上斜肌及外直肌以外的其余眼外肌。钩回疝时，瞳孔首先发生改变的原因有人认为副交感神经纤维分布在动眼神经的上部，当脑干向内向下移位时，使大脑后动脉压迫动眼神经，最初仅仅是副交感神经受到刺激，所以瞳孔缩小（刺激现象），以后因神经麻痹而致瞳孔散大，支配眼外肌的运动神经纤维直径细并且对损伤敏感，所以脑疝发生首先出现瞳孔改变。但以上仍然难以解释临床上各种复杂现象，其原理有待于进一步研究。

4. 对侧肢体瘫痪或锥体束损伤　由于颞叶钩回疝压迫同侧大脑脚，损伤平面在延髓锥体束交叉以上，使支配对侧肢体的锥体束受到损伤。依据压迫程度不同可以出现不同程度对侧肢体偏瘫或轻偏瘫或锥体束征阳性。

少数病例也有出现同侧肢体偏瘫及锥体束征者，这可能是由于海马回及钩回疝入小脑幕孔内将脑干挤向对侧，使对侧大脑脚在小脑幕切迹游离缘上挤压较重所致。极个别情况，属于解剖变异，锥体束纤维可能未行交叉而下降。小脑幕疝时出现的病变同侧动眼神经麻痹及对侧肢体偏瘫，即形成交叉性瘫痪。这是中脑受损的典型定位体征（Weber综合征）。

5. 去大脑强直　脑疝衰竭期，患者表现为双侧肢体瘫痪或间歇性或持续性四肢伸直性强直。往往同时伴有深昏迷，瞳孔两侧极度散大，呼吸不规则，高热等生命体征危重变化。去大脑强直这是由于脑疝挤压，在脑干红核及前庭核之间形成横贯性损伤，破坏了脑干网状结构下行抑制系统的结果。其四肢伸直性强直与去大脑皮质后上肢屈曲，下肢伸直性强直不同，后者的损伤部位是两侧大脑皮质或两侧内囊损害。

去大脑强直是病情危重，预后不良的表现之一。持续时间越长，预后越差。至脑疝晚期肌张力完全丧失，常为临近死亡征兆。

（二）枕骨大孔疝的临床症状

1. 枕颈部疼痛及颈肌强直　慢性枕骨大孔疝时，除有颅压增高症状外，常因小脑扁桃体下疝至颈椎管内，上颈脊神经根受到压迫和刺激，引起枕颈部疼痛及颈肌强直以至强迫头位。慢性枕骨大孔疝，有时因某一诱因（如用力咳嗽，腰穿放出大量脑脊液或过度搬运头部等）而引起脑疝急剧恶化，出现延髓危象甚至死亡。

2. 呼吸受抑制现象　由于小脑扁桃体对延髓呼吸中枢的压迫，表现为呼吸抑制，呼吸缓慢或不规则，患者此时往往神志清楚但烦躁不安。脑疝晚期，呼吸首先停止。

3. 瞳孔　由于枕大孔疝不直接影响动眼神经，所以不出现动眼神经受压症状。但这种脑疝发生时，初期常为对称性瞳孔缩小，继而散大，光反射由迟钝变成消失。这是由于急性脑缺氧损害动眼神经核的结果。

4. 锥体束征　枕骨大孔疝时，由于延髓受压，可以出现双侧锥体束征。一般由于小脑同时受累，故肌张力和深反射一并消失，锥体束征也可以不出现。而常表现为四肢肌张力减低。

5. 其他　生命体征改变及急性颅压增高表现同小脑幕孔疝。

五、诊断

1. 病史及临床体征　注意询问是否有颅压增高症的病史或由慢性脑疝转为急性脑疝的诱因。颅压增高症患者神志突然昏迷或出现瞳孔不等大，应考虑为脑疝。颅压增高患者呼吸突然停止或腰穿后出现危象，应考虑可能为枕骨大孔疝。

诊断小脑幕孔疝的瞳孔改变应注意下列各种情况：

（1）患者是否应用过散瞳或缩瞳剂，是否有白内障等疾病。

（2）脑疝患者如两侧瞳孔均已散大，不仅检查瞳孔，尚可以检查两眼睑提肌肌张力是否有差异，肌张力降低的一侧，往往提示为动眼神经首先受累的一侧，常为病变侧。当然也可对照检查肢体肌张力，锥体束征及偏瘫情况以确定定位体征。

（3）脑疝患者两侧瞳孔散大，如经脱水剂治疗和改善脑缺氧后，瞳孔改变为一侧缩小，一侧仍散大，则散大侧常为动眼神经受损侧，可提示为病变侧。

（4）脑疝患者，如瞳孔不等大，假使瞳孔较大侧光反应灵敏，眼外肌无麻痹现象，而瞳孔较小侧睑提肌张力低，这种情况往往提示瞳孔较小侧为病侧。这是由于病侧动眼神经的副交感神经纤维受刺激而引起的改变。

体检时如仅凭瞳孔散大一侧定为病变侧，而忽略眼外肌改变及其他有关体征即进行手术检查，则有时会发生定侧错误，因此应当提高警惕。

脑外伤后即刻发生一侧瞳孔散大，应考虑到是原发性动眼神经损伤。应鉴别为眶尖或眼球损伤所致。

2. 腰椎穿刺　脑疝患者应禁止腰穿。即使有时腰穿所测椎管内压力不高，也并不能代表颅内压力，由于小脑扁桃体疝可以梗阻颅内及椎管内的脑脊液循环。

3. X线检查　颅、胃平片（正侧位）。注意观察松果体钙化斑有无侧移位，及压低或抬高征象。

4. 头颅超声检查　了解是否有脑中线波移位或侧脑室扩大。以确定幕上占位性病变侧别。个别病例可见肿瘤或血肿之病理波。

5. 脑血管造影术　颞叶钩回疝时除表现有幕上大脑半球占位性病变的特点之外，还可见大脑后动脉及脉络膜前动脉向内移位。小脑幕孔上升疝时相反。慢性小脑扁桃体疝时，气脑造影往往气体不能进入第四脑室内而积存在椎管中，有时可显示出扁桃体的阴影。

6. CT扫描检查　小脑幕孔疝时可见基底池（鞍上池）、环池、四叠体池变形或消失。下疝时可见中线明显不对称和移位。

7. MRI 检查　可观察脑疝时脑池变形、消失情况，清晰度高的 MRI 可直接观察到脑内结构如钩回、海马回、间脑、脑干及小脑扁桃体。

六、治疗

（一）急救措施

脑疝发生后患者病情突然恶化，医务人员必须正确、迅速、果断地奋力抢救。其急救措施，首先应当降低颅内压力。

1. 脱水降颅压疗法　由于脑水肿是构成脑疝恶性病理循环的一个重要环节，因此控制脑水肿发生和发展是降低颅压的关键之一。颅内占位性病变所导致的脑疝，也需要首先应用脱水药物降低颅压，为手术治疗争得一定时间，为开颅手术创造有利条件。因此在脑疝紧急情况下，应首先选用强力脱水剂由静脉快速推入或滴入。

高渗透性脱水药物是由于静脉快速大量注射高渗药物溶液，使血液内渗透压增高，由于血脑屏障作用，该种大分子药物不易进入脑及脑脊液内，在一定时间内，血液与脑组织之间形成渗透压差，从而使脑组织及脑脊液的水分被吸收入血液内，这部分水分再经肾脏排出体外，因而使脑组织脱水。同时因血液渗透压增高及血管反射功能，抑制脉络丛的滤过和分泌功能，脑脊液量减少，使颅内压力降低。此类药物如：高渗盐水溶液、甘露醇、高渗葡萄糖溶液等。

利尿性药物的作用是通过增加肾小球的过滤和抑制肾小管的再吸收，尿量排出增加，使全身组织脱水，从而降低颅压。此类药物如依他尼酸钠、呋塞米、乙酰唑胺（Diamox）、氢氯噻嗪等。

脱水降颅压疗法的并发症：长时间应用强力脱水药物，可引起机体水和电解质的紊乱，如低钾和酸中毒等现象。颅脑损伤和颅内血肿患者，脱水降颅压疗法可以使这类患者病情延误或使颅内出血加剧。因此在颅脑损伤患者无紧急病情时，一般伤后 12h 内不用脱水药物而严密观察。脱水疗法可能导致肾功能损害。心血管功能不全者，可能引起心力衰竭。

应用脱水降颅压疗法的注意事项：①高渗溶液的剂量和注入的速度直接影响脱水降颅压的效果：一般用量越大，颅压下降越明显，持续时间越长；注入速度越快，降颅压效果越好。②高渗溶液内加入氨茶碱 250mg 或激素（氢化可的松 100～200mg）可增强降颅压效果。③在严重脑水肿和颅压增高发生脑疝的紧急情况下，应当把 20% 甘露醇作为首选药物，足量快速静脉推入或滴入，为进一步检查和治疗做好准备，但应注意纠正水电解质的紊乱。

2. 快速细孔钻颅脑室体外持续引流术　颅内占位性病变尤其是颅后窝或中线部位肿瘤，室间孔或导水管梗阻时，即出现脑室扩大。在引起脑疝危象时，可以迅速行快速细孔钻颅，穿刺脑室放液以达到减压抢救目的。应用脱水药未达到治疗效果者行脑室穿刺放液，脑室体外引流常常可以奏效。婴幼儿患者，也可以行前囟穿刺脑室放液。对于幕上大脑半球占位性病变所致小脑幕孔疝时不适宜行脑室引流，这类引流可加重脑移位。

（二）去除病因的治疗

对已形成脑疝的病例，及时清除原发病灶是最根本的治疗方法。一般在脑疝代偿期或前驱期，清除原发病灶后，脑疝大多可以自行复位。但在脑疝衰竭期，清除原发病灶外，对某些病例还需要处理脑疝局部病变。处理脑疝局部的方法为：

1. 小脑幕孔疝　切开小脑幕游离缘，使幕孔扩大，以解除"绞窄"，或直接将疝出脑组织还纳复位。有时在清除原发病灶颅压降低情况下，刺激患者的气管，引起咳嗽，以帮助脑疝还纳。

2. 枕骨大孔疝　清除原发病灶外，还应将枕骨大孔后缘，寰椎后弓椎板切除，并剪开寰枕筋膜，以充分减压，解除绞窄并使疝下的脑组织易于复位或者直接将疝出的小脑扁桃体予以切除以解除压迫。

由巨大脑脓肿、慢性硬脑膜下血肿引起的脑疝，可以先行体外引流以降低颅压，待患者情况稳定后再考虑开颅手术。

（三）减压手术

原发病灶清除后，为了进一步减低颅压，防止术后脑水肿，或者原发病灶无法清除，则常常需要进

行减压手术。减压术的目的,是为了减低颅压和减轻脑疝对脑干的压迫。常做的减压术为:
(1) 颞肌下减压术。
(2) 枕肌下减压术。
(3) 内减压术。

前二者减压时,切除之骨窗应够大,硬脑膜切开要充分,以达到减压之目的,后者应切除"哑区"之脑组织。对于颅内压很高的颅脑损伤并发血肿者,还可以考虑大骨片减压或双额叶切除减压等。

(四) 椎管内加压注射脑疝还纳术

当颅后窝或中线部位占位性病变,突然发生脑疝以致呼吸停止的紧急情况下,一方面行人工呼吸及快速细孔钻颅,脑室体外引流并应用脱水降颅压疗法。一方面注射呼吸兴奋药物,若此时患者呼吸仍不恢复,为使疝出之小脑扁桃体复位还纳至颅内,减少对延髓的压迫和牵拉,在颅压降低的前提下,作腰椎穿刺椎管内快速注射生理盐水 50~100mL,使椎管压力升高,将疝出之小脑扁桃体推回颅内。推入液体同时,可见到脑室体外引流管的液体快速流出,有时可收到一定效果。

(五) 其他治疗

脑疝形成的患者,无论其原发疾病性质如何,均处于十分紧急危险状态。因此在以上治疗或手术前后均应注意其他各方面的治疗。其中包括支持疗法;氧气吸入及保持呼吸道通畅,如气管切开术;促进中枢神经系统代谢药物治疗,如应用三磷腺苷、辅酶 A、细胞色素 C、核苷酸等以促进细胞代谢消除脑肿胀。其他药物如激素治疗及促进中枢神经系统兴奋和清醒的药物,如甲氯芬酯、乙胺硫脲等亦可应用。

在抢救脑疝过程中,无论是否手术,或手术前后,应注意纠正水电解质紊乱,合理应用降颅压、抗感染、解除脑缺氧(如吸氧及高压氧舱等)等各项措施,从而对脑疝患者进行积极正确有效的抢救。

(刘文阁)

第四章

脑血管疾病

第一节 自发性蛛网膜下隙出血

自发性蛛网膜下隙出血（spontanous subarachnoid hemorrhage，SSAH）是指各种非外伤性原因引起的脑血管破裂，血液流入蛛网膜下隙的统称。它不是一种独立的疾病，而是某些疾病的临床表现，占急性脑血管疾病的10%～20%。

一、发病率

自发性蛛网膜下隙出血的发病率为（5～20）/10万人/年。

二、病因

最常见的病因为颅内动脉瘤，约占自发性蛛网膜下隙出血的75%～80%，其次为脑血管畸形（10%～15%），高血压性动脉硬化、动脉炎、烟雾病、脊髓血管畸形、结缔组织病、血液病、颅内肿瘤卒中、抗凝治疗并发症等为少见原因。

三、临床表现

（一）性别、年龄

男女比例为1：（1.3～1.6）。可发生在任何年龄，发病率随年龄增长而增加，并在60岁左右达到高峰，以后随年龄增大反而下降。各种常见病因的自发性蛛网膜下隙出血的好发年龄见本节鉴别诊断部分。

（二）起病形式

绝大部分在情绪激动或用力等情况下急性发病。

（三）症状、体征

1. 出血症状 表现为突然发病，剧烈头痛、恶心呕吐、面色苍白、全身冷汗。半数患者可出现精神症状，如烦躁不安、意识模糊、定向力障碍等。意识障碍多为一过性的，严重者呈昏迷状态，甚至出现脑疝而死亡。20%可出现抽搐发作。有的还可出现眩晕、项背痛或下肢疼痛。脑膜刺激征明显。

2. 颅神经损害 6%～20%患者出现一侧动眼神经麻痹，提示存在同侧颈内动脉后交通动脉动脉瘤或大脑后动脉动脉瘤。

3. 偏瘫 20%患者出现轻偏瘫。

4. 视力、视野障碍 发病后1h内即可出现玻璃体膜下片状出血，引起视力障碍。10%～20%有视盘水肿。当视交叉、视束或视放射受累时产生双颞偏盲或同向偏盲。

5. 其他 约1%的颅内动静脉畸形和颅内动脉瘤出现颅内杂音。部分蛛网膜下隙出血发病后可有发热。

（四）并发症

1. 再出血　以出血后 5~11d 为再出血高峰期，80% 发生在 1 个月内。颅内动脉瘤初次出血后的 24h 内再出血率最高，为 4.1%，第 2 次再出血的发生率为每天 1.5%，到第 14d 时累计为 19%。表现为在经治疗病情稳定好转的情况下，突然再次发生剧烈头痛、恶心呕吐、意识障碍加重、原有局灶症状和体征重新出现等。

2. 血管痉挛　通常发生在出血后第 1~2 周，表现为病情稳定后再出现神经系统定位体征和意识障碍。腰穿或头颅 CT 检查无再出血表现。

3. 急性非交通性脑积水　常发生在出血后 1 周内，主要为脑室内积血所致，临床表现为头痛、呕吐、脑膜刺激征、意识障碍等，复查头颅 CT 可以诊断。

4. 正常颅压脑积水　多出现在蛛网膜下隙出血的晚期，表现为精神障碍、步态异常和尿失禁。

四、辅助诊断

（一）CT

颅脑 CT 是诊断蛛网膜下隙出血的首选方法，诊断急性蛛网膜下隙出血准确率几乎 100%，主要表现为蛛网膜下隙内高密度影，即脑沟与脑池内高密度影（图 4-1）。动态 CT 检查有助于了解出血的吸收情况、有无再出血、继发脑梗死、脑积水及其程度等。强化 CT 还可显示脑血管畸形和直径大于 0.8cm 的动脉瘤。蛛网膜下隙出血的 CT 分级（Fisher 法）见表 4-1。

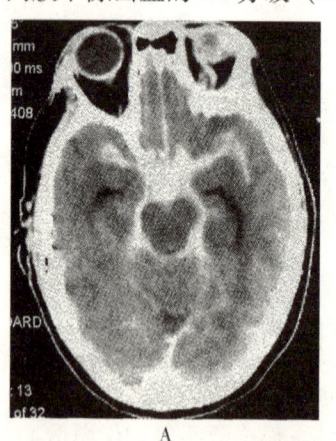

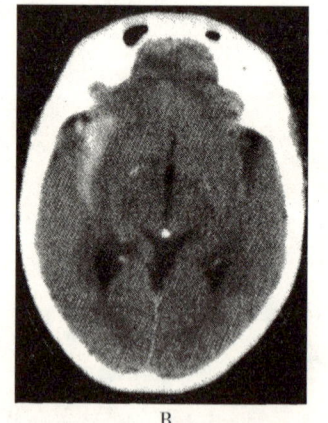

图 4-1　A：自发性蛛网膜下隙出血（鞍上池与环池）的 CT 表现；
B：自发性蛛网膜下隙出血（外侧裂池）的 CT 表现

表 4-1　蛛网膜下隙出血的 CT 分级（Fisher 法）

级别	CT 发现
Ⅰ级	无出血所见
Ⅱ级	蛛网膜下隙一部分存在弥漫性薄层出血（1mm）
Ⅲ级	蛛网膜下隙有较厚（1mm 以上）出血或局限性血肿
Ⅳ级	伴脑实质或脑室内积血

由于自发性蛛网膜下隙出血的原因脑动脉瘤占一半以上，因此，可根据 CT 显示的蛛网膜下隙出血的部位初步判断或提示颅内动脉瘤的位置。如颈内动脉动脉瘤破裂出血常是鞍上池不对称积血，大脑中动脉动脉瘤破裂出血多见外侧裂积血，前交通动脉动脉瘤破裂出血则是纵裂池、基底部积血，而出血在脚间池和环池者，一般不是动脉瘤破裂引起。

（二）脑脊液检查

通常 CT 检查已确诊者，腰穿不作为临床常规检查。如果出血量较少或者距起病时间较长，CT 检查无阳性发现时，需要行腰穿检查脑脊液。蛛网膜下隙的新鲜出血，脑脊液检查的特征性表现为均匀血性脑脊液；脑脊液变黄或发现了含有红细胞、含铁血黄素或胆红质结晶的吞噬细胞等，则提示为陈旧性出血。

（三）脑血管影像学检查

1. DSA　即血管造影的影像通过数字化处理，把不需要的组织影像删除掉，只保留血管影像，这种技术叫做数字减影技术。其特点是图像清晰，分辨率高，对观察血管病变，血管狭窄的定位测量，诊断及介入治疗提供了真实的立体图像，为脑血管内介入治疗提供了必备条件。主要适用于全身血管性疾病、肿瘤的检查及治疗。是确定自发性蛛网膜下隙出血病因的首选方法，也是诊断动脉瘤、血管畸形、烟雾病等颅内血管性病变的最有价值的方法。DSA不仅能及时明确动脉瘤大小、部位、单发或多发、有无血管痉挛，而且还能显示脑动静脉畸形的供应动脉和引流静脉，以及侧支循环情况。对怀疑脊髓动静脉畸形者还应行脊髓动脉造影。脑血管造影可加重脑缺血、引起动脉瘤再次破裂等，因此，造影时机宜避开脑血管痉挛和再出血的高峰期，即出血3d内或3周后进行为宜。

旋转DSA及三维重建技术的应用，使其能在三维空间内做任意角度的观察，清晰地显露出动脉瘤体、瘤颈、载瘤动脉及与周围血管解剖关系，有效地避免了邻近血管重叠或掩盖。此项技术突破了常规DSA一次造影只能显示一个角度和图像后处理手段少等局限性，极大地方便了介入诊疗操作，对脑血管病变的诊断和治疗具有很大的应用价值。

由于DSA显示的是造影剂充盈的血管管腔的空间结构，因此，目前仍被公认为是血管性疾病的诊断"金标准"，诊断颅内动脉瘤的准确率达95%以上。但是，随着CTA、MRA技术的迅速发展，在某些方面大有取代DSA之势。

2. CT血管成像（CTA）　CTA检查经济、快速、无创，可同时显示颈内动脉系、椎动脉系和Willis环血管全貌，因此，是筛查颅内血管性疾病的首选影像学诊断方法之一。由于CTA受患者病情因素限制少，急性脑出血或蛛网膜出血患者，当临床怀疑动脉瘤或脑动静脉畸形可能为出血原因时，DSA检查受限，CTA可作为早期检查的可靠方法。

由于脑血流循环时间短，脑动脉CTA容易产生静脉污染以及颅底骨质难以彻底清除，Willis动脉环近段动脉重建效果欠佳，血管性病变漏诊率高。但是，近年来，64层螺旋CT的扫描速度已超越动脉血流速度，因此，无论是小剂量造影剂团注测试技术还是增强扫描智能触发技术，配合64层螺旋CT扫描，纯粹的脑动脉期图像的获取已不成问题，尤其是数字减影CTA（Subtraction CT Angiography, DSCTA）技术基本上去除了颅底骨骼对CTA的影响。超薄的扫描层厚使其能最大限度地消除了常规头部CT扫描时颅底骨质伪影，显著地提高了Willis动脉环近段动脉CTA图像质量，真正地使其三维及二维处理图像绝对无变形、失真，能最真实地显示脑血管病变及其与邻近结构的解剖关系，图像质量媲美DSA，提供诊断信息量超越DSA。表面遮盖法（SSD）及最大密度投影法（MIP）是最常用的三维重建方法，容积显示法（VR）是最高级的三维成像方法。DSCTA对脑动脉瘤诊断的特异性和敏感性与DSA一致，常规CTA组诊断Willis动脉环及其远段脑动脉瘤的特异性和敏感性亦与DSA一致，但对Willis动脉环近段动脉瘤有漏诊的情况，敏感性仅71.4%。但是，DSCTA也存在一定局限性，基础病变，如血肿、钙化、动脉支架及动脉银夹等被减影导致漏诊或轻微运动可致减影失败，患者照射剂量增加及图像噪声增加等也是问题。近期临床上应用的320层螺旋CT更显示出了其优越性。

目前，CTA主要用于诊断脑动脉瘤、脑动静脉畸形、闭塞性脑血管病、静脉窦闭塞和脑出血等。CTA能清晰观察到脑动脉瘤的瘤体大小、瘤颈宽度及与载瘤动脉的关系；能清晰观察到脑动静脉畸形血管团大小、形态及供血动脉和引流静脉；能清晰观察到脑血管狭窄或闭塞部位、形态及血管壁硬、软斑块。64层螺旋CTA对脑动脉瘤检查有较高的敏感性和特异性，诊断符合率达100%，能查出约1.7mm大小的动脉瘤。采用多层面重建（MPR）、曲面重建（CPR）、容积显示（VR）和最大密度投影（MIP）等技术可清楚地显示动脉瘤的瘤体大小、瘤颈宽度及与载瘤动脉的关系；并可任意旋转图像，多角度观察，能获得完整的形态及与邻近血管、颅骨的空间解剖关系，为制定治疗方案和选择手术入路提供可靠依据。CTA可显示脑动静脉畸形的供血动脉、病变血管团和引流静脉的立体结构，有助于临床医生选择手术入路，以避开较大脑血管和分支处进行定位和穿刺治疗。脑动静脉畸形出血急性期的

DSA 检查，其显示受血肿影响，而 CTA 三维图像能任意角度观察，显示病灶与周围结构关系较 DSA 更清晰。CTA 诊断颈内动脉狭窄的符合率为 95%，最大密度投影法可更好地显示血管狭窄程度。在脑梗塞早期显示动脉闭塞，指导溶栓治疗。CTA 可清晰显示静脉窦是否通畅。CTA 显示造影剂外溢的患者，往往血肿增大。

总之，CT 血管造影（CTA）与数字减影血管造影（DSA）相比，最大优势是快速和无创伤，并可多方位、多角度观察脑血管及病变形态，提供近似实体的解剖概念，对筛查自发性蛛网膜下隙出血的病因和诊断某些脑血管疾病不失为一种重要而有效的检查方法。但是，CTA 的不足之处在于造影剂用量大，需掌握注药与扫描的最佳时间间隔，不能显示扫描范围以外的病变，可能漏诊。并且对侧支循环的血管、直径小于 1.2mm 的穿动脉、动脉的硬化改变及血管痉挛的显示不如 DSA。

3. 磁共振血管成像（MRA）　包括时间飞越法 MRA 及相位对比法 MRA，其具有无创伤、无辐射、不用对比剂的特点，被广泛应用于血管性病变的诊断中，可显示颈内动脉狭窄、颅内动静脉畸形、动脉瘤等疾病。主要用于有动脉瘤家族史或破裂先兆者的筛查，动脉瘤患者的随访以及急性期不能耐受脑血管造影检查的患者。不足之处是由于扫描时间长及饱和效应，使得血流信号下降，血管分支显示不佳，大大降低了图像的效果及诊断的准确性。

MRA 探测脑动脉瘤有很高的敏感性，特别是探测没有伴发急性蛛网膜下隙出血的动脉瘤。MRA 能完全无创伤性地显示血管解剖和病变及血流动力学信息，能清楚的显示瘤巢的供血动脉和引流静脉的走行、数量、形态等。另外，MRI 可通过其直接征象"流空信号簇"对脑动静脉畸形做出明确的诊断。因此，MRI 与 MRA 的联合应用，作为一种完全无损伤性的血管检查方法，在临床症状不典型或临床症状与神经系统定位不相符时，可以大大提高脑血管畸形的发现率和确诊率。

五、诊断

根据急性发病方式、剧烈头痛、恶心呕吐等临床症状、体征，结合 CT 检查，确诊蛛网膜下隙出血并不困难。进一步寻找蛛网膜下隙出血的原因，即病因诊断更为重要，尤其是确定外科疾病引起蛛网膜下隙出血的原因。因此，对于自发性蛛网膜下隙出血患者，若无明显的血液病史、抗凝治疗等病史，均要常规行脑血管造影或/和 CTA、MRA 检查，以寻找出血原因，明确病因。

六、病因鉴别诊断

临床上常见的自发性蛛网膜下隙出血的病因鉴别诊断见表 4-2。

表 4-2　自发性蛛网膜下隙出血的病因鉴别诊断

病因 发病年龄	动脉瘤	动静脉畸形	高血压	烟雾病	脑瘤出血
	40~60 岁	35 岁以下	50 岁以上	青少年多见	30~60 岁
出血前症状	无症状，少数动眼神经麻痹	常见癫痫发作	高血压史	可见偏瘫	颅压高和病灶症状
血压	正常或增高	正常	增高	正常	正常
复发出血	常见且有规律	年出血率 2%	可见	可见	少见
意识障碍	多较严重	较重	较重	有轻有重	较重
颅神经麻痹	2~6 颅神经	无	少见	少见	颅底肿瘤常见
偏瘫	少见	较常见	多见	常见	常见
眼部症状	可见玻璃体出血	可有同向偏盲	眼底动脉硬化	少见	视盘水肿
CT 表现	蛛网膜下隙高密度	增强可见 AVM 影	脑萎缩或梗死灶	脑室出血铸型或梗死灶	增强后可见肿瘤影
脑血管造影	动脉瘤和血管痉挛	动静脉畸形	脑动脉粗细不均	脑底动脉异常血管团	有时可见肿瘤染色

七、治疗

(一) 急性期治疗

1. 一般处理

(1) 密切观察：生命体征监测；密切观察神经系统体征的变化；保持呼吸道通畅，维持稳定的呼吸、循环系统功能。

(2) 降低颅内压：常用的有甘露醇、速尿、甘油果糖或甘油氯化钠，也可以酌情选用白蛋白。

(3) 纠正水、电解质平衡紊乱：记出入液体量；注意维持液体出入量平衡。适当补液、补钠、补钾，调整饮食和静脉补液中晶体胶体的比例可以有效预防低钠血症。

(4) 对症治疗：烦躁者给予镇静药，头痛给予镇痛药。禁用吗啡、哌替啶等镇痛药。癫痫发作，可采用抗癫痫药物，如安定、卡马西平或者丙戊酸钠。

(5) 加强护理：卧床休息，给予高纤维、高能量饮食，保持尿便通畅。意识障碍者可放置鼻胃管，预防窒息和吸入性肺炎。尿潴留者，给予导尿并膀胱冲洗，预防尿路感染。定时翻身、局部按摩、被动活动肢体、应用气垫床等措施预防褥疮、肺不张和深静脉血栓形成等并发症。

2. 防治再出血

(1) 安静休息：绝对卧床4~6周，镇静、镇痛，避免用力和情绪激动。

(2) 控制血压：如果平均动脉压 > 125mmHg 或收缩压 > 180mmHg，可在血压监测下使用降压药物，保持血压稳定在正常或者起病前水平。可选用钙离子通道阻滞剂、β-受体阻滞剂等。

(3) 抗纤溶药物：常用6-氨基己酸（EACA）、止血芳酸（PAMBA）或止血环酸（氨甲环酸）。抗纤溶治疗可以降低再出血的发生率，但同时也增加脑动脉痉挛和脑梗死的发生率，建议与钙离子通道阻滞剂同时使用。

(4) 外科手术：已经确诊为动脉瘤性蛛网膜下隙出血者，应根据病情，及早行动脉瘤夹闭术或介入栓塞治疗。

3. 防治并发症

(1) 脑动脉痉挛及脑缺血：①维持正常血压和血容量：保持有效的血液循环量，给予胶体溶液（白蛋白、血浆等）扩容升压。②早期使用尼莫地平：常用剂量10~20mg/d，静脉滴注1mg/h，共10~14d，注意其低血压的不良反应。③腰穿放液：发病后1~3d行腰穿释放适量的脑脊液，有利于预防脑血管痉挛，减轻脑膜刺激征等。但是，有诱发颅内感染、再出血及脑疝的危险。

(2) 脑积水：①药物治疗：轻度脑积水可先行醋氮酰胺等药物治疗，酌情选用甘露醇、速尿等。②脑室穿刺脑脊液外引流术：蛛网膜下隙出血后脑室内积血性扩张或出现急性脑积水，经内科治疗后症状仍进行性加重者，可行脑室穿刺外引流术。但是，可增加再出血的概率。③脑脊液分流术：对于出血病因处理后，出现慢性交通性脑积水，经内科治疗仍进行性加重者，可行脑室-腹腔分流术。

(二) 病因治疗

1. **手术治疗** 对于出血病因明确者，应及时进行病因手术治疗，例如开颅动脉瘤夹闭术、脑动静脉畸形或脑肿瘤切除术等。

2. **血管内介入治疗** 适合血管内介入治疗的动脉瘤、颅内动静脉畸形患者，也可采用动脉瘤或动静脉畸形栓塞术。

3. **立体定向放射治疗** 主要用于小型动静脉畸形以及栓塞或手术后残余病灶的治疗。

八、预后

自发性蛛网膜下隙出血的预后与病因、治疗等诸多因素相关，脑动静脉畸形引起的蛛网膜下隙出血预后最佳，血液病引起的蛛网膜下隙出血效果最差。动脉瘤第1次破裂后，死亡率高达30%~40%，其中半数在发病后48h内死亡，5年内死亡率为51%；存活的病例中，1/3生活不能自理，1/3可再次发生出血，发生再次出血者的死亡率高达60%~80%。脑动静脉畸形初次出血死亡率10%左右。80%血管造影阴性的蛛网膜下隙出血患者能恢复正常工作，而动脉瘤破裂引起的蛛网膜下隙出血患者只有50%能恢复健康。

(刘文阁)

第二节 自发性脑室内出血

一、概述

自发性脑室内出血（Spontaneous intraventricular hemorrhage）是指非外伤性因素所致的颅内血管破裂，血液进入脑室系统。Sanders于1881年首先根据病例资料将自发性脑室内出血分为原发性与继发性两大类。原发性脑室内出血（primary intraventricular hemorrhage，PIVH）系指出血来源于脑室脉络丛、脑室内及脑室壁和脑室旁区的血管。原发性是指病理表现，即出血部位，而不是指病因不明。根据邻近脑室和脑室旁区的离心走行的血管解剖，脑室周围距室管膜下1.5cm以内血肿亦属于原发性脑室内出血。继发性脑室内出血（secondary intrayentricular hemorrhage，SIVH）是指脑室内或蛛网膜下隙出血，血肿破入或逆流入脑室内。自愈性脑室内出血（spontanous resolution ofintraventricular hemorrhage，SRIVH）指脑室内出血后未经外科处理而出血自行吸收消失，并且神经功能障碍完全恢复者。

（一）病因

1. 原发性脑室内出血　一般认为原发性脑室内出血最常见的病因是脉络丛动脉瘤及脑动静脉畸形。高血压及颈动脉闭塞、烟雾病也是常见的病因。其他少见或罕见的病因有脑室内脉络丛乳头状瘤或错构瘤、囊肿、出血素质、胶样囊肿或其他脑室旁肿瘤、先天性脑积水、过度紧张、静脉曲张破裂（特别是丘纹静脉或大脑大静脉）、室管膜下腔隙梗死性出血、脉络丛猪囊尾蚴病、白血病、垂体卒中以及术后（脑室穿刺、引流术、分流术）等，许多病因不明者可能与"隐性血管瘤"有关，采用显微镜或尸体解剖详细检查脉络丛可能会发现更多的"隐性血管瘤"。综合以往文献报道，病因分类明确的原发性脑室内出血，动脉瘤占第一位，为35.5%；高血压占第二位，为23.8%；以下依次是颈动脉闭塞（包括烟雾病）占19.8%，脑动静脉畸形占10.5%，原因不明者占6.4%，其他病因占4.1%。

2. 继发性脑室内出血　高血压、动脉瘤、脑动静脉畸形、烟雾病、颅内肿瘤卒中，其他少见或罕见的病因有凝血功能异常，约占自发性脑室内出血的0.9%。这类脑室内出血一部分是由于疾病引起的凝血功能障碍。另一部分为抗凝药物治疗的并发症。引起出血的疾病有白血病、再生障碍性贫血、血友病、血小板减少性紫癜、肝病、维生素原减少症等。脑梗死后出血是继发性脑室内出血的另一少见原因，约占自发性脑室内出血的1.4%。其他引起继发性脑室内出血的病因有出血体质、蛛网膜下隙出血后血管痉挛的血流动力学治疗、系统性红斑狼疮、脑曲霉病、遗传蛋白C缺乏症、颈动脉内膜切除术后和代谢性疾病。

（二）病理基础及发病机制

以往许多人认为脉络丛是脑室内出血的基本来源。血管瘤破裂或粟粒样动脉瘤破裂可引起原发性脑室内出血。在血管分化成大约直径为3mm时，在丰富的脉络丛的附近，有些较大的动脉与静脉内皮吻合。在这些区域，当原始血管吻合时，可出现瘘管，因此，可以发生血管动静脉畸形。动静脉畸形也可因原始通道没有消失而发生。血管瘤被定义为局限性结构数目异常的血管团，包括正常或畸形的动静脉及毛细血管或它们的混合体。脑室旁区的血管瘤可部分突入脑室内，破裂出血可引起原发性脑室内出血；脑室内血管异常也可以深部血管囊性动脉瘤的形式出现而发生原发性脑室内出血。原因不明的脑室内出血，隐性血管瘤被认为是其主要根源。Gerlash（1969年）更欣赏"微血管瘤"这一概念。他定义为最大直径为2cm的血管团，既包括肉眼可见的血管瘤，又包括只有显微镜下才能发现的血管瘤。蛛网膜下隙出血（SAH）或脑实质内任何部位出血，都有可能造成继发性脑室内出血。因为血肿的扩展总是沿阻力最小的方向进行,所以,脑实质内的血肿可以穿破脑室壁形成脑室内出血。

继发性脑室内出的血液进入脑室系统的途径可分为逆流型和穿通型两种。

1. 逆流型　为蛛网膜下隙出血,血液通过第四脑室的侧孔与正中孔逆流入脑室系统。

2. 穿通型　是脑实质内血肿或蛛网膜下隙出血直接穿破脑室或破坏脑实质形成血肿,再穿破脑室壁进入脑室系统。此型又分为五个亚型。

（1）侧脑室体部或三角区穿通型：最为常见。

（2）侧脑室前角穿通型：次之。

（3）第三脑室穿通型：占第三位。

（4）侧脑室后角穿通型：少见。

（5）胼胝体穿通型：最少见。

Willis动脉环处动脉瘤破裂出血,血肿可破坏胼胝体嘴部而进入第三脑室。

二、临床表现与诊断

（一）临床表现

自发性脑室内出血临床表现轻重不一,许多病例临床表现呈良性过程。其预后主要与病因、出血部位、大小等因素有关。轻者可仅表现为脑膜刺激征而无脑定位征或意识障碍,甚至仅表现为定向力等认识功能障碍而无其他症状和体征。这部分患者往往容易被误诊为蛛网膜下隙出血或漏诊,或只有在CT扫描时才发现有脑室内出血,并且部分患者（15.6%）可以自愈（指脑室内出血未经外科手术,出血完全自然吸收消失,并且神经功能完全恢复者）。严重者表现为意识障碍、抽风、偏瘫、失语、高热、肌张力高、膝反射亢进、眼肌活动障碍、瞳孔缩小及双侧病理征阳性等。晚期可出现脑疝、去脑强直和呼吸循环障碍以及自主神经功能紊乱。部分患者可并发上消化道出血、急性肾衰竭、坠积性肺炎等。

绝大多数自发性脑室内出血患者为急性起病,少部分患者可呈亚急性或慢性起病。自发性脑室内出血患者最常见的首发症状为头痛、头晕、恶心、呕吐,其次为意识障碍、偏瘫、失语、肢体麻木和其他症状（发热、瘫痪、视物不清等）。

自发性脑室内出血有关的危险因素主要有高血压、心脏病、脑梗死、脑出血、糖尿病等。

1. 原发性脑室内出血　占自发性脑室内出血的4%~18%,Sanders（1881年）报道20%的原发性脑室内出血发生在20岁或20岁以下。男女之比文献报道为1∶0.86。原发性脑室内出血的临床表现,除具有头痛、头晕、恶心、呕吐、血压升高、脑膜刺激征等一般表现外,与继发性脑室内出血相比尚具有以下特点：①年龄分布两极化,即30岁以下,50岁以上为高发年龄。②意识障碍相对较轻或无(76.2%)。③可亚急性或慢性起病(19%)。④定位体征不明显,如运动障碍轻或无,较少发生脑神经受累及瞳孔异常。⑤多以认识功能（如记忆力、注意力、定向力及集中力）障碍和精神症状为常见表现。

此外,三脑室内出血可出现上视不能、血管舒张障碍、尿崩症或去脑强直。但是,原发性脑室内出血有时也可以昏沉为唯一发病症状,而无其他症状和体征。总之,原发性脑室内出血由于没有脑实质的破坏,若没有急性梗阻性脑积水,整个临床过程要比继发性脑室内出血来的缓慢。

2. 继发性脑室内出血　继发性脑室内出血约占自发性脑室内出血的82%~96%。继发性脑室内出血的原发出血部位不同,临床表现亦不尽相同。

（1）大脑半球出血破入脑室：大脑半球出血破入脑室,约占继发性脑室内出血的84.6%。出血部位有基底核、丘脑和脑叶等,这些部位脑室内出血除具有一般脑室内出血的特点外,还有其自己的特点。

1）基底核出血破入脑室：基底核出血破入脑室约占继发性脑室内出血的4.7%~33.3%。位于内囊前肢前2/3,尤其是尾状核区的血肿,极易破入脑室,此区血肿约88%~89.3%穿破侧脑室前角破入侧脑室内。此类患者临床表现往往相对较轻,意识障碍轻、无感觉障碍、轻度偏瘫,部分患者甚至无明显脑定位征。内囊后肢前2/3区的血肿,可穿破侧脑室三角区或体部破入脑室内,往往是血肿较大,多在60mL以上，病情一般较重。由于血肿距脑室相对距离较远，血肿穿破脑室时，脑实质破坏严重，面积较大，故患者多表现为突然昏迷、偏瘫，病理征阳性、眼球向病灶侧凝视、克氏征阳性，若血肿在主侧半球可有失语。严重时，可发生呼吸衰竭和脑疝。位于内囊后肢后1/3的血肿，血肿往往是通过三角区破入脑室，患者多有感觉障碍和视野变化，而运动障碍相对较轻。

2) 丘脑出血破入脑室：丘脑出血破入脑室占继发性脑室内出血的3.1%~20.8%，往往是通过侧脑室三角区或体部穿破脑室或穿破三脑室进入脑室系统。患者可出现意识障碍、偏瘫或肢体麻木，两眼上视困难、高热、尿崩症、病理征阳性等症状。但是，穿破脑室的丘脑出血要比穿破脑室的基底核出血死亡率为低。这是因为丘脑出血破入脑室不一定会破坏生命中枢，它还能减轻血肿对中线结构的压迫，并且丘脑出血距脑室较近，即使穿破脑室，也不会造成大片脑实质破坏。丘脑出血破入脑室时，其脑实质内的血肿量不一定很大，平均约15.8mL。

3) 脑叶出血破入脑室：脑叶出血破入脑室约占继发性脑室内出血的1.2%~8.9%。其临床表现要比单纯脑叶出血严重得多，预后也差。这是因为脑叶出血破入脑室，血肿需要破坏大面积的脑实质才能穿破脑室，这就是说血肿量往往很大，平均60mL，最大可达400mL以上。此类患者多表现为突然深昏迷、完全性偏瘫、明显的颅内压增高或去脑强直、脑疝等。

(2) 小脑出血破入脑室：小脑出血破入第四脑室约占继发性脑室内出血的6.4%，多急性起病。若患者神志清楚，多诉说剧烈头痛、头晕、恶心、呕吐、颈后疼痛、颈强直，查体可见脑膜刺激征阳性、共济失调、面神经损伤、肢体瘫痪不明显。由于小脑出血容易造成梗阻性脑积水，临床表现往往迅速恶化而出现意识障碍；有些患者可于发病后1~2h内发展至深昏迷，四肢抽搐或强直，双侧病理征阳性，呼吸衰竭或突然呼吸停止。这部分患者往往是由于小脑大量出血，直接压迫脑干或造成小脑扁桃体下疝而发生死亡。

(3) 脑桥出血破入脑室：临床上遇到的脑干出血，绝大多数是脑桥出血，而脑桥出血容易破入第四脑室。脑干出血约占继发性脑室内出血的2%。若出血量较少，患者可以神志清楚，有剧烈头痛、眼花、呕吐、复视、吞咽困难、后组脑神经损伤、颈强直等表现。若大量出血，患者常于发病后几十分钟甚至几分钟内发展至深昏迷、高热、大小便失禁、急性上消化道出血等表现，并有双侧瞳孔缩小、交叉性瘫痪、呼吸障碍等生命体征紊乱症状。由于这部分患者发病时即十分危重，往往未到达医院或未来得及诊治便死亡，故预后极差，死亡率几乎为100%。

(4) 蛛网膜下隙出血逆流入脑室和多发性脑出血破入脑室

1) 蛛网膜下隙出血逆流入脑室：蛛网膜下隙出血可通过第四脑室逆流入脑室系统内，约占继发性脑室内出血的5.9%。轻者临床表现与无脑室内出血的蛛网膜下隙出血相似，即头痛、发热、不同程度的意识障碍、精神异常、癫痫和脑神经麻痹等。重者多数（92.2%）出现昏迷、发作性去脑强直性抽搐、视盘水肿、玻璃体下出血、病理征阳性、脑定位征、脑疝等表现。上述症状与体征的出现机会要比单纯蛛网膜下隙出血高得多，其预后也较单纯蛛网膜下隙出血差。

2) 多发性脑出血破入脑室：多发性脑出血破入脑室约占继发性脑室内出血的2%。原发出血部位可分为大脑半球和幕下。大脑半球出血部位可以是同侧，亦可以是双侧对称性部位。幕下多发出血和幕上、幕下多发性脑出血临床上少见。多发性脑出血破入脑室，临床上多数患者（80%）仅出现一个出血灶的体征或无脑定位征。这主要与出血部位是否影响脑的主要功能区有关，而与血肿的大小关系不大。但是患者也可出现多病灶表现，除具有一般脑室内出血的表现外，往往临床过程较重，约80%的患者出现意识障碍，死亡率高。单靠临床表现是难以诊断多发性脑出血破入脑室的，必须依靠CT等先进仪器帮助诊断。

(二) 自发性脑室内出血的诊断

由于自发性脑室内出血的临床表现可轻可重，变化不一，CT问世以前明确诊断多根据手术或尸解。因此，对活体术前病例或症状轻者临床上常诊断困难或漏诊、误诊。凡突然发病、有急性颅内压增高、意识障碍、脑定位征、脑膜刺激征等表现者，均应考虑到有脑室内出血的可能。自发性脑室内出血单靠临床查体确诊困难，应及时行特殊检查，尤其是CT扫描检查和数字减影脑血管造影检查，这对于明确病因是十分必要的。即使如此，亦会发生漏诊，因为某些轻型脑室内出血患者可仅表现为头痛、头晕、恶心呕吐等，而无意识障碍或脑定位体征。所以，有条件者，应放宽 CT 扫描检查的指征，并及时行其他辅助检查。

1. 一般检查

（1）血常规、出凝血时间及凝血酶原时间：约 85% 的病例白细胞高于 $1 \times 10^4/mm^3$，主要是多核白细胞升高。白细胞计数多在 $(1 \sim 2.5) \times 10^4/mm^3$ 之间，小儿可出现血红蛋白下降。其他常规项目可无明显变化。出凝血时间及凝血酶原时间绝大多数患者正常，只有在病因是白血病、肝病、妊高征子痫及抗凝治疗等引起凝血功能障碍而发生脑室内出血的患者身上才出现异常，表现为出凝血时间及凝血酶原时间延长，但有时亦在正常范围之内。

（2）尿常规部分患者可出现尿糖和蛋白尿：凝血功能异常或妊高征子痫引起的脑室内出血，发病前后可以出现进行性血尿，提示将有可能发生脑室内出血。

（3）腰穿检查：几乎所有的患者都出现血性脑脊液，腰穿压力多超过 2.6kPa（约为 200mmH$_2$O），多数患者为 3.3~6.7kPa（250~500mmH$_2$O）。脑室压力为 1~10kPa（约 80~800mmH$_2$O）。急性期脑脊液中以红细胞和嗜中性粒细胞为主，病后 3~5d 可见含铁血黄素吞噬细胞，7~10d 可见胆红质巨噬细胞。但是，此项检查在急性期要慎重施行，以免诱发脑疝。腰穿放液时要缓慢，放液量以不超过 8 滴/min 和 7mL 为宜。

（4）颅骨平片：大脑半球出血引起的继发性脑室内出血可见松果体或脉络丛钙化斑向对侧移位。病因为动脉瘤者有时可见一侧眶上裂扩大，颈内动脉管增粗，视神经孔扩大及边缘模糊。脑动静脉畸形可见颅骨血管沟异常，颅内异常钙化斑点。颅内肿瘤患者可见有慢性颅内压增高征象，有时亦可见局部颅骨增生或破坏，这些对自发性脑室内出血的病因诊断均有一定参考价值。

2. 特殊检查

（1）脑室造影术：CT 应用之前，脑室造影对确诊脑室内出血很有价值。脑室穿刺时即可发现脑脊液为血性，压力增高。造影时可出现以下表现：①脑室扩大。②脑室变形移位。③脑室内充盈缺损，为自发性脑室内出血的特征性表现。④脑池及脑沟扩大或不显影。⑤脑池充盈缺损。

（2）脑血管造影术：脑血管造影术除能显示出自发性脑室内出血的病因（如动脉瘤、脑血管畸形、烟雾病和颅内肿瘤等）表现及脑实质内血肿的表现外，血肿破入脑室时尚表现为：正位片可见外侧豆纹动脉向内侧移位，其远端下压或变直；大脑前动脉仍居中或移位不明显，大脑内静脉明显向对侧移位（超过 6mm）与大脑前动脉之间有"移位分离"现象，这是血肿破入脑室的特征表现。侧位片可见侧脑室扩大征象即大脑前动脉膝部呈球形和胼周动脉弧度增大，静脉角变大，室管膜下静脉拉直等。

（3）CT 扫描：CT 扫描检查是目前诊断脑室内出血最安全、可靠、迅速和无创伤的手段。必要时应反复检查，以便动态观察其变化。脑室内出血表现为脑室内高密度影，偶尔亦可表现为等密度影。CT 扫描尚能清楚地显示出其原发出血部位、血肿大小、形态、脑水肿程度、中线结构移位程度、脑积水的阻塞部位及其程度、穿破脑室的部位和脑室内出血的程度等，为临床指导治疗判断预后提供重要的资料依据。反复 CT 扫描不仅能动态观察血肿的自然过程，而且能发现是否有再出血。

（4）MRI：脑室内出血的 MRI 表现与脑出血的表现一致，其 MRI 上信号的变化规律详见表 4-3。

表 4-3 自发性脑室内出血不同时期的 MRI 表现

分期	出血后时间	T$_1$ 加权像	T$_2$ 加权像
超急性期	<24h	等信号	等信号
急性期	1~3d	等信号	低信号
亚急性早期	3~7d	高信号	低信号
亚急性晚期	7~14d	高信号	高信号
慢性早期	2~3 周	高信号	高信号
慢性期	大于 3 周	低信号	高信号

3. 病因鉴别诊断

（1）高血压性脑室内出血：高血压性脑室内出血患者，绝大多数有明显的高血压的病史，中年以上突然发病，意识障碍相对较重，偏瘫、失语较明显，脑血管造影无颅内动脉瘤及畸形血管。

（2）动脉瘤性脑室内出血：多见于40～50岁，女性多于男性，发病前无特殊症状或有一侧眼肌麻痹、偏头痛等。发病后症状严重，反复出血较多见，间隔时间80%为1个月之内。患者有一侧动眼神经损伤，视力进行性下降，视网膜出血，在此基础上突然出现脑室内出血的表现，很有可能为动脉瘤破裂出血导致脑室内出血，应及时行CT扫描和脑血管造影明确诊断。

（3）脑动静脉畸形性脑室内出血：易发年龄为15～40岁，平均年龄比动脉瘤性脑室内出血约小20岁。性别发生率与动脉瘤相反，即男性多于女性。发病前可有出血或癫痫病史，进行性轻偏瘫而无明显颅内压增高表现，或有颅后窝症状，呈缓慢波动性进展。如突然发生轻度意识障碍和一系列脑室内出血表现，应首先考虑脑动静脉畸形。确诊需要CT扫描及脑血管造影术。

（4）烟雾病性脑室内出血：多见于儿童及青年，在发生脑室内出血之前，儿童主要表现为发作性偏瘫，成人则多表现为蛛网膜下隙出血，在此基础上出现脑室内出血的症状和体征。脑血管造影示颈内动脉末端严重狭窄或闭塞，在脑底部有密集的毛细血管网，如同烟雾状为其特征表现。

（5）颅内肿瘤性脑室内出血：多见于成人，凡是脑室内出血恢复过程不典型或脑室内出血急性期脑水肿消退，神志或定位体征不见好转，查体发现双侧视神经盘水肿等慢性颅内压增高的表现，或发病前有颅内占位性病变表现或脑肿瘤术后放疗患者，应考虑到有脑肿瘤出血导致脑室内出血的可能。必要时可行CT强化扫描确诊。另外，其他少见或罕见病因的脑室内出血，多有明显的病因可查，根据病史不难做出其病因诊断。

三、自发性脑室内出血的治疗

目前，自发性脑室内出血急性期的治疗措施大致可分为内科治疗和外科治疗两大类。常用的外科手术治疗方式为脑室引流术和开颅血肿清除术，而脑内血肿穿刺吸除术临床上较少用。

（一）内科治疗

内科治疗自发性脑室内出血，以往死亡率较高。CT出现以后，内科治疗自发性脑室内出血的死亡率已降至34.1%～57.1%，平均38.4%。这并非因内科治疗措施有很大提高，而是因轻型的自发性脑室内出血患者发现增多，并且能够及时明确诊断，及时治疗。

1. 适应证　凡属于Ⅰ级的患者均应首选内科治疗。自发性脑室内出血内科保守治疗的具体指征包括：①入院时意识清醒或意识模糊。②临床轻、中度脑定位体征，保守治疗过程中无恶化倾向。③入院时血压不超过26.7kPa（200/120mmHg）。④无急性梗阻性脑积水或仅有轻度脑积水（脑室颅比率在0.15～0.23）的原发性脑室内出血。⑤中线结构移位＜10mm。⑥非闭塞性血肿。⑦对于继发性脑室内出血幕上脑实质内血肿＜30mL，或小脑、脑干、多发性出血破入脑室，蛛网膜下隙出血逆流入脑室；原发血肿量少，患者意识障碍轻者，亦可考虑保守治疗。⑧高龄伴多个器官衰竭，脑疝晚期不宜手术者。

2. 治疗措施　内科治疗自发性脑室内出血的治疗原则基本上同单纯脑出血和蛛网膜下隙出血一样。传统的内科治疗措施为镇静、止血、减轻脑水肿、降低颅内压、控制血压及防治并发症、改善脑功能等。

腰穿对于严重颅内高压者禁止施行，以免诱发脑疝。但是，对于颅内压已正常，尤其是原发性脑室内出血患者，可慎重地反复腰穿缓慢放液，每次1～7mL为宜，以减少脑脊液中的血液成分，缓解症状，避免因血液吸收引起的高热反应和蛛网膜颗粒阻塞而发生迟发性交通性脑积水。

（二）外科治疗

由于自发性脑室内出血约93%的患者属于继发性脑室内出血。而且脑出血血块期作为占位性病变，以及急性梗阻性脑积水的形成，存在着颅内高压和脑受压、脑疝的威胁，内科治疗措施不尽满意。因此，自发性脑室内出血作为自发性脑出血的一种严重类型，外科治疗更值得探讨。

1. 手术方法与适应证　手术方法大致可分为直接手术（穿刺血肿吸除及引流术、开颅血肿清除术）及脑室穿刺脑脊液引流术。

（1）直接手术：对于脑实质内血肿较大而脑室内血肿较小的继发性脑室内出血，或有脑疝症状以及脑室穿刺脑脊液引流术未能奏效者，反复CT扫描血肿逐渐增大以及脑血管造影时发现造影剂外溢者，均应考虑直接手术清除血肿。直接手术的死亡率一般为33.75%，这主要是由于做手术的患者多为危重患者所致，并非手术效果不好。

1）立体定向脑内血肿穿刺吸除术和引流术：以往因本手术方式带有一定的盲目性，血块抽不出或吸除不全及不能止血等原因，使这项手术的应用受到限制，大有被废弃之势。近年来，随着CT及立体定向术的发展与应用，此手术又开始复兴。据报道，首次准确穿刺血肿可吸出急性期血肿量的35%，然后用尿激酶反复冲洗引流，于1~2d内可完全清除血肿。另外，用阿基米德钻可以一次全部清除血肿。

2）骨窗开颅与骨瓣开颅血肿清除术：此手术是目前最常用的方法。现在多采用局部麻醉下小切口骨窗开颅血肿清除术，这是在传统的骨窗和骨瓣开颅术基础上的改进。此法的优点是损伤较小，并发症少，手术简单迅速。一旦进入血肿腔，由于周围脑组织压力较高，可不断将血肿推向切口部位，使血肿"自然娩出"。但是，由于手术视野小，需要良好的照明。也有人认为还是骨瓣开颅为好，其优点是手术暴露好，血块清除彻底，便于清除脑室内的血肿，止血充分。但是，这样颅脑损伤较大，手术时间长。无论使用哪种方法，术后均应放置引流管，以利脑水肿的消退及残留血块的引流。

无论何种手术方式，要降低死亡率，关键在于恰当地掌握好手术适应证。

3）直接手术适应证：意识障碍进行性加重或早期深昏迷者；大脑半球出血，血肿量超过30mL，中线结构移位超过10mm的继发性脑室内出血；脑实质内血肿大而脑室内血肿小者，或复查CT血肿逐渐增大者；小脑血肿直径>3cm，脑干血肿直径>2cm，或脑室引流后好转又恶化的继发性脑室内出血；早期脑疝经脑室穿刺脑脊液引流好转后，亦应考虑直接手术。

（2）脑室穿刺脑脊液引流术：脑室穿刺脑脊液引流术是治疗自发性脑室内出血的另一重要而有效的手术方式，分单侧和双侧脑室穿刺脑脊液引流术。一般多采用经额穿刺脑室脑脊液引流。

1）治疗效果：脑室穿刺脑脊液引流治疗脑室内出血，临床上往往能收到意料不到的效果。尤其是对于原发性脑室内出血，单靠脑室穿刺脑脊液引流就能基本上解决问题。但也有人否定此方法的治疗作用，其根据是引流管几乎全被血块堵塞。脑室穿刺脑脊液引流术治疗自发性脑室内出血的死亡率一般为25%左右。

2）适应证：由于脑室穿刺脑脊液引流术简单易行，安全有效，可在床边进行，故可作为自发性脑室内出血患者的首选治疗方法，亦可作为直接手术之前的应急治疗措施以缓解症状，赢得时间，进一步手术治疗。凡内科保守治疗无效或高龄、有心、肺、肝、肾等脏器严重疾病者，以及脑干血肿不能直接手术或脑疝晚期患者，均可试行脑室穿刺脑脊液引流术。尤其对于有急性梗阻性脑积水的原发性脑室内出血患者和有闭塞型血肿的脑室内出血患者，更为适用。但是，对于动脉瘤、动静脉畸形等破裂出血引起的脑室内出血，在未处理原发病之前，行脑室穿刺脑脊液引流要小心谨慎，避免过度降低颅内压，诱发再出血。

3）注意事项：钻颅与置管的部位：一般可于含血量少的一侧侧脑室前角或健侧侧脑室置管引流。这样对侧侧脑室内血液需要经过室间孔和第三脑室才能达到引流管，避免了较大的血块对引流管的阻塞。另外，出血侧侧脑室可能有病理性血管，于同侧穿刺时，可能会造成再出血。若室间孔阻塞可同时行双侧侧脑室穿刺脑脊液引流术。

引流管的选择：有关脑室引流管的选择问题很重要。因为脑室穿刺脑脊液引流不仅是为了引流脑脊液，更重要的是引流血肿，这样要求引流管的内径要适当的粗些，故宜选择质软、无毒、壁薄、腔大、易消毒的导管。若采用大钻头钻孔可用内径为4mm的橡胶管。

拔管时机：何时拔除脑室引流管，临床上没有统一的时间规定。一般来说，引流的血性脑脊液色泽变淡或颅内压已正常，特别是经 CT 复查后，脑室内血肿明显减少或消失，临床症状好转，即可拔除脑室引流管。若无 CT 检查，亦可在临床表现明显好转后，夹闭引流管观察 24h，若临床表现无变化即可拔管。若引流的脑脊液已变清，但是颅内压仍较高或引流量仍多，可考虑行脑室－腹腔或脑室左心耳分流术。然而，如果引流后病情明显好转，即使引流出的脑脊液含血量较多，但颅内压已正常，也可以及早拔管，必要时可以间断腰穿放液，以免长期引流并发颅内感染。遇此情况，应酌情尽早地拔除引流管，终止脑脊液引流。

预防感染：继发性化脓性脑室炎和脑膜炎是脑室穿刺脑脊液引流术最严重的并发症，也是造成患者额外死亡的主要原因之一。细菌侵入的最重要的途径是引流管内波动的脑脊液。严格要求无菌操作，避免引流管漏液和逆流，防止引流管外口与脑脊液收集瓶内液体接触，CT 复查时夹闭引流管等，都是预防颅内感染的重要环节。另外，预防性应用抗生素对预防颅内感染也是十分必要的。

2. 手术时机　手术时机可分为超早期（发病后 7h 之内）、早期（发病后 7h 至 3d）和延期（发病后 3d 以上）手术 3 种。

（1）超早期手术：超早期手术治疗自发性脑室内出血的死亡率为 7%～14%。超早期手术的优点可概括为以下四点。

1）手术时脑水肿轻微或无脑水肿，此期将血肿清除，利于防止和打断脑水肿的发生和发展的恶性循环。

2）脑室内血肿清除并给予脑室引流，可尽早地解除脑脊液循环障碍。

3）尽早地解除因血肿压迫导致的脑疝，降低死亡率和致残率。

4）超早期手术得到早期止血，防止血肿的增大或再出血，利于术后意识和神经功能的恢复。

超早期手术治疗自发性脑室内出血的临床效果均比早期和延期手术更为理想。

（2）早期与延期手术：出血 1d 内自主神经功能紊乱，生命体征多不稳定，而数天后，血肿和脑水肿造成的颅内压增高逐渐明显，此时手术效果较好。延期手术时，自主神经功能紊乱，脑水肿多已消退，血肿与脑组织分界清楚，此时手术比较容易，再出血的机会也减少。目前，在实际工作中，由于各种因素的限制，神经外科医师在很多情况下是被动地接受手术患者。因为自发性脑室内出血的患者首诊往往不是神经外科医师，在会诊时，不少患者往往已处于脑疝晚期阶段，不要说是超早期手术，就连早期手术的时机也失去了。因此，多数手术患者属于延期或早期手术。

（三）治疗方法的选择

国内外学者曾对自发性脑室内出血的治疗进行过许多探讨，其疗效差别很大，而且这些报告中手术治疗的病例都是经过筛选的，所以不能说明手术治疗是否较内科治疗优越，也看不出手术治疗所能提高疗效的程度，并且，由于其轻重患者的构成比不一样，故内、外科治疗的方法的死亡率不具可比性。

自发性脑室内出血的最佳治疗方案为：Ⅰ级患者行内科治疗；Ⅱ级患者行超早期脑室穿刺脑脊液引流术；Ⅲ级患者行超早期开颅血肿清除术；Ⅳ级患者应积极探索新的治疗方法，以挽救患者的生命，治疗上亦可考虑行超早期手术。但是，Ⅳ级患者即使偶尔有个别病例存活，也多遗有严重的神经功能障碍。

(郭志钢)

第三节　脑动静脉畸形

脑动静脉畸形（cerebral arteriovenous malformations）是一种先天性脑血管疾病。在胚胎早期，原始的动静脉是相互交通的，以后由于局部血管发育异常，动静脉血管仍然以直接沟通的形势遗留下来。由于缺少正常毛细血管的阻力，血液由动脉直接进入静脉，使静脉因压力增加而扩张，动脉因供血增加而增粗。同时，由于侧支循环形成及扩大，形成了迂曲、粗细不等的畸形血管团。脑动静脉畸形又称脑血管瘤、血管性错构瘤、脑动静脉瘘等。在畸形的血管团两端有明显的供血输入动脉和回流血的输出静脉。虽然该病为先天性疾病，但大多数患者在若干年后才表现出临床症状，通常 50%～68% 可发生颅内出血,其自然出血率每年为2%~4%,首次出血的病死率近10%,致残率更高。

一、病因

因畸形血管管壁无正常动静脉的完整性而十分薄弱,在病变部位可有反复的小出血,也由于邻近的脑组织可有小的出血性梗死软化,使病变缺乏支持,也容易发生出血,血块发生机化和液化,再出血时使血液又流入此腔内,形成更大的囊腔,病变体积逐渐增大;由于病变内的动静脉畸形管壁的缺欠和薄弱,长期经受增大的血流压力而扩大曲张,甚至形成动脉瘤样改变。这些均构成了动静脉畸形破裂出血的因素。

二、病理

病变血管破裂可发生蛛网膜下隙出血、脑内或脑室内出血,常形成脑内血肿,偶可形成硬膜下血肿。因多次反复的小出血,病变周围有含铁血黄素沉积使局部脑组织发黄,邻近的甚至较远的脑组织因缺血营养不良可有萎缩,局部脑室可扩大;颅后窝病变可致导水管或第四脑室阻塞而产生梗阻性脑积水。

三、临床特点

小的动静脉畸形也可无症状。除非出血或引起癫痫才能被发现。绝大多数脑动静脉畸形患者可表现出头痛、癫痫和出血的症状,也有根据血管畸形所在的部位表现出相应的神经功能障碍者;少数患者因血管畸形较小或是隐性而不表现出任何症状,往往是在颅内出血后被诊断,也有是在查找癫痫原因时被发现。

1. 颅内出血 是脑动静脉畸形最常见的症状,约50%的患者为首发症状,一般多发生在30岁以下年龄较轻的患者,高峰年龄较动脉瘤早,为15~18岁。为突然发病,多在体力活动或情绪激动时发生,也有在日常活动及睡眠中发生者。表现为剧烈头痛、呕吐,甚至意识不清,有脑膜刺激症状,大脑半球病变常有偏瘫或偏身感觉障碍、偏盲或失语;颅后窝病变可表现有共济失调、眼球震颤、眼球运动障碍及长传导束受累现象。颅内出血除表现为蛛网膜下隙出血外,可有脑内出血、脑室内出血,少数可形成硬膜下血肿。较大的脑动静脉畸形出血量多时可引起颅压升高导致脑疝而死亡。

与颅内动脉瘤比较,脑动静脉畸形出血的特点是出血年龄早、出血程度轻、早期再出血发生率低,出血后发生脑血管痉挛较一般动脉瘤轻,出血危险程度与年龄、畸形血管团大小及部位有关。

2. 头痛 约80%的患者有长期头痛的病史,多数是颅内出血的结果,除此以外,约43%的患者在出血前即有持续性或反复发作性头痛。16%~40%为首发症状,可表现为偏头痛、局灶性头痛和全头痛。头痛的部位与病灶无明显关系,头痛的原因与畸形血管扩张有关。当动静脉畸形破裂时头痛变得剧烈且伴有呕吐。

3. 癫痫 也是脑动静脉畸形的常见症状,可单独出现,也可在颅内出血时发生。发生率为28%~64%,其发生率与脑动静脉畸形的大小、位置及类型有关。位于皮质的大型脑动静脉畸形及呈广泛毛细血管扩张型脑动静脉畸形的发生率高。癫痫常见于30岁以上年龄较大的患者,约有半数患者为首发症状,在一部分患者为唯一症状。

4. 神经功能障碍 约40%的患者可出现进行性神经功能障碍,其中10%为首发症状。表现的症状由血管畸形部位、血肿压迫、脑血循环障碍及脑萎缩区域而定。主要表现为运动或感觉性障碍。位于额叶者可有偏侧肢体及颜面肌力减弱,优势半球可发生语言障碍;位于颞叶者可有幻视、幻嗅、听觉性失语等;顶枕叶者可有皮质性感觉障碍、失读、失用、偏盲和空间定向障碍等;位于基底节者常见有震颤、不自主运动、肢体笨拙、出血后可发生偏瘫等;位于脑桥及延髓的动静脉畸形可有锥体束征、共济失调、听力减退、吞咽障碍等脑神经麻痹症状,出血严重者可造成四肢瘫、角弓反张、呼吸障碍等。

5. 颅内杂音 颅内血管吹风样杂音占脑动静脉畸形患者的2.4%~38%,压迫同侧颈动脉可使杂音减弱,压迫对侧颈动脉则增强。主要发生在颈外动脉系统供血的硬脑膜动静脉畸形。患者感觉自己脑内及头皮上有颤动及杂音，但别人听不着，只有动静脉畸形体积较大且部位较浅时，才能在颅骨上听到收缩期增强的连续性杂音。横窦及乙状窦的动静脉畸形可有颅内血管杂音。

6. 智力减退　可呈现进行性智力减退，尤其在巨大型动静脉畸形患者，因严重的脑盗血导致脑的弥漫性缺血和脑的发育障碍。

7. 眼球突出　位于额叶或颞叶、眶内及海绵窦者可有眼球突出。

8. 其他症状　动静脉畸形引流静脉的扩张或其破裂造成的血肿、蛛网膜下隙或脑室内出血，均可阻塞脑脊液循环通路而引起脑积水，出现颅内压增高的表现。脑干动静脉畸形可引起复视。在婴儿及儿童中，因颅内血循环短路，可有心力衰竭，尤其是病变累及大脑大静脉者，心力衰竭甚至可能是唯一的临床症状。

四、实验室检查

1. 脑脊液　出血前多无明显改变，出血后颅内压大多在 1.92～3.84kPa，脑脊液呈血性。

2. 脑电图　多数患者有脑电图异常，脑电图异常主要表现为局限性的不正常活动，包括 α 节律的减少或消失，波率减慢，波幅降低，有时出现弥漫性 θ 波，与脑萎缩或脑退行性改变的脑电图相似；脑内血肿者可出现局灶性 δ 波；幕下动静脉畸形可表现为不规则的慢波；约一半有癫痫病史的患者表现有癫痫波形。

3. 核素扫描　一般用 ^{99}Tc 或 ^{197}Hg 作闪烁扫描连续摄像，90%～95% 的幕上动静脉畸形出现阳性结果，可做定位诊断。直径在 2mm 以下的动静脉畸形不易发现。

五、影像学检查

1. 头颅 X 线平片　有异常发现者占 22%～40%，表现为病灶部位钙化斑、颅骨血管沟变深加宽等，颅底平片有时可见破裂孔或棘孔扩大。颅后窝动静脉畸形致梗阻性脑积水者可显示有颅内压增高的现象。出血后可见松果体钙化移位。

2. CT 扫描　虽然不像血管造影能显示病变的全貌，对出血范围、血肿大小及血栓形成梗死灶脑室内出血、脑积水也有很高的价值。有利于发现较小的病灶和定位诊断。

3. 磁共振影像（MRI）及磁共振血管造影（MRA）　MRI 对动静脉畸形的诊断具有绝对的准确性，对畸形的供血动脉、血管团、引流静脉、出血、占位效应、病灶与功能区的关系均能明确显示，即使是隐性脑动静脉畸形往往也能显示出来。主要表现是圆形曲线状、蜂窝状或葡萄状血管流空低信号影，即动静脉畸形中的快速血流在 MRI 影像中显示为无信号影，而病变的血管团、供血动脉和引流静脉清楚地显示为黑色（图 4-2）。

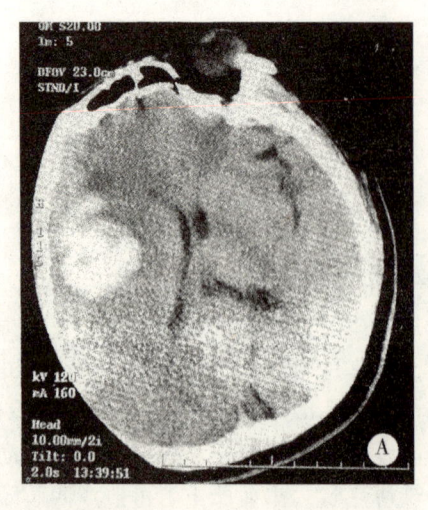

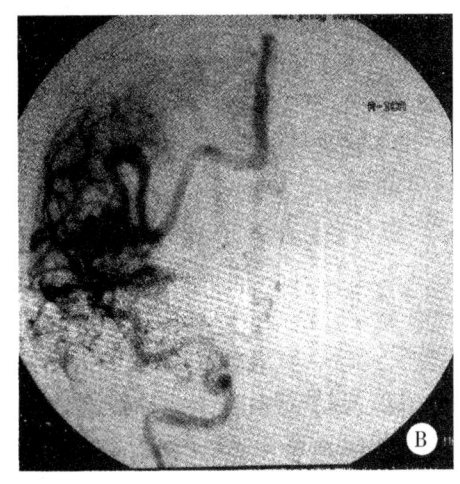

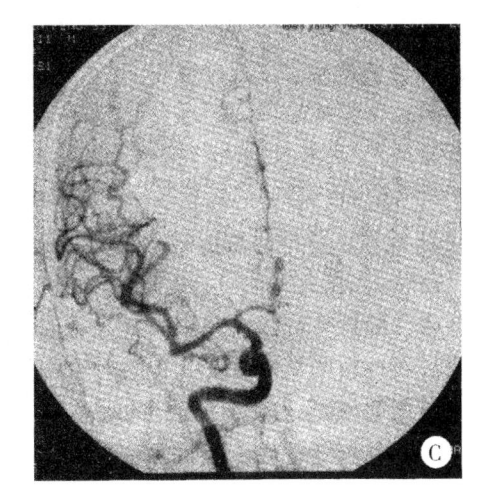

图4-2 外侧裂区脑动静脉畸形

4. 脑血管造影 蛛网膜下隙出血或自发性脑内血肿应进行脑血管造影或磁共振血管造影（MRA），顽固性癫痫及头痛提示有颅内动静脉畸形的可能，也应行脑血管造影或MRA。

Lasjaumias等（1986年）报道，在超选择性血管造影见到畸形血管的结构是：①动脉直接输入血管团。②动脉发出分支输入病灶。③与血流有关的动脉扩张形成动脉瘤。④不在动静脉畸形供血动脉上的动脉瘤。⑤动静脉瘘。⑥病灶内的动脉扩张形成动脉瘤。⑦病灶内的静脉扩张形成静脉瘤。⑧引流静脉扩张。

5. 经颅多普勒超声（TCD） 经颅多普勒超声是运用定向微调脉冲式多普勒探头直接记录颅内一定深度血管内血流的脉波，经微机分析处理后计算出相应血管血流波形及收缩期血流速度、舒张期血流速度、平均血流速度及脉搏指数。术中利用多普勒超声帮助确定血流方向和动静脉畸形血管结构类型，区分动静脉畸形的流入和流出血管，深部动静脉畸形的定位，动态监测动静脉畸形输入动脉的阻断效果和其血流动力学变化，有助于避免术中因血流动力学变化所引起的正常灌注压突破综合征等并发症。经颅多普勒超声与CT扫描或磁共振影像结合有助于脑动静脉畸形的诊断（图4-3~图4-5）。

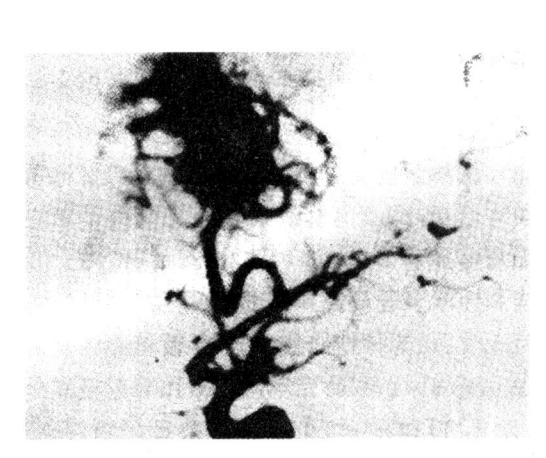

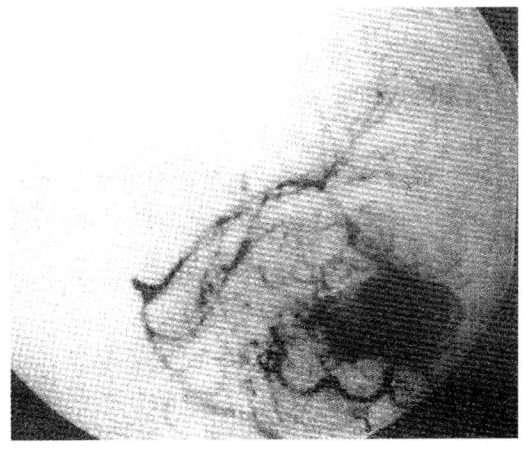

图4-3 颈动脉造影侧位像　　　　图4-4 椎动脉供血小脑血管畸形侧位像

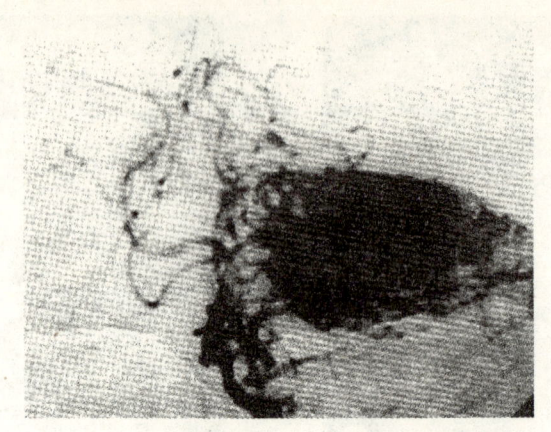

图4-5 椎动脉供血小脑血管畸形正位像

六、诊断与鉴别诊断

（1）诊断：年轻人有突然自发性颅内出血者多应考虑此病，尤其具有反复发作性头痛和癫痫病史者更应高度怀疑脑动静脉畸形的可能；听到颅内血管杂音而无颈内动脉海绵窦瘘症状者，大多可确定为此病。CT扫描和经颅多普勒超声可提示此病，协助确诊和分类，而选择性全脑血管造影和磁共振成像是明确诊断和研究本病的最可靠依据。

（2）应注意与下列疾病相鉴别：①海绵状血管瘤。②胶质瘤。③转移瘤。④脑膜瘤。⑤血管网状细胞瘤。⑥颅内动脉瘤。⑦静脉性脑血管畸形。⑧moyamoya病等。

七、治疗方法

脑动静脉畸形的治疗目标是使动静脉畸形完全消失并保留神经功能。脑动静脉畸形治疗目的是阻断供血动脉及去除畸形血管团，解决及预防出血、治疗癫痫、消除头痛、解决盗血，恢复神经功能。

1. 手术治疗

（1）脑动静脉畸形全切除术：仍是最合理的根治方法，既杜绝了出血的后患，又除去了脑盗血的根源，应作为首选的治疗方案。适用于1~3级的脑动静脉畸形，对于4级者因切除的危险性太大，不宜采用，3级与4级间的病例应根据具体情况决定。

（2）供血动脉结扎术：适用于3~4级和4级脑动静脉畸形及其他不能手术切除但经常反复出血者。可使供血减少，脑动静脉畸形内的血流减慢，增加自行血栓形成的机会，并减少盗血量。

2. 血管内栓塞 由于栓塞材料的完善及介入神经放射学的不断发展，血管内栓塞已成为治疗动静脉畸形的重要手段。对于大型高血流量的脑动静脉畸形、部分深在的重要功能区的脑动静脉畸形、供血动脉伴有动脉瘤、畸形团引流静脉细小屈曲使引流不畅者适用。

3. 立体定向放射治疗 是在立体定向手术基础上发展起来的一种新的治疗方法。该方法利用先进的立体定向技术和计算机系统，对颅内靶点使用一次大剂量窄束电离射线，从多方向、多角度精确地聚集于靶点上，引起放射生物学反应而达到治疗疾病的目的。

4. 综合治疗 近年来，对脑动静脉畸形采用一些先进的治疗方案，包括：①血管内栓塞治疗后的显微手术治疗。②放射治疗后的显微手术治疗。③血管内治疗后的放射治疗。④显微手术后的放射治疗等，这些疗法已取得一定的临床效果。

（郭志钢）

第四节 脑缺血性疾病

一、概述

脑卒中包括出血性卒中和缺血性卒中两大类,前者包括脑出血和蛛网膜下隙出血,后者为各种原因引起的脑缺血性疾病(cerebral ischemic diseases),缺血性卒中占所有卒中的75%~90%。

造成脑缺血的病因是复杂的,归纳起来有以下几类:①颅内、外动脉狭窄或闭塞。②脑动脉栓塞。③血流动力学因素。④血液学因素等。

1. 脑动脉狭窄或闭塞 脑由两侧颈内动脉和椎动脉供血,两侧颈内动脉供血约占脑的总供血量的80%~90%,椎动脉占10%~20%。当其中一条动脉发生足以影响血流量的狭窄或闭塞时,若是侧支循环良好,可以不发生临床缺血症状,如果侧支循环不良,或有多条动脉发生足以影响血流量的狭窄时,则会使局部或全脑的CBF减少,当CBF减少到发生脑缺血的临界水平[18~20mL/(100g·min)]以下时,就会产生脑缺血症状。

轻度的动脉狭窄不至于影响其血流量,一般认为必须缩窄原有管腔横断面积的80%以上才足以使血流量减少。从脑血管造影片上无法测出其横断面积,只能测量其内径。动脉内径狭窄超过其原有管径的50%时,相当于管腔面积缩窄75%,即可认为是足以影响血流量的狭窄程度,也就是具有外科意义的狭窄。

多条脑动脉狭窄或闭塞对脑血流的影响更大,因可使全脑血流处于缺血的边缘状态[CBF为31mL/(100g·min)],此时如有全身性血压波动,即可引发脑缺血。造成脑动脉狭窄或闭塞的主要原因是动脉粥样硬化,而且绝大多数(93%)累及颅外段大动脉和颅内的中等动脉,其中以颈动脉和椎动脉起始部受累的机会最多,而动脉硬化则多累及脑内小动脉。

2. 脑动脉栓塞 动脉粥样硬化斑块除可造成动脉管腔狭窄以外,在斑块上的溃疡面上常附有血小板凝块、附壁血栓和胆固醇碎片。这些附着物被血流冲刷脱落后形成栓子,被血流带入颅内动脉,堵塞远侧动脉造成脑栓塞,使供血区缺血。

最常见的栓子来源是颈内动脉起始部的动脉粥样硬化斑块,被认为是引起短暂性脑缺血发作(TIA)最常见的原因。

动脉栓塞另一个主要原因是心源性栓子。患有风湿性心瓣膜病、亚急性细菌性心内膜炎、先天性心脏病、人工瓣膜和心脏手术等形成的栓子随血流进入脑内造成栓塞。少见的栓子如脓毒性栓子、脂肪栓子、空气栓子等也可造成脑栓塞。

3. 血流动力学因素 短暂的低血压可引发脑缺血,如果有脑血管的严重狭窄或多条脑动脉狭窄,使脑血流处于少血状态时,轻度的血压降低即可引发脑缺血。例如心肌梗死、严重心律失常、休克、颈动脉窦过敏、直立性低血压、锁骨下动脉盗血综合征等。

4. 血液学因素 口服避孕药物、妊娠、产妇、手术后和血小板增多症引起的血液高凝状态;红细胞增多症、镰状细胞贫血、巨球蛋白血症引起的黏稠度增高均可发生脑缺血。

二、临床表现与诊断

(一)脑缺血的类型和临床表现

根据脑缺血后脑损害的程度,其临床表现可分为两类,一类由于轻度或短暂的供血不足引起暂时性神经功能缺失,但无明显脑梗死存在,临床上表现为短暂性脑缺血发作(TIA),另一类缺血程度较重,持续时间较长,造成脑梗死,临床上表现为可逆性缺血性神经功能缺失(RIND)、进展性卒中(PS)和完全性卒中(CS)。

1. 短暂性脑缺血发作(TIA) TIA为缺血引起的短暂性神经功能缺失,在24h内完全恢复。TIA一般是突然发作,持续不到10~15min,有的可持续数小时,90%的TIA持续时间不超过6h。引起TIA

的主要原因是动脉狭窄和微栓塞。

重视 TIA 是近 30 年来脑缺血疾病防治工作的一大进展，因为 TIA 的发生率很高，而且是发生完全性卒中的一个警兆，正确处理 TIA 患者，可能使很多患者免于发展成死亡率和致残率都很高的完全性卒中。

据 Whisnant 调查美国罗契斯特城的资料，每年每千人中有 0.31 例新发生的 TIA 患者，65 岁以上的人口中，发生率为 0.93/（1 000 人·年）。完全性卒中的患者中，在发病之前大部分患者有 TIA 史，最危险的时期是首次 TIA 发作之后数日之内，约有半数发生在一个月之内，首次 TIA 后的 5 年之内有 35% 的患者发生完全性卒中。曾发生过 TIA 者有半数患者将再次发生 TIA。有的 TIA 患者，在数小时至数天之内连续发生越来越频繁和持续时间越来越长的 TIA，称为"渐重性 TIA"，这种发作显示神经状态特别不稳定，而且发生脑梗死的危险性很大。

TIA 的临床表现根据病变累及的动脉不同而各异。

（1）颈动脉系统 TIA：表现为颈动脉供血区神经功能缺失。患者突然发作一侧肢体无力或瘫痪、感觉障碍，有的有失语和偏盲，有的发生一过性黑矇，表现为突然单眼失明，持续 2~3min，很少超过 5min，然后视力恢复。黑矇有时单独发生，有时伴有对侧肢体运动和感觉障碍。

（2）椎-基底动脉系统 TIA：椎-基底动脉系统 TIA 的症状比颈动脉系统复杂，眩晕是最常见的症状，当眩晕单独发生时，必须与其他原因引起的眩晕相鉴别。此外，可出现复视、同向偏盲、皮质性失明、构音困难、吞咽困难、共济失调、两侧交替出现的偏瘫和感觉障碍、面部麻木等。有的患者还可发生"跌倒发作"，表现为没有任何先兆的突然跌倒，但无意识丧失，患者可很快自行站起来，是脑干短暂性缺血所致。跌倒发作也见于颈椎病的患者，由于颈椎的骨赘压迫椎动脉，当颈部转动到某一方位时，骨赘将主要供血一侧的椎动脉压闭，使脑干突然缺血，当颈部转离该特殊方位后，又恢复供血。

2. 可逆性缺血性神经功能缺失（RIND） RIND 是一种局限性神经功能缺失，持续时间超过 24h，但在 3 周内完全恢复，神经系统检查可发现阳性局灶性神经缺失体征。RIND 患者可能有小范围的脑梗死存在。

3. 进展性卒中（PS） 脑缺血症状逐渐发展和加重，超过 6h 才达到高峰，有的在 1~2d 才完成其发展过程，脑内有梗死灶存在。进展性卒中较多地发生于椎基底动脉系统。

4. 完全性卒中（CS） 脑缺血症状发展迅速，在发病后数分钟至 1h 内达到高峰，至迟不超过 6h。

区分 TIA 和 RIND 的时间界限为 24h，在此时限之前恢复者为 TIA，在此时限以后恢复者为 RIND，在文献中大体趋于一致。但对 PS 和 CS 发展到高峰的时间界限则不一致，有人定为 2h，但更常用的时限为 6h。

（二）检查和诊断

造成脑缺血性卒中最常见的原因是颈内动脉和动脉粥样硬化。动脉粥样硬化的病变不仅可使动脉管腔狭窄或闭塞，而且可形成栓子堵塞远侧脑动脉。在诊断脑血管病变方面，脑血管造影自然是最佳方法，但可能造成栓子脱落形成栓塞，这种危险虽然并不多见，但后果严重。因此近年来很多非侵袭性检查，如经颅多普勒超声探测、磁共振血管造影应用较多，只有在 TCD 和 MRA 不能确诊时才行常规脑血管造影。

1. 脑血管造影 脑动脉粥样硬化病变可发生于脑血管系统的多个部位，但最多见于头-臂动脉和脑动脉的起始部，在脑动脉中则多见于颈内动脉和椎动脉的起始部。有时在一条动脉上可发生多处病变，例如在颈内动脉起始部和虹吸部都有病变，称为串列病变。故应进行尽可能充分的脑血管造影。

直接穿刺颈总动脉造影对颈总动脉分叉部显影清晰，简单易行，但直接穿刺有病变的动脉有危险性。穿刺处应距分叉部稍远，操作力求轻柔，以免造成栓子脱落。经股动脉插管选择性脑血管造影可进行 4 条脑动脉造影，是最常用的造影方法，但当股动脉和主动脉弓有狭窄时插管困难，颈总动脉或椎动脉开口处有病变时，插管也较困难并有一定危险性。经腋动脉插管选择性脑血管造影较少采用，腋动脉较少发生粥样硬化，且管径较粗并有较丰富的侧支循环，不像肱动脉那样容易造成上臂缺血，但穿刺时易伤及臂丛神经。经右侧腋动脉插管有时不能显示左颈总动脉、左锁骨下动脉和左椎动脉，遇此情况不得不辅以其他途径的造影。经股动脉或腋动脉插管到主动脉弓，用高压注射大剂量造影剂，可显示从主动脉弓分出的所有脑动脉的全程，但清晰度不及选择性插管或直接穿刺造影。

脑血管造影可显示动脉的狭窄程度、粥样斑块和溃疡。在造影片上测量狭窄程度的方法如（图4-6）。计算公式如下：

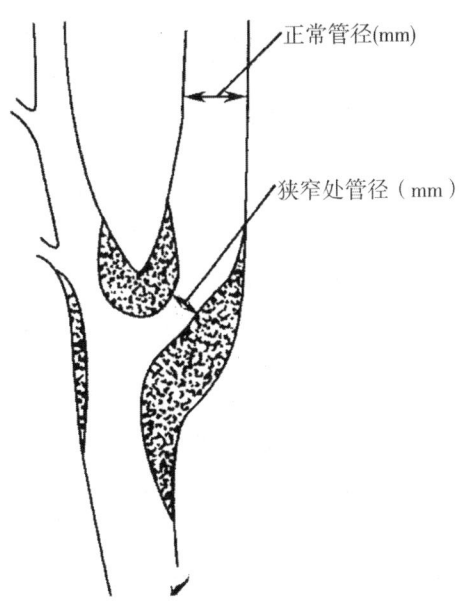

图4-6 动脉狭窄度测量法

$$狭窄程度 = \frac{1 - 狭窄处管径（mm）}{正常管径（mm）} \times 100\%$$

如狭窄程度达到50%，表示管腔横断面积减少75%，狭窄度达到75%，管腔面积已减少90%。如狭窄处呈现"细线征"，则管腔面积已减少90%~99%。

动脉粥样硬化上的溃疡可被血管造影所显示，在造影片上溃疡的形态可表现为：①动脉壁上有边缘锐利的下陷。②突出的斑块中有基底不规则的凹陷。③当造影剂流空后在不规则基底中有造影剂残留。有时相邻两个斑块中的凹陷可误认为是溃疡，也有时溃疡被血栓填满而被忽略。因此，脑血管造影对溃疡的确诊率只有47%左右。

2. 超声探测 超声探测是一种非侵袭性检查方法。B型超声二维成像可观察管腔是否有狭窄、斑块和溃疡；波段脉冲多普勒超声探测可测定颈部动脉内的峰值频率和血流速度，可借以判断颈内动脉狭窄的程度。残余管腔越小其峰值频率越高，血流速度也越快。根据颈动脉峰值流速判断狭窄程度的标准（表4-4）。

颈动脉指数等于颈总动脉的峰值收缩期频率除颈内动脉的峰值收缩期频率。根据颈动脉指数也可判断颈内动脉狭窄的程度（表4-5）。

表4-4 多普勒超声探测颈内动脉狭窄程度

狭窄的百分比（%）	颈内动脉/颈总动脉峰值收缩期流速比率	峰值收缩期流速（cm/s）
41~50	<1.8	>125
60~79	>1.8	>130
80~99	>3.7	>250 或 <25（极度狭窄）

表4-5 颈动脉指数与颈内动脉狭窄

狭窄程度	狭窄的百分比（%）	残余管径（mm）	颈动脉指数
轻度	<40	>4	2.5~4.0
中度	40~60	2~4	4~6.9
重度	>60	<2	7~15

经颅多普勒超声（TCD）可探测颅内动脉的狭窄，如颈内动脉颅内段、大脑中动脉、大脑前动脉和大脑后动脉主干的狭窄。

多普勒超声还可探测眶上动脉血流的方向，借以判断颈内动脉的狭窄程度或闭塞。眶上动脉和滑车上动脉是从颈内动脉分支眼动脉分出的，正常时其血流方向是向上的，当颈内动脉狭窄或闭塞时，眶上动脉和滑车上动脉的血流可明显减低或消失。如眼动脉发出点近侧的颈内动脉闭塞时，颈外动脉的血可通过这两条动脉逆流入眼动脉，供应闭塞处远侧的颈内动脉，用方向性多普勒探测此两条动脉的血流方向，可判断颈内动脉的狭窄或闭塞。但这种方法假阴性很多，因此只能作为参考。

3. 磁共振血管造影（MRA） MRA 也是一种非侵袭性检查方法。可显示颅内外脑血管影像，根据"北美症状性颈动脉内膜切除试验研究"的分级标准，管腔狭窄 10%~69% 者为轻度和中度狭窄，此时MRA 片上显示动脉管腔虽然缩小，但血流柱的连续性依然存在。管腔狭窄 70%~95% 者为重度狭窄，血流柱的信号有局限性中断，称为"跳跃征"。管腔狭窄 95%~99% 者为极度狭窄，在信号局限性中断以上，血流柱很纤细甚至不能显示，称为"纤细征"。目前在 MRA 像中尚难可靠地区分极度狭窄和闭塞，MRA 的另一缺点是难以显示粥样硬化的溃疡。

4. CT 脑血管造影（CTA） 用螺旋 CT 进行三维重建是近年来发展的另一种非侵袭性检查脑血管的方法。需静脉注入 100~150mL 含碘造影剂，然后进行扫描和重建，可用以检查颈动脉的病变，与常规脑血管造影的诊断符合率可达 89%。其缺点是难以区分血管腔内的造影剂与血管壁的钙化，因而对狭窄程度的估计不够准确。

三、脑缺血性疾病的外科治疗

治疗脑动脉闭塞性疾病的外科方法很多，包括球囊血管成形术，狭窄处补片管腔扩大术，动脉内膜切除术，头 - 臂动脉架桥术，颅外 - 颅内动脉吻合术，大网膜移植术以及几种方法的联合等。

（一）头 - 臂动脉架桥术

从主动脉弓发出的各条头臂动脉都可发生狭窄或闭塞引起脑缺血。其中无名动脉、颈总动脉、锁骨下动脉、颈内动脉和椎动脉的起始部都是好发部位。最常见的病因是动脉粥样硬化，约有半数患者累及一条以上的动脉。颈动脉系统和椎 - 基底动脉系统闭塞性病变除可引起各该系统的缺血性神经症状以外，还可引起全脑性症状，如头晕、昏厥、错乱、痴呆和嗜睡等。一侧锁骨下动脉发出椎动脉的近侧段闭塞还可引起一种特殊的综合征，多发生于左侧锁骨下动脉，表现为上肢无力、疼痛、脉搏无力或消失，运动患肢时引发椎 - 基底动脉缺血症状。因患侧椎动脉通过椎 - 基底动脉会合处将对侧椎动脉的血"偷漏"到患侧椎动脉，以供应上肢而致脑缺血，称为"锁骨下动脉分流综合征"。

治疗这些大动脉闭塞性疾病最常用的外科方法是动脉架桥术。主动脉上大动脉起始部的闭塞，必须开胸在升主动脉与阻塞部远侧的动脉之间架桥。由于开胸的并发症较多且较困难，故应尽量避免开胸，而只在颈部各条动脉之间架桥。架桥的方式有多种，应根据动脉闭塞的不同部位来设计。架桥所用的材料为涤纶（Dacron）或聚四氟乙烯（Teflon）制成的人造血管，较小的动脉之间也可用大隐静脉架桥。

（二）动脉内膜切除术

动脉内膜切除术可切除粥样硬化斑块而扩大管腔，同时消除了产生栓子的来源，因此是防止和治疗脑缺血的有效方法。颈部动脉内膜切除术适用于治疗颅外手术"可以达到"的病变，包括乳突 - 下颌线（从乳突尖端到下颌角的连线）以下的各条脑动脉，其中主要为颈总动脉分叉部和椎动脉起始部的病变。

最常发生阻塞性病变的部位是颈总动脉分叉部，特别是颈内动脉的起始部，两侧的发生率相等，其次是椎动脉的起始部，左侧的发生率高于右侧。颅外手术可达到部分的阻塞性病变中，狭窄多于闭塞，二者之比为 3：1。

（三）颈动脉内膜切除术

1951 年 Carrea 等首次对脑缺血患者进行了颈内动脉血管重建术。1953 年 DeBakey 首次对颈内动完全闭塞的患者成功地进行了内膜切除术，1954年Eastcott对颈动脉内膜切除术作了详细的描述。50多年来，颈内动脉内膜切除术经受了时间的考验，证明是治疗脑缺血疾病有效的外科方法。近年来，有两种趋势在并行地发展着，一方面是对缺血性卒中危险因素处理的进步和抗血小板凝集药物的应用，使缺血性卒中的发生率下降，另一方面由于外科技术、麻醉和监护技术的进步，使颈动脉内膜切除术的安全性增加，这两种趋势的相互发展将影响颈动脉内膜切除术的适应证和手术对象的选择。

1. 适应证和禁忌证　决定颈动脉内膜切除术的适应证时应根据两个条件，即血管病变情况和临床表现。

（1）血管病变：要根据颈动脉狭窄的程度和范围，有无对侧颈动脉狭窄或椎动脉狭窄，有无溃疡和溃疡的大小等。管腔狭窄超过原有直径的50%即认为具有外科意义。溃疡深而面积大者易发生脑栓塞。而且有溃疡者手术中发生并发症的危险要大得多。

（2）临床表现：以下情况可作为手术的适应证。

1）有TIA发作者，为防止以后发展为完全性卒中。

2）完全性卒中患者，有轻度神经功能缺失，为改善症状和防止再次卒中。

3）慢性脑缺血患者，为改善脑缺血和防止发生卒中。

4）无症状性血管杂音患者，虽无症状但在数年内发生卒中的可能性在15%~17%。正常颈动脉管径约为5~6mm，狭窄超过50%时即可出现血管杂音，超过85%或直径<1~1.5mm时杂音即消失，因此时血流显著减弱以致不能产生杂音，但发生卒中的危险性很大。

有下列情况者内膜切除术的效果不良。

1）脑梗死的急性期，因重建血流后可加重脑水肿，甚至发生脑内出血。

2）慢性颈内动脉完全闭塞超过2周者，手术使血管再通的成功率和长期通畅率很低。

3）有严重全身性疾病不能耐受手术者，例如心脏病、严重肺部疾病、糖尿病、肾脏病、感染、恶性肿瘤和估计手术后寿命不长者。

虽然有上述手术适应证和禁忌证的大体界定，但由于病情的复杂性，必须考虑手术的危险和效益的关系，对具体患者要个别地进行选择，在这方面仍存在争议。

颈动脉闭塞性疾病的患者，经4条脑血管造影，发现多数（67.3%~73%）有2处以上的病变，或2条以上的动脉上都有病变，称为多发性病变。对多发性病变的处理提出以下原则。

1）同一条动脉中有多发性病变时，应先处理近侧的病变，后处理远侧的病变。例如，应先处理无名动脉的病变，后处理右颈动脉和椎动脉的病变。

2）颈动脉和椎动脉都有病变者，应先处理颈动脉的病变，因为颈动脉显露容易且管腔较大，手术的危险性较小。颈动脉的血流量比椎动脉大2.5~10倍，疏通之后可更有效地改善脑的供血。表现为颈动脉系统缺血的患者中，有1/3的患者还有椎-基底动脉系统症状，颈动脉内膜切除术后，往往椎-基底动脉系统的症状也得到改善，如果颈动脉手术后无效，再考虑做椎动脉内膜切除术，或其他改善椎动脉供血的手术。

3）有狭窄程度不同的多发性病变时，应先处理狭窄程度较重的动脉，以期更有效地改善供血。例如一侧颈动脉狭窄90%，手术中阻断血流对脑的CBF影响较小，而另一侧狭窄50%，仍有相当多的血液供应脑内，阻断后对脑供血影响较大，可能耐受不良，如对侧颈动脉已经疏通，则增加耐受阻断的能力。若是两侧颈动脉狭窄程度相等，则看脑血管造影时交叉充盈程度而定。当一侧颈动脉造影时，可以通过前交通动脉供应对侧颈动脉系统，表示该侧的血流量大，是为"主侧"，暂时阻断后对脑的灌注影响较大，应先做"非主侧"的颈动脉内膜切除术。

4）两侧颈动脉狭窄程度相等时，应先做非优势半球侧的颈动脉内膜切除术，这样可增加优势半球的侧支供血，以便下次做优势半球侧颈动脉内膜切除时，会增加阻断血流的安全性。两侧手术应分期进行，相隔时间至少1周。

5）一个可以达到的颈部动脉病变和一个不可达到的颅内动脉病变同时存在，而两个病变之间有侧支循环渠道时，近侧病变疏通之后可以改善远侧病变动脉供血区的血流量。例如，一个病变在颈内动脉起始部，另一个在大脑中动脉，当颈内动脉的阻塞疏通后，血液可通过大脑前、中动脉间的吻合血管床和大脑后、中动脉间的吻合血管床，供应大脑中动脉的供血区。若是两个病变之间无侧支循环通路，则近侧病变疏通后不能改善远侧病变的供血。例如一个病变在颈内动脉起始部，另一个在虹吸部，二者之间无侧支循环渠道，当虹吸部狭窄程度超过颈内动脉，则疏通颈内动脉不会改善供血状态。反之，若近侧病变狭窄超过远侧病变，则近侧病变疏通后可以改善供血。

6）颈内动脉闭塞同时有颈外动脉狭窄，疏通颈外动脉后可通过眼动脉增加颈内动脉颅内段的供血。当颈外动脉狭窄超过50%时，即有手术指征。

上述选择手术对象的标准是一个完整的思路，代表某些专家的实践经验，其中有些方面仍存在争论，例如对无症状性狭窄杂音的手术态度、双侧颈动脉狭窄时对无症状侧手术的问题、卒中急性期和完全性闭塞的手术问题等，将随内科治疗的进步和外科方法的改善逐步得出结论。

2. 麻醉 颈动脉内膜切除术可采用区域性阻滞麻醉或全身麻醉，区域性麻醉时患者清醒，便于术中观察缺血症状，有助于决定是否需用分流管。但手术野显露受限，患者精神紧张易导致手术的仓促。全身麻醉便于呼吸道管理，以保持正常的血气状态，充分显露手术野，便于进行防止脑缺氧的措施。故一般多采用全身麻醉，只有在患者患有严重的心、肺疾病而患者又能合作的情况下才采用区域麻醉。

3. 手术中的脑保护和监测 用氟烷或异氟烷全身麻醉可降低脑耗氧量，增加脑对缺氧的耐受性。巴比妥类虽也有同样作用，但对脑电活动的抑制作用不利于术中进行脑电图的监测，且可延缓术后的苏醒，妨碍术后对神经功能的检查。如果没有心脏方面的禁忌，阻断颈动脉后可适当提高血压以促进侧支循环，但收缩压不宜超过22.7kPa（170mmHg）。较术前血压提高1.3~2.6kPa（10~20mmHg）为宜。

手术中最常用于监测脑缺血的方法是连续监测脑电图。麻醉前先测定双侧大脑半球的基础脑电图，然后在手术中连续监测。脑电图与局部脑血流量的改变有高度相关性。在全身麻醉和$PaCO_2$在正常范围的条件下，维持正常脑电图的最低rCBF为18mL/（100g·min）。直接测定rCBF的方法较烦琐，故较少应用。如果术中阻断颈内动脉有缺血危险者，应放置分流管。

关于术中是否需要放置分流管有不同意见，有的外科医师常规放置分流管，有的则不用分流管，有的则选择性地放置分流管。分流管为9~15cm的硅胶管，有不同的管径（8~14F）。两端必须非常光滑，以免损伤动脉内膜。在正常血压下，内径为2.5mm的分流管可流过血液125mL/min，虽然不能完全替代颈内动脉的正常血流量，但已够维持脑的最低需血量，何况狭窄的颈内动脉在手术前已有血流量减少。安放分流管的缺点是：①可损伤动脉内膜。②造成栓子脱落堵塞远侧脑动脉。

安放分流管的指征如下：

（1）区域性麻醉者，暂时阻断颈内动脉血流，观察半小时，如出现脑缺血症状即应安放分流管。

（2）阻断颈内动脉后测量远侧的残余血压，如降到6~7kPa（50~55mmHg）以下即应安放分流管。

（3）阻断颈动脉后描记脑电图，如发生显著改变即应安放分流管。

（4）阻断颈内动脉后测量rCBF，如降到30mL/（100g·min）以下即应安放分流管。

一般约有10%的患者需要放置分流管。

4. 颈动脉内膜切除术的技术

（1）切口：沿胸锁乳突肌前缘切开皮肤和颈阔肌，严密止血。在胸锁乳突肌前方显露颈总动脉，仔细保护舌下神经和迷走神经。

（2）分离颈动脉：先显露颈总动脉，然后向远侧分离颈内和颈外动脉。用利多卡因封闭颈动脉窦，以防发生反射性心动过缓和低血压。操作务必轻柔以免导致栓子脱落。保护喉上神经。颈内动脉至少应显露近侧段2cm，颈外动脉需显露到甲状腺上动脉分支处以远。用条带绕过动脉以便控制其血流。

（3）切开动脉壁：静脉注入肝素5 000~7 000U。抽紧控制带，沿动脉长轴切开颈总动脉和颈内动脉壁至能看到斑块，沿斑块与动脉的界面向远侧分离。动脉壁切口从颈总动脉分叉部近侧1~2cm开始，并超过颈内动脉中斑块的远端。

（4）切除斑块：先切断颈总动脉中的斑块的近端，然后切断颈外动脉内的斑块。最后在斑块和正常内膜交界处切断颈内动脉远端的斑块。此时注意不要将内膜与肌层分离，如有分离可稍加修剪或缝合固定在动脉壁上，否则重建的血流会将内膜冲开形成隔膜堵塞管腔。

（5）缝合动脉壁：切除斑块后用肝素盐水冲洗管腔，用6-0血管缝合线连续缝合切口，也可从切口两端向中央相对缝合，缝至最后3~4针时先放开颈内动脉的控制带，使回流的血将管腔内的空气和碎片或血块冲出，再控制颈内动脉。然后松开颈总动脉的控制带，冲出其中的空气和碎片或血块，再控制颈总动脉，迅速将切口完全缝合。缝合完毕后先放开颈外动脉的动脉夹，再放开颈总动脉，使血流将可能残存的空气和碎片冲到颈外动脉中去，最后放开颈内动脉恢复血流。此时如有条件可进行血管造影，有助于发现远侧动脉狭窄和内膜瓣，这些在外观上很难发现。

（6）动脉壁补片成形术：当显露颈动脉后，如果发现管腔很细，估计缝合后管腔仍然狭窄，先从下肢取一段大隐静脉，纵行剖开备用，也可用浸以胶原的绦纶织片补在动脉切口上以扩大管腔。

（7）安置分流管：如有符合安放分流管的指征时，在切开动脉壁时连同斑块一起切开至管腔，在分流管中充满肝素盐水后夹住，先松开颈内动脉，迅速放入分流管远端后收紧控制带，放开分流管使回流的血冲出，再用同样方法将近端放入颈总动脉，即可建立从颈总动脉到颈内动脉的血流，然后进行内膜切除术。缝合动脉壁至最后几针时抽出分流管，最后完成缝合。

手术完毕后用鱼精蛋白中和肝素。有人为了防止手术后血栓形成而不中和肝素，并在手术后继续应用5~7d，但必须妥善止血。

5. 手术后并发症　包括以下几点。

（1）心血管并发症：心肌梗死在手术中和围手术期发生的危险性很大。以往认为手术后应提高血压以促进脑供血的观点应慎重考虑并酌情而定。

（2）神经系统并发症：常见并发症有以下几种：①脑内出血。②手术中阻断颈内动脉引起的脑缺血。③手术中脑栓塞。④颈动脉闭塞。应立即进行CT扫描或脑血管造影，如果是脑内出血或颈动脉闭塞需立即进行手术处理。绝大多数（>80%）神经系统并发症发生于手术后的1~7d，多因脑栓塞或脑缺血所致。如脑血管造影显示手术部位有大的充盈缺损，需再次手术加以清除。如动脉基本正常，则多因脑栓塞所致，应给予抗凝治疗。

（3）切口部血肿：出血来源有：①软组织渗血。②动脉切口缝合不严密漏血。由于术中和术后应用肝素，如果止血不彻底，容易形成血肿。大的血肿可压迫气管，需立即进行止血，紧急情况下可在床边打开切口以减压。

（4）脑神经损伤：手术入路中可能损伤喉上神经、舌下神经、迷走神经、喉返神经或面神经的下颌支，特别是当颈动脉分叉部较高位时。并可损伤交感神经链发生Horner综合征。

（5）补片破裂：通常的静脉补片取自下肢踝前的大隐静脉，此处的静脉管径小而壁薄，不能承受颈内动脉的血压，手术后有破裂的可能。多发生于术后2~7d，突然颈部肿胀、呼吸困难。文献中报告静脉补片破裂者均取自踝前的大隐静脉，破裂率为1%~4%。而取自大腿或腹股沟的静脉补片很少发生破裂。

（6）高灌注综合征：动脉内膜切除术后有12%的患者发生高灌注综合征，表现为各种神经症状，少数发生脑内血肿。多发生于颈动脉严重狭窄的患者。原因是长期缺血使脑血管发生极度扩大，内膜切除后血流量突然增加而脑血管的自动调节功能尚未恢复，以致rCBF和血流速度急骤增高。故对高度狭窄的患者应进行TCD或rCBF监测，如发现高灌注状态，应适当降低血压。

6. 颈动脉内膜切除术的评价和效果　从20世纪50年代初开始，用内膜切除术预防和治疗颈动脉闭塞性疾病引起的脑缺血性卒中以来，有逐年增加的趋势。美国每年有85 000例颈动脉内膜切除术在施行，仅次于冠状动脉血管重建手术。这种手术的理论根据是合理的，因为：①除去动脉粥样硬化斑块、溃疡和附壁血栓，可消除脑栓塞的来源。②疏通和扩大颈动脉管腔，增加脑供血量，可改善缺血引起的神经功能障碍。有关颈动脉内膜切除术的文献浩繁，对这种手术的评价基本上是肯定的，但由于其中很多资料缺乏长期的随机对照研究，有人对这种手术与内科治疗何者更为优越提出质疑。因此必须对这种手术的危险-效益比率作全面的估计，才能评价这种手术与最佳的内科治疗何者对防治脑缺血卒中更为恰当，以及如何选择手术适应证。

内膜切除术的危险包括手术死亡率和围手术期发生的各种并发症，其中主要有心脏并发症，切口并发症（血肿、感染等）和神经系统并发症。据多中心研究的统计，内膜切除术的手术死亡率为0～5%，围手术期卒中的发生率为15%～16%。手术死亡率和致残率的高低与手术患者的病情程度和各种危险因素有关，也与手术医生的经验和技术有关。引起不良后果的危险因素有：①年龄＞75岁。②有无同侧或对侧的症状。③术前舒张压＞110mmHg。④有心绞痛史。⑤为冠状动脉搭桥术预行颈动脉内膜切除术。⑥动脉内有血栓形成。⑦狭窄接近颈动脉虹吸部。如果有两个以上的危险因素同时存在，则手术的危险性增加1倍。

颈动脉内膜切除术的预防意义大于治疗意义。具有发生脑缺血性卒中高危险因素的颈动脉狭窄患者，经内膜切除术后确可减少卒中的发生率。

随着颈动脉内膜切除术在麻醉、监测、脑保护和手术技术进步的同时，内科治疗也在进步，内膜切除术在防治颈动脉源性脑缺血卒中的作用，也将会有新的评价。

（四）颈外动脉内膜切除术

颈动脉内膜切除术通常是指颈内动脉的内膜切除术。当颈内动脉完全闭塞时，颈外动脉作为一个重要的侧支循环即显得很重要。脑血管造影时可见颈内动脉闭塞，有的可留下一个残株，颈外动脉明显扩大，与眶上动脉的吻合明显，通过眼动脉注入颈内动脉的虹吸部。由于颈内动脉完全闭塞的手术再通率低，故当颈内动脉完全闭塞，而颈外动脉有斑块性狭窄并引起视网膜栓塞或TIA时，是颈外动脉内膜切除术的适应证。当双侧颈内动脉闭塞时，颈外动脉狭窄可导致全脑弥散性低灌注的症状，在此情况下颈外动脉内膜切除术可改善脑供血。此外，颈外动脉疏通后，可为颞浅动脉提供更充分的供血，有利于进行颅外颅内动脉吻合术。

颈外动脉内膜切除术的手术技术与颈内动脉内膜切除术相同，只是其管径比颈内动脉小，故较常应用静脉补片以扩大管腔。

（五）椎-基底动脉供血不足（VBI）和椎动脉内膜切除术

椎动脉的解剖分段可分为4段：第一段从椎动脉起始处到第6颈椎的横突孔；第二段从第6颈椎横突孔至第1颈椎的上缘；第三段从第1颈椎上缘至进入寰枕膜处；第四段从寰枕膜进入颅内，至与对侧椎动脉会合成为基底动脉处。这是人体中仅有的解剖现象，即由两条动脉合成为一条单一的第三条动脉。在第四段上发出一个最大的分支，即小脑后下动脉。

椎动脉粥样硬化性病变可发生于椎动脉的任何节段，但最多见于椎动脉的起始部和颅内段。由于动脉内的斑块性狭窄引起脑供血减少，或由于栓子脱落引起脑栓塞。椎-基底动脉供血不足的症状还可因心脏原因引起或诱发，如心律失常和心源性栓塞。椎基底动脉缺血可表现为TIA或脑梗死，TIA的发生率约为前循环的半数，其中25%～35%将会在5年内发生脑梗死。

VBI可表现为3方面的症状：①脑干症状：例如复视、构音障碍和吞咽困难。②小脑症状：例如眩晕、共济失调。③枕叶症状：例如双侧黑矇或同向性偏盲。此外还可有猝倒和运动、感觉障碍。

并非所有椎动脉的病变都能引起VBI症状，因为对侧椎动脉可以代偿。在下述情况下可引起VBI：①锁骨下动脉盗血综合征。②一侧椎动脉狭窄，对侧椎动脉也有狭窄或闭塞，或对侧椎动脉发育不良。③一侧椎动脉狭窄达到足以减少椎-基底动脉血流的血流并有溃疡易形成脑栓塞。

VBI的外科治疗应根据具体情况选择，如为锁骨下动脉盗血综合征，可将椎动脉近侧切断，近侧断端结扎，远侧断端与同侧颈总动脉作端侧吻合。此外可根据椎动脉狭窄或闭塞的部位进行颅外颅内动脉吻合术，如枕动脉-小脑后下动脉吻合术、枕动脉小脑前下动脉吻合术、颞浅动脉小脑上动脉吻合术或颞浅动脉-大脑后动脉吻合术等。

1. 椎动脉近侧段内膜切除术　1957年Cate和Scott首次成功地进行了枕动脉起始部的内膜切除术，经锁骨上入路显露锁骨下动脉，控制锁骨下动脉远侧段时需切断前斜角肌，颈内乳动脉和甲状颈干，但应保全膈神经，显露左侧锁骨下动脉时要注意不要伤及胸导管、迷走神经和喉返神经。暂时阻断椎动脉起始部近、远侧的锁骨下动脉和病变远侧的椎动脉,沿椎动脉长轴切开椎动脉并延长切口到锁骨下动脉,或是在椎动脉起点处沿锁骨下动脉长轴切开锁骨下动脉,行内膜切除术后缝合动脉壁,因椎动脉管径小,故常用静脉补片法以扩大管腔,一般不需放置分流管。缝合完毕后依以下次序放开动脉夹:锁骨下动脉远侧段-椎动脉-锁骨下动脉近侧段。切开动脉前静脉输入肝素5 000U,手术完毕后用鱼精蛋白50mg中和肝素。

2. 椎动脉远侧段内膜切除术　过去对远侧段椎动脉狭窄引起的VBI只能用抗凝疗法治疗,自从颅外-颅内动脉吻合术开展以后,采用各种方式的吻合术来改善后循环的供血。1981年Allen首先对颅内段椎动脉狭窄行内膜切除术。1982年Ausman等为1例从颈$_2$至小脑后下动脉之间的椎动脉狭窄患者行内膜切除术,1990年又报告6例,采用枕下正中直切口入路。1993年Anson等认为后循环缺血一旦发生梗死,在急性期的死亡率达20%~30%,而且椎动脉颅内段比颅外段病变更易发生脑梗死,抗凝疗法的效果不佳,建议用远外侧枕下入路进行椎动脉颅内段的内膜切除术。根据"北美症状性颈动脉内膜切除术试验研究"(NASCET)报告,后循环的内膜切除术对防止缺血性卒中效果良好,但技术上较为困难。

3. 椎动脉减压术　椎动脉的第二段即横突孔内段也可发生狭窄或闭塞,引起VBI。其病因与近、远侧段椎动脉狭窄不同,多由于颈椎骨赘压迫所致,除VBI的症状外,一个特殊的临床表现就是当颈部转到某一方位时引发VBI症状甚至猝倒,离开此方位后立即恢复。椎动脉造影可见椎动脉在横突孔处狭窄或在椎间隙处弯曲。处理的方法是行椎动脉减压术。采用颈前部横切口或胸锁乳突肌前斜切口,经胸锁乳突肌前缘进入,在颈动脉与气管之间的界面达到椎体前部,向外侧牵开颈长肌,用高速磨钻将钩椎关节处压迫椎动脉的骨赘磨去,并将横突孔敞开,彻底松解椎动脉。

(六) 大脑中动脉血栓-栓子摘除术

大脑中动脉闭塞的原因很多,其中90%是由栓塞造成,其他原因有血栓形成、烟雾病、肿瘤压迫和动脉炎等,栓塞与血栓发生率之比约为10:1,与颈内动脉闭塞的原因恰好相反,故有人称大脑中动脉为"栓塞的动脉",颈内动脉为"血栓的动脉"。

大脑中动脉栓塞的来源大部分来自心脏,其他有颈内动脉或主动脉,有的来源不明。栓子多停留在大脑中动脉主干及其分为主支处。栓塞的后果因侧支循环的差异而不同。

大脑中动脉栓塞后经过一段时间,有些栓子可以溶解而使动脉重新管道化,脑血管造影见动脉又复通畅。虽然如此,但脑梗死业已形成,神经功能障碍将长期存在。

大脑中动脉闭塞后短时内尚不致发生脑梗死,发生脑梗死后再重建血流容易发生出血。很多学者在灵长类动物实验中,探讨大脑中动脉闭塞后至发生不可逆脑梗死的临界时间,其结果不一致,大致为2~7h。Meyer等从临床过程估计,人类大脑中动脉闭塞后的可逆性临界时间为6h。但同时指出,6h内重建血流并不完全预示后果良好,而超过6h重建血流也不都发生出血性梗死。

大脑中动脉血栓栓子摘除术是1956年Welch首先进行的。至1985年,英文文献中只有64例报告。对于这一手术的评价仍存在争论,原因是:①由于病例较少,对手术疗效和保守疗法何者更为恰当尚无定论。②大脑中动脉急性闭塞后的自然史尚无统一认识。③动物实验证明,动脉闭塞后有一可逆性的临界时限,超过此时限,脑梗死区将不可逆转。由于侧支循环的个体差异,这一时限并不适用于每一例患者。Chou报告一例栓塞后9h行手术获得良好效果。为了延长这一时限,很多脑保护方法正在研究中。主要是降低脑代谢率(低温、巴比妥类药物等)和增加缺血区的脑灌注(扩容、降低血液黏稠度),以推迟脑梗死的发生。大脑中动脉血栓栓子摘除术采用翼部入路,充分敞开外侧裂,显露大脑中动脉主干及其分支,有栓塞的部位动脉呈蓝色而无搏动,暂时夹闭栓塞部的近、远侧,切开动脉壁,取出或用镊子挤出栓子,用肝素盐水冲洗管腔,放开远侧的动脉夹,见有血反流,表示远侧已通畅,再放开近侧动脉夹,冲出可能存在的血块,重新夹住,然后用11-0单股尼龙线连续缝合动脉切口。缝至最后一针时,再先后放开远、近侧的动脉夹,冲出气泡和碎块,最后完全缝合切口。术后可用抗血小板药物防止血栓形成。

大脑中动脉血栓-栓子摘除术可直接疏通管径较大的主干和各分支的血流,比颅外颅内吻合术更能有效地改善供血，如果在分支处有阻塞，各分支都将发生缺血，而吻合术只能与其中一个分支吻合，不能使大脑中动脉全部供血区都能得到灌注。因此，如果手术及时和成功，应比吻合术的效果更为优越。

（七）颅外-颅内动脉吻合术

早在1951年，Fisher就曾提出将颅外动脉与颅内动脉吻合以增加脑供血的设想。1960年Jacobson等用显微技术吻合管径为2mm的动脉，获得很高的通畅率，为颅内小血管吻合术奠定了技术基础。1967年Yasargil和Donaghy分别在苏黎世和美国的伯林顿同时成功地进行了颞浅动脉大脑中动脉吻合术（STA-MCA），揭开了颅外颅内动脉吻合术（extracranial intracranial arterial bypass，EIAB）的历史篇章。从此这种手术便作为预防和治疗脑缺血的一种新手术在全世界广泛开展起来，在头10年中世界上已有4 000多例报告。在EIAB发明后20年中，有关这种手术的理论和临床研究成为脑血管外科的一个热点，各种吻合方式也不断涌现。

EIAB的理论根据是，当颈内动脉或椎基底动脉发生狭窄或闭塞而致脑的血流量减少时，运用颅外-颅内动脉吻合技术，使较少发生狭窄或闭塞的颅外动脉（颈外动脉系统）直接向脑内供血，使处于脑梗死灶周围的缺血半暗区（Penumbra）和处于所谓艰难灌注（Misery perfusion）区的脑组织得到额外的供血，从而可以改善神经功能，增强脑血管的储备能力（cerebrovascular reserve capacity，CRC），可以增强对再次发生脑栓塞的耐受力。很多文献报告，在EIAB术后局部脑血流量和脑代谢率（$CMRO_2$）有增加，并有神经症状的改善和脑缺血发作减少，有的甚至发生戏剧性效果。Roski等报告1例有右侧同向偏盲7年之久的患者，经STA-MC之后视野缺损立即消失。认为是视放射区的rCBF原处于边缘灌注状态，增加侧支供血后功能得以恢复。

1985年，"EIAB国际性随机研究"发表了一篇题为"颅外颅内动脉吻合术在减少缺血性卒中危险的失败"的研究报告。进入该项研究的中心共71个，病例为1 377例，时间从1977—1985年。将患者随机分为两组：一组714例进行"最好的"内科治疗（主要是控制血压和抗血小板治疗）；另一组663例行EIAB。手术组中吻合口通畅率为96%，术后30d内死亡率为0.6%，致残率为2.5%。两组随访时间平均为55.8个月。其结论是"颅外-颅内动脉吻合术在减少缺血性卒中危险方面不比最好的内科治疗更优越"。这个结论无异对EIAB在防治脑缺血卒中作用的全面否定。由于这项研究的权威性，使全世界神经外科医生对EIAB的热情骤降，手术例数大为减少，而且对手术适应证也重新规定。但事情并未就此终结，不少著名的脑血管外科专家对这项研究的合理性、严密性和统计方法提出质疑。A-wad和Spetzler指出，至少有两类患者可能在EIAB中受益，但未包括在这项国际协作研究中：①虽经最好的内科治疗但无效的脑缺血患者。②经检查明确是因血液动力障碍引起脑缺血的患者。认为有的"协作研究"经过时间检验后才发现有错误，例如1960年关于蛛网膜下隙出血的国际协作研究中，对动脉瘤再度出血的时间和发生率的结论就是不正确的。

Sundt也提出：①经调查参加这次研究的71个中心中的57个中心共有2 572例手术病例未进入这项研究，只有601例进入随机的EIAB组。②协作研究的样本中，无症状的病例所占的比例过高，与实际情况不符，因而不能全面地反映EIAB防治脑缺血的效果。

争论的尘埃尚未完全落定，但是不可否认，在EIAB发明以后的十几年中，手术的适应证确实过宽。自协作研究报告发表以后，很多人又转而持完全否定的态度，说是"一个美丽的理论被一件丑陋的小事所扼杀"。Awad和Spetzler则认为，EIAB对于因血液动力因素引起的脑缺血患者仍是一个有效的治疗方法，"不要把孩子连同洗澡水一起泼掉"。虽然如此，但EIAB的手术适应证必须重新审定。

1. EIAB的手术适应证 在协作研究报告以后，一些著名的脑血管外科专家提出以下的EIAB手术适应证。

（1）血液动力因素引起的脑缺血：脑缺血主要由两个因素引起，即血栓栓塞和低灌注，其中前者占绝大多数。血栓栓塞如为颈内动脉粥样硬化所引起，可行颈动脉内膜切除术，但有15%的患者其病变位于颅外手术不可到达的部位，即位于乳突尖端与下颌角的连线以上的部位，这样的病变不能行颈动脉内膜切除术，但可以造成脑的低灌注状态。此外，多发性动脉狭窄或闭塞也是低灌注状态的原因。低灌注状态经内科治疗无效者是EIAB的手术指征。

血液动力因素引起的脑供血不足的症状较为含糊，包括头昏眼花、眩晕或头痛。客观的检查包括脑血管造影、CT、MRI、rCBF 测定、PET 等，并经详细的心脏功能检查和排除了心源性栓塞。

（2）颅底肿瘤累及颈内动脉，切除肿瘤时不得不牺牲动脉以求完全切除肿瘤者，可在术前或术中行动脉架桥术以免发生脑缺血。

（3）梭形或巨大型动脉不能夹闭，需行载瘤动脉结扎或动脉瘤孤立术者。

2. EIAB 的手术方式　自 STA - MCA 开展以来，EIAB 的手术方式不胜枚举，现择其重要者分述如下。

（1）颞浅动脉 - 大脑中动脉吻合（STA - MCA）：是最先开展也是应用最多的一种手术方式。将颞浅动脉的前支（额支）或后支（顶支）分离出来，根据脑缺血的部位，与大脑中动脉的皮层支作端 - 侧吻合。STA 分支的内径为 1.2~1.5mm，吻合后血流量为 20~40mL/min，而正常 MCA 的平均血流量为 120mL/min，颈内动脉为 330mL/min，故只能补充而不能取代这些大动脉的供血。但吻合术后 STA 的管径可逐渐增大，血流量也随之增加。为增加供血量，有人建议将 STA 直接或用静脉移植架桥法吻合在 MCA 的主干上。

（2）脑膜中动脉 - 大脑中动脉吻合术（MMA - MCA）：当 STA 不宜于作为供血动脉时，可将 MMA 与 MCA 吻合。MMA 的平均内径为 1.1mm（0.8~1.4mm），约为 STA 的 2/3，但也属肌肉型动脉，吻合后可以扩张。MMA 虽是颈外动脉的分支，但位于颅内，与皮层动脉靠近，不必通过颅骨。

（3）颞浅动脉 - 小脑上动脉吻合术（STA - SCA）：1979 年 Ausman 首先报告，适用于基底动脉远侧段病变引起的后循环供血不足的病变。

（4）颞浅动脉 - 大脑后动脉吻合术（STA - PCA）：为 Sundt 首先报告，适用于后循环供血不足的病变。手术方法与 STA - SCA 相似。

（5）枕动脉 - 小脑后下动脉吻合术（OA - PICA）：1975 年 Ausman 首先开展，适用于 PICA 发出点近侧的椎动脉狭窄或闭塞性病变引起的脑缺血。

（6）枕动脉 - 小脑前下动脉吻合术（OA - AICA）：1980 年 Ausman 首先开展，适用于 AICA 发出点近侧的椎 - 基底动脉病变引起的脑缺血。

（7）颞浅动脉 - 静脉 - 大脑中动脉吻合术（STA - V - MCA）：当 STA 的分支管径太细，不宜于作为供血动脉时，可在 STA 主干与 MCA 分支或主干之间移植一段自体静脉以增加供血量。

（8）颈总（外）动脉静脉 - 颈内动脉吻合术（CCA - V - ICA）：1971 年 Lougheed 首先开展。用一长段大隐静脉在颈总（外）动脉与床突上段颈内动脉之间架桥，血流量可达 150mL/min，适合于立即需要大量供血者。

（9）颈外动脉 - 静脉 - 大脑后动脉吻合术（ECA - V - PCA）：1982 年，Sundt 在颈外动脉与大脑后动脉之间移植一条大隐静脉以治疗椎基底动脉缺血。颈外动脉与静脉行端端吻合，静脉与大脑后动脉行端 - 侧吻合。术中测静脉的血流量为 35~170mL/min。

（10）颞浅动脉 - 动脉 - 大脑前动脉吻合术（STA - A - ACA）：1981 年刘承基为 1 例大脑前动脉闭塞而有对侧下肢轻瘫的患者行颞浅动脉 - 胃网膜动脉 - 大脑前动脉吻合术。移植的胃网膜动脉长 10cm，外径 2mm。动脉近端与 STA 作端 - 端吻合，远端与胼周动脉作端 - 侧吻合。术后对侧下肢肌力明显改善；1982 年 3 月 15 日，Ishii 报告在 STA 与 ACA 之间移植一段头静脉获得成功。

（11）锁骨下动脉 - 静脉 - 颈外动脉吻合 + 颞浅动脉 - 大脑中动脉吻合术（SCLA - V - ECA + STA - MCA）：1978 年 Ausman 在锁骨下动脉与颈外动脉之间移植一条大隐静脉，然后行 STA - MCA。用以治疗颈总动脉和颈内动脉闭塞的患者。手术后患者原有的一过性黑矇不再发作。

3. 颅内外血管连通术　1950 年 Henschen 在一次手术中将颞肌覆盖在脑的表面，后来发现颞肌上的血管与脑表面血管建立了吻合。以后用这种方法治疗脑缺血，称为脑 - 肌 - 血管连通术（Encephalo - myo - synangiosis，EMS）。1976 年 Ausman 为 1 例脑缺血患者行 STA - MCA，5 个月后脑血管造影时，发现头皮血管通过开颅术的切口与脑皮层血管建立了丰富的连通，8 个月后血管连通更为增多。1981 年 Matsushima 根据这一原理，将颞浅动脉从头皮内面剥离一段而不切断，将此段颞浅动脉缝合固定在切开的硬脑膜上，使动脉与脑表面接触。手术后脑血管造影发现，颞浅动脉游离段与脑表面血管建立了血管连通，用以治疗烟雾病，称这种手术为脑硬脑膜－动脉－血管连通术（Encephalo－duroarterio－synangiosis，EDAS）。

1993年Kinugasa等认为烟雾患者行STA－MCA时常常找不到合适的受血动脉，而单纯的EMS或EDAS仍不足以提供丰富的供血，于是将EMS和EDAS联合起来，先行EDAS，然后将硬脑膜敞开，将颞肌贴敷在裸露的脑表面上，使其发生血管连通，称这种手术为脑硬脑膜－动脉－肌－血管连通术（Encephalo－duro－arterio－myo－synangiosis，EDAMS）。已行17例，效果良好。

4. 大网膜颅内移植术　1936年Oshauguessy首先用带血管的大网膜包裹在缺血的心脏表面以建立大网膜与心脏之间的侧支循环。1973年Gold－smith等用带蒂的大网膜覆盖在缺血的脑表面以建立侧支循环。从大网膜的动脉中注入颜料，发现脑表面血管有染色。1974年Yasargil等首先在动物实验中将游离大网膜片上的动、静脉与颞浅动、静脉分别吻合，然后将大网膜覆盖在脑表面上，使之与脑血管发生连通，改善脑的供血。目前大网膜颅内移植的方法有带蒂移植和游离移植两种方法。

（1）带蒂大网膜移植术：1972年Alday和Gold－smith研究了136例尸体大网膜动脉的分布，将其分为5型。

Ⅰ型：大网膜中动脉（MOA）的分叉处接近大网膜裙的下端，占85.2%。

Ⅱ型：MOA分叉处在胃网膜动脉弓与大网膜裙下端的中点，占10.2%。

Ⅲ型：MOA分叉处在胃网膜动脉弓下2~3cm处，占2.9%。

Ⅳ型：MOA缺如，左、右大网膜动脉在大网膜裙下方合成大网膜血管弓，占0.7%。

Ⅴ型：脾动脉不参与胃网膜动脉弓的构成，而是直接构成左大网膜动脉。MOA和右大网膜动脉由胃网膜动脉弓发出，占0.7%。

1977年我国宁夏医学院解剖教研组报告80例尸体的大网膜动脉分布，按Alday的标准分型，其所占百分比有所不同：其中Ⅰ型占77.5%，Ⅱ型占11.2%，Ⅲ型占6.2%，Ⅳ型占1.3%，Ⅴ型占3.8%。

根据大网膜动脉的分布，可以将大网膜制成带血管的长条，通过胸部和颈部的皮下隧道，覆盖在脑的表面，使大网膜血管与脑表面血管建立连通。

（2）游离大网膜颅内移植术：1877年Yonekawa等在Yasargil动物实验的基础上，用游离大网膜颅内移植术治疗脑缺血患者。1993年Karasawa等用游离大网膜颅内移植术治疗30例儿童烟雾患者，大网膜片可裁成（8cm×8cm）~（13cm×13cm）大小，其动、静脉分别与颞浅或枕动、静脉吻合。术后除2例外均有不同程度的改善。

大网膜颅内移植可以覆盖大面积的脑表面，而且不受脑表面受血动脉条件的影响，此点非其他手术方法所能达到。目前这种手术很少应用，但直到1993年仍有人用于治疗难治的儿童烟雾病，而且获得一定的疗效。外科手术史上不断涌现各种新的术式，有的经过时间的检验而被扬弃，有的则由于其优越性而传诸后世，有的则经过一个时期的湮没而在新的条件下又新被起用，例如经蝶窦垂体瘤切除术早在20世纪20年代即有人进行，后来只有少数人采用，但是现在在显微技术条件下已成为治疗垂体瘤的主要手术方法。在浏览文献时常被一些神经外科医生的创新性尝试所打动，其中凝集着他们的智慧和劳动。虽然后来有的方法已很少应用，但却给他人以启示，为科技的发展提供了正反两方面的借鉴。

（郭志钢）

第五章

颅内肿瘤

颅内肿瘤包括原发性肿瘤，以及由身体其他部位转移到颅内的继发性肿瘤。其中，原发性肿瘤发病率为 (7.8~12.5) /10 万，可发生于任何年龄段。儿童和少年以颅后窝及中线部位的髓母细胞瘤、颅咽管瘤、松果体区肿瘤为多见；成人以胶质细胞瘤、脑膜瘤、垂体瘤、听神经瘤等为多见；老年以胶质细胞瘤及转移瘤为多见。颅内肿瘤在 40 岁左右为发病高峰期，之后随年龄的增长，发病率呈下降趋势。

颅内肿瘤的发病机制，目前尚未完全清楚。研究表明，细胞染色体上的癌基因及各种后天诱因可导致颅内肿瘤的发生。潜在的危险因素包括：遗传因素，如遗传综合病症或特定基因多态性；物理因素，如电磁辐射；化学因素，如亚硝胺类、多环芳烃类化合物；生物性因素，如 DNA 病毒、RNA 病毒等。

第一节 颅内肿瘤的临床表现及治疗

颅内肿瘤的临床表现主要包括颅内压增高和局部症状及体征。90%以上的颅内肿瘤患者存在颅内压增高症状，且症状常呈慢性、进行性加重；若肿瘤存在囊性变或瘤内出血，则可出现急性颅内压增高，甚至出现脑疝，直接导致患者死亡。局部症状及体征为肿瘤对周围脑组织的压迫、破坏所致，临床表现取决于肿瘤的生长部位。

（一）颅内压增高症状和体征

颅内肿瘤的临床表现主要为头痛、呕吐，以及视神经盘水肿。头痛是因颅内压增高刺激、牵扯脑膜血管及神经所致，多位于前额及颞部，颅后窝肿瘤可致枕颈部疼痛并向眼眶放射。疼痛性质常为持续性，并呈阵发性加剧，晨醒、排便、咳嗽时加重，呕吐后可缓解。呕吐是因迷走神经中枢及神经受激惹引起，常伴随头痛发生，呕吐多为喷射性。颅内压增高导致视神经受压，眼底静脉回流受阻，从而引起视神经盘水肿，是颅内压增高的客观征象，严重时可有眼底出血。颅内压增高晚期，患者视力减退，视野向心性缩减，甚至可致失明，常双侧都受影响。部分患者，特别是幼儿，可无视神经盘水肿。

除上述主要表现，患者还可出现头晕、复视、黑蒙、猝倒、意识模糊、精神淡漠等症状。中、重度急性颅内压增高常引起生命体征改变，呼吸、脉搏减慢，血压升高，即 Cushing 综合征。

（二）局部症状与体征

局部症状与体征为肿瘤压迫或破坏周围脑组织所致，临床表现主要取决于肿瘤生长部位。包括两种类型：一种为刺激性症状，如疼痛、癫痫、肌肉抽搐等；另一种是正常神经组织受挤压或破坏导致的功能丧失，如偏瘫、失语、感觉障碍等麻痹性症状。因首发症状或体征提示最先受肿瘤压迫、损害的脑组织部位，故最早出现的局部症状具有定位意义。不同部位脑肿瘤具有不同的局部特异性症状及体征，以下对常见部位进行描述。

1. 大脑半球肿瘤　大脑半球功能区附近的肿瘤早期可有局部刺激症状，如癫痫、幻听、幻视等；晚期则出现破坏性症状，如肌力减弱、感觉减退、视野缺损等。常见临床症状如下。

（1）精神症状：最常见于额叶肿瘤，尤其是肿瘤侵犯双侧额叶时症状最为明显。表现为人格改变及记忆力减退，反应迟钝，生活懒散，丧失判断力，性情改变等。

(2) 癫痫发作：可为全身性大发作，也可为局限性发作，而局限性发作对肿瘤的诊断具有重要意义。癫痫发作前可有先兆症状，如颞叶肿瘤癫痫发作前常有眩晕、幻嗅；顶叶肿瘤癫痫发作前可有感觉异常，如肢体麻木等。癫痫发作最常见于额叶肿瘤，其次是颞叶肿瘤和顶叶肿瘤，枕叶肿瘤最少见。

(3) 锥体束损害症状：最早常发现一侧腹壁反射减弱或消失，其后同侧腱反射亢进、肌张力增加、病理征阳性。症状因肿瘤大小及对运动区损害程度的不同而各异。

(4) 感觉障碍：顶叶肿瘤常见，痛、温觉障碍常不明显，多位于肢体远端，且多轻微。皮质感觉障碍则表现为两点辨别觉、实体觉、对侧肢体位置觉障碍等。

(5) 失语症：见于优势大脑半球肿瘤，分运动性、感觉性、混合性及命名性失语。运动性失语是指优势半球额下回受侵犯，患者具有理解语言的能力，而语言表达能力丧失。感觉性失语是指优势半球颞上回后部受侵犯时，患者具有语言表达能力，而不能理解语言。

(6) 视野缺损：常见于枕叶及颞叶深部肿瘤，因肿瘤累及视辐射神经纤维所致。早期呈同向性象限视野缺损，而后视野缺损的范围随肿瘤体积的增大而增大，最后可形成同向偏盲。

2. 鞍区肿瘤　鞍区肿瘤患者颅内压增高症状较少见，因患者初期即可出现视力视野改变及内分泌功能紊乱，从而及早就医。

(1) 视力减退及视野缺损：常为鞍区肿瘤患者就诊的主要原因，因肿瘤向鞍上发展压迫视交叉所致，眼底检查可见原发性视神经萎缩。视力减退常由一只眼开始，另一只眼视力也逐渐减退，呈进行性发展，可致双眼相继失明。典型的视野缺损表现为双颞侧偏盲，若肿瘤向前发展压迫一侧视神经，可出现一侧失明，而另一侧颞侧偏盲或正常；若肿瘤向后发展压迫视束，表现为同向偏盲。

(2) 内分泌功能紊乱：泌乳素水平过高，女性出现闭经、泌乳、不孕等；男性出现阳痿、性功能减退。生长激素水平过高，于儿童可致巨人症，于成人可致肢端肥大症。促肾上腺皮质激素水平过高，可致 Cushing 综合征。

3. 松果体区肿瘤　肿瘤位于松果体区者，颅内压增高常为首发，甚至唯一临床症状和体征，主要因肿瘤位于中脑导水管开口附近，极易导致脑脊液循环梗阻。肿瘤继续向周围生长，从而压迫四叠体、中脑、小脑、下丘脑等，引起以下相应的局部症状。

(1) 四叠体受压迫症状：主要表现为上视障碍、瞳孔对光反应和调节反应障碍。此外，还可出现眼睑下垂、滑车神经不完全身麻醉痹等。

(2) 中脑受压迫症状：若肿瘤累及脑干基底部皮质脊髓束，则可见肢体不完全身麻醉痹、双侧锥体束征。若肿瘤累及中脑网状结构，则可影响患者的意识状态。

(3) 小脑受压迫症状：若肿瘤压迫小脑上蚓部或通过中脑的皮质脑桥束，则表现为持物不稳、步态蹒跚、眼球水平震颤等。

(4) 下丘脑损害表现：嗜睡、肥胖、尿崩症、发育停止等，男性还可见性早熟。

4. 颅后窝肿瘤　肿瘤累及小脑半球、小脑蚓部、脑干及桥小脑角4个部位，出现以下4组不同的临床表现。

(1) 小脑半球受累：主要表现为患侧肢体共济失调。此外，还可出现患侧肌张力减退或消失、腱反射迟钝、膝反射钟摆样等临床表现。

(2) 小脑蚓部受累：主要表现为躯干和下肢远端共济失调，患者步态不稳或不能行走，Romberg 征阳性。

(3) 脑干受累：交叉性麻痹为其特征性表现。中脑受累多表现为患侧动眼神经麻痹；脑桥受累可表现为患侧眼球外展肌、面肌麻痹，同侧面部感觉、听觉障碍；延髓受累可出现患侧舌肌、咽喉麻痹，舌后1/3味觉消失等。

(4) 桥小脑角受累：常见患侧中后组脑神经症状及小脑症状。中后组脑神经症状，如患侧耳鸣、进行性听力减退、颜面麻木、面肌麻痹或抽搐，眩晕，声音嘶哑，饮水呛咳等。小脑症状，如患侧共济失调、眼球水平震颤等。

（三）治疗

1. 降低颅内压　在治疗颅内肿瘤的过程中，降低颅内压处于非常重要的地位。降低颅内压最直接、最根本的方法是切除颅内肿瘤，但部分肿瘤无法手术或不能全切，需要行放射治疗或化学治疗。临床常用降低颅内压的方法有脱水治疗、脑脊液引流、综合治疗等。

（1）脱水治疗：脱水药物分利尿性和渗透性两类。前者通过将水分排出体外，使血液浓缩，从而增加其吸收组织间隙水分的能力；后者则通过升高血液渗透压，使水分从脑组织向血管内转移。

（2）脑脊液体外引流：主要包括侧脑室穿刺和脑脊液持续外引流两种。侧脑室穿刺主要用于急救和迅速降低因脑室扩大引起的颅内压增高，穿刺点常为右侧脑室额角，排放脑脊液不可过快，防止因颅内压骤降导致的脑室塌陷或颅内出血。脑脊液持续外引流主要用于缓解术前、术后的颅内压增高症状，或用于监测颅内压变化情况。

（3）综合治疗：综合防治措施包括低温冬眠或亚低温、激素治疗、限制水钠输入、保持呼吸道畅通、保持合理体位等。

2. 手术治疗　手术是治疗颅内肿瘤最直接，也是最有效的方法，临床常见手术方法如下。

（1）切除手术：切除手术的原则是在保留正常脑组织的基础上，最大限度地切除肿瘤。按切除肿瘤的程度分为全切（完全切除）、次全切（切除90%以上）、大部切除（切除60%以上）、部分切除，以及活检。

（2）内减压手术：若肿瘤不能达到全切，可切除肿瘤周围的非功能区脑组织，获取足够空间，达到降颅压、延长患者寿命的目的。

（3）外减压手术：常用于不能切除、仅行活检及脑深部肿瘤放疗前，通过去除颅骨骨瓣，敞开硬脑膜以降低颅内压。常用术式有去大骨瓣减压术、颞肌下减压术、枕肌下减压术等。

（4）脑脊液分流术：常用于解除脑脊液梗阻，常用术式有侧脑室-腹腔分流术、侧脑室-枕大池分流术、终板造瘘术、第三脑室底部造瘘术等。

3. 放射治疗　位于重要功能区或位置深在而不宜手术的肿瘤，或不能全切的肿瘤术后，或对于放射治疗较敏感、不能耐受手术或不同意手术的患者，可采用放射治疗。放射治疗分内照射法和外照射法两种。内照射法又称间质内放疗，通过将放射性同位素植入肿瘤内，达到放疗目的。外照射法包括普通放疗、等中心直线加速器治疗、伽马刀放射治疗等。

4. 化学治疗　临床上常用的化疗药物有卡莫司汀、洛莫司汀、司莫司汀、博来霉素、阿霉素、丙卡巴肼、长春碱、替尼泊苷等。选药原则为：①药物应能通过血脑屏障，对中枢神经无毒性，并能在血液和脑脊液中长时间维持。②分子量小、脂溶性高的非离子化药物。③颅内转移瘤应参照原发肿瘤选择药物。

5. 基因药物治疗　基因药物治疗颅内肿瘤目前仍处于临床研究阶段。例如，单纯疱疹病毒胸苷激酶基因能使抗病毒药物丙氧鸟苷转化为细胞毒性药物，以逆转录病毒为载体，导入胶质瘤细胞内，特异性杀伤处于分裂期的瘤细胞，并可诱导周围瘤细胞凋亡，且不影响正常或静止的细胞。

（文生松）

第二节　脑肿瘤影像学及治疗技术进展

（一）脑肿瘤术前影像学

目前临床诊疗中，医学影像已成为决定最终医疗行为的重要依据，脑肿瘤常规检查多依靠X线片、CT及MRI等。近年来，由传统CT及MRI衍生出的三维CT、正电子发射断层显像（PET）、磁共振弥散加权成像（DWI）、磁共振波谱（MRS）、磁共振弥散张量成像（DTI）、扩散张量纤维束成像（DTT）技术等新兴检查手段的出现，为脑肿瘤的临床诊断及治疗提供了重要的参考依据。

1. 三维CT　CT可以说是20世纪医学研究的重要成果之一，它使临床医学发生了革命性的变化，但由于受到计算机技术发展的限制，成像以二维轴位图像为主。而临床医生对于病灶的认识，也只能由二维CT图像进行想象和抽象叠加，难以对病灶及其周围结构勾画出准确的三维立体关系。三维CT是指CT图像的三维重建，是目前研究的热点，涉及数字图像处理、计算机图形学、医学等相关领域。螺旋CT（SCT）扫描速度快，可获得无间断的容积数据，一次体积数据采集在短时间内即可完成；同时配合三维CT成像软件，对数据进行回顾性处理，从而产生高质量的立体三维图像，对颅内病灶的定位极其精细。

2. 磁共振波谱（MRS） MRS是目前唯一能无创伤探测活体组织化学特征的方法，是在磁共振成像的基础上产生的一种新型的功能分析诊断方法，是磁共振成像和磁共振波谱的完美结合，MRI研究的是人体器官组织大体形态的病理生理改变，而MRS研究的是人体细胞代谢的病理生理改变，二者的物理学基础都是核磁共振现象。许多疾病的代谢改变早于病理形态改变，MRS则对代谢改变的潜在敏感性很高，可提供信息以早期检测病变。在20世纪70年代，MRS即被应用于人和动物组织器官的活体组织检测，随着MRS的迅速发展，近年来美国食品药品监督管理局（FDA）已认可MRS技术，MRS也从实验室转入临床应用阶段。MRS对于一些疾病的病理生理变化、早期诊断、疗效及预后的判断都有重要意义。对一般的神经影像学技术而言，MRS是一项辅助检查技术，通过特定的脑立体像素反映代谢产物的水平，从而提供解剖影像以外的局部生理性数据，在MRI检查的同时无需花费过多的时间。MRS可检测许多代谢产物，并根据代谢产物的含量分析组织代谢的改变。MRS不但可以将肿瘤与炎症、脱髓鞘病变区分开来，也可以在肿瘤性疾病的分级、放疗后反应、鉴别复发和假性进展等方面提供有价值的数据。

3. 功能性磁共振成像（fMRI） fMRI在观察大脑思维活动时，时间分辨率很高，而空间分辨率也可达到毫米水平。借助于fMRI，大脑的研究范围可延伸至记忆、注意力、决策、情绪等方面。在某些情况下，fMRI可识别研究对象所见到的图像或阅读的词语。尽管广义上将fMRI分为脑血流测定技术、脑代谢技术、神经纤维示踪技术三类，但目前应用最广泛的是BOLD效应的fMRI，即通常所说的fMRI。

fMRI的原理，即BOLD效应是基于局部神经元功能活动对耗氧量和脑血流量影响程度不匹配而导致的局部磁场性反应，如氧合血红蛋白和去氧合血红蛋白。氧合血红蛋白是抗磁性物质，对质子弛豫没有影响；而去氧合血红蛋白是顺磁物质，可产生横向磁化弛豫时间（T_2）缩短效应。故当去氧合血红蛋白含量增加时，T_2加权信号减低；当神经元兴奋时，电活动引起脑血流量显著增加，同时耗氧量也增加，但增加幅度较低，使局部血液氧含量增加，去氧血红蛋白的含量减少，T_2加权信号增强。总之，神经元兴奋可引起局部T_2加权增强，这就是T_2加权像信号能反映局部神经元活动的原理，即BOLD效应。

早期的fMRI单纯利用神经元活动的血流增强效应，是通过注射顺磁造影剂的方法实现的；随着成像技术的发展，才逐渐形成BOLD。由于fMRI成像技术是无创的，因此应用的范围越来越广。与其他非手术脑功能定位技术，如脑电图、脑磁图、正电子发射断层显像、红外光谱成像相比，fMRI具有极好的时空分辨率。针对肿瘤切除计划，fMRI能提供有价值的额外信息。在术前神经功能定位方面，fMRI可对血流量的微小变化以及有功能的皮质产生生理活性时的T_2加权信号进行定位，与传统MRI获得的解剖信息和术中电刺激测绘的数据相结合，能更精确、更完全地切除肿瘤，并可避免损伤邻近脑功能区。

4. 磁源成像（MSI） MSI通过测量脑神经电流产生的生物磁场而获得神经元兴奋的信息，并与MRI解剖图像叠加进行空间定位。其重要意义在于改变了CT、MRI、PET、单光子发射计算机断层扫描等时间分辨率和静止图像的现状，使其叠加在MRI图像上，如电影一般，在解剖结构中实时地合成活动功能图像，动态观察、确定大脑神经功能活动的起源及传导通路。这种解剖与功能的结合、互补，把脑磁图（MEG）短暂、间隙的准确性与MRI解剖学、病理学的特异性相结合，并针对皮质功能组织，提供精确、实时的三维神经功能活动立体定位解剖图像。与fMRI相似，MSI可在术前对外侧裂皮质和语言优势半球进行定位。MEG可在MRI影像上明确标记脑主要功能区，实现无创脑功能成像，同时可与计算机导航系统融合，为术前手术入路的制订和术中选择最佳入路以避免损伤脑功能区提供了可靠依据。

5. 磁共振弥散张量成像（DTI）和扩散张量纤维束成像（DTT）技术　如使用美国GE-Signa HD 1.5T超导双梯磁共振机固有Funtool 4.3功能软件对采集到的原始数据进行处理，感兴趣区（ROI）设置选取两侧整个大脑区。计算术后区及对侧相应区域白质与灰质的FA值，在彩色FA图的基础上再重组双侧CST 3D白质纤维束图，观察纤维束的结构变化（移位、分布、连续性及破坏等），双侧CST的选取尽量做到全面且多方位重建DTT图像，显示纤维束与肿瘤的关系和术后纤维束的形态异常改变，为术前诊断及术后评价提供依据。

（二）微创手术方式

就手术治疗而言，须根据术前神经肿瘤的部位、大小、大体特征、组织学特征、放化疗敏感性、术前患者神经系统症状严重程度，以及所在医院的医疗条件来决定切除肿瘤的策略。肿瘤全切虽是医患双方共同追求的目标，但若存在诸多因素限制，则应充分衡量患者得失，适当地缩小手术范围，或仅做以组织学诊断为目标的肿瘤活体组织检查手术。随着科技的进步，神经外科进入了微创手术时代，无框架神经导航、术中成像、术中超声定位及脑功能区定位等辅助措施迅速发展。将各种技术有机结合，可以在完全切除肿瘤的同时，使肿瘤以外的正常组织仅受最轻微的创伤。

1. 锁孔技术　1971年，神经外科医生Wilson最早提出锁孔技术，Perneczky等使其逐步规范和完善。1998年，Fries等在锁孔入路解剖学研究的基础上提出了内镜辅助下锁孔技术的手术理念。2000年，赵继宗提出了类似锁孔的微骨孔手术治疗理念，兰青较全面地开展了眶上、颞下、远外侧枕髁后等经神经导航下锁孔手术入路的解剖与临床研究。2005年，Reiscb等报道了1 125例眶上锁孔手术经验。锁孔手术是神经外科手术入路微创化研究的产物。神经外科手术，经历了最初的扩大切口使光线射入颅内深部，以确保手术医生及助手能看清颅内深部结构的裸眼手术，到采用眼睛式手术放大镜，再到采用手术显微镜的过程。颅底入路的设计与完善，使以前不能到达的颅中线和颅底的肿瘤得以暴露和切除，而采用锁孔理念为基础的入路从某种程度上改善了颅底手术巨大创伤的状况。

神经内镜的光线从内镜头端发出，看不到物镜上方和后方的区域，而显微镜光线从颅外的一定距离射入，则可看到包括内镜上方、后方的整个手术通道，将手术显微镜与神经内镜巧妙结合，相互补充，故最初开展锁孔手术的医生也多为内镜手术者。人们又致力于寻找一种手术技术，其既有内镜微创的优点，又能克服内镜手术不能直接在显微镜下操作的缺点，不但可用于脑室系统及颅内自然间隙，还可用于以往创伤较大的颅底手术，锁孔手术技术被逐步发展和完善起来，成为不依赖神经内镜的独立手术方法。

（1）理念和原则：锁孔手术在我国尚未全面展开，在手术理念及原则方面仍存在争议。锁孔技术的核心是根据患者影像学检查所显示的病变部位、性质和局部解剖学特点，进行精确、个体化设计，从而选择最佳手术入路。锁孔手术是以现代影像和定位技术为依托，吸收显微外科的原则和技术而发展起来的微创神经外科技术，以小骨孔为特色，微创原则贯穿手术全过程，不仅是开颅时微创，进颅后更应遵循微创。理解锁孔的理念是发展和提高该技术的关键。锁孔在神经外科领域具有三重含义：①锁：一把钥匙对应一把锁，对于不同的病变应采用不同的手术入路，即个性化设计手术入路。锁孔技术虽有其常用入路，但不应拘泥于此，应注重每个患者的特殊性。②孔：每个病变和手术入路都有其重要的切入点，即钻孔处。此孔有唯一性，体现在只有在该处钻孔、进颅、暴露病变，直到完成手术，患者所受创伤才最小。③锁孔效应：经锁孔所看到的空间不是与锁孔相同的大小，而是离孔越远视野越大，即门镜放大效应（猫眼效应）。利用颅内解剖结构中已经存在的间隙，通过显微技术开创出一条创伤最小的手术通道，以到达脑深部的靶区，并进行有效手术操作。

锁孔手术的原则：首先追求的是患者的手术安全，其次是追求满意的手术效果，再次是基于上述两条追求对患者造成最小手术创伤。锁孔手术的微侵袭性不仅是小骨孔和轻柔操作，还强调对病灶处理的满意程度。若对某一病变无原则地采用锁孔手术而不能充分地处理病变，则被Perneczky称为最大的侵袭。不适合做锁孔手术入路的肿瘤，选择骨窗大一些入路可能获得更好的疗效。锁孔手术微创的原则是兼顾颅内、外，并以颅内为重点。虽然锁孔手术切口的标志是骨孔小于3cm，但并非绝对。更重要的是根据患者的具体情况，设计最合适于切除病变的最小骨孔，有可能是大于 3cm 的。

（2）锁孔手术的适应范围：常用锁孔手术入路分为定型和非定型两类；用于治疗各种脑部深处病变。

定型是指利用颅内已有的几个主要自然间隙，将深部空间扩大后进行手术的锁孔入路。常用入路有：①眶上锁孔入路：目前采用最多，从前向后可显露前颅底、视交叉前方、垂体柄及鞍膈等，甚至可见颅后窝脑干腹侧面和基底动脉分叉部。②翼点锁孔入路：在 Yasargil 翼点入路的基础上，通过磨除蝶骨嵴，利用外层裂自然间隙，可暴露从同侧颅前窝至中颅底的全部范围，对于鞍区偏侧方的病灶尤为合适。③颞下锁孔入路：此入路可显露鞍区、岩斜区、小脑幕游离缘等处的病变。④纵裂锁孔入路：骨窗可位于矢状窦的任意侧，而无须越过矢状窦，若切开胼胝体，可经穹隆间到达第三脑室。⑤幕下锁孔通路：此通路使常规颅后窝开颅范围进一步缩小，如枕下乙状窦后入路，可显露桥小脑角及岩斜区病变。⑥经皮质-侧脑室锁孔入路：较常规入路切口和骨孔明显缩小，充分利用脑室间隙暴露室间孔、侧脑室及第三脑室。⑦其他入路：经蝶垂体瘤、经迷路听神经瘤等手术的锁孔入路。

非定型是指病变接近骨窗或需切开脑组织暴露病变的锁孔入路。此类手术是锁孔入路由定型到非定型的发展，使锁孔入路的适应范围得以扩大，而不局限于常规锁孔入路。因周围明显的解剖标志较少，故手术切口难以定位，需根据病变位置选择小骨孔，若定位不准确，骨孔会偏离病变，给手术带来困难。打开硬膜后，周围少有正常存在的自然间隙或脑池可利用，脑膨出较多见。切开脑皮质后，其手术入路的走向很大程度上依赖于术者的手术经验。这类手术应在术前根据脑沟在 MRI 上的显像标记好位置，采用立体定向或导航技术确定关键孔，并尽量利用脑沟等颅内间隙，以减少脑实质创伤，且应严格遵循在肿瘤边界进行操作和手术切除靶标。

2. 立体定向手术　立体定向手术分为有框架和无框架两类。诊断性活体组织检查常在局部麻醉下用封闭式立体定向的方式，即在有框架的立体定向下完成手术操作。利用影像引导的立体定向活体组织检查能获得足量的病理学和分子生物学诊断所需的组织，而手术意外的发生率可降到最低点。Bernstein 等报道，立体定向活体组织检查因活体检查组织取材不当所致的误诊率约为 8%，术后肺活动性出血的发生率约为 53.9%，相关并发症的发生率约为 6%，死亡率约为 2%。目前，立体定向活体组织检查仅用于一部分疑似胶质细胞瘤的患者，根据病变的大小、深度、有无传播及特征性临床症状，来决定是否需要活体组织检查。尽管印迹、涂片或冷冻切片具有速度快的优点，可用于确诊，但仍有必要留下更多的组织做石蜡切片。根据活体组织检查所得到的病理学资料是否能指导辅助治疗，以及是否存在优势，尚无随机对照研究资料。回顾性非随机化研究表明，与采用常规外科手术的患者相比较，活体组织检查后放疗的存活率没有明确的实质性益处。

（三）神经导航和术中成像

神经导航是神经外科领域一项重大的进步，利用此方法可帮助医生制订手术计划和选择到达肿瘤的最佳途径，以及在术中实时评价肿瘤切除的程度，尤其在解剖变异或有困惑时，术中实时获取解剖信息更加宝贵。肿瘤连同周围水肿带，往往扭曲正常的解剖关系，给凭经验定位的神经外科医生带来很多困难。术中导航可根据术前为导航准备的影像资料，通过 T_2 加权像描绘的肿瘤边界，在完整切除与正常脑组织毗邻肿瘤的同时保护好肉眼难以鉴别的正常脑组织。术中实时导航的主要部件包括：把手术对象与相关的周围结构和物理空间进行注册，确定手术对象与固定装置间的关系，整合实时数据及计算机界面。利用天然标记或外部基准标记，使多幅图像的数据相互关联。无框架立体定向神经导航系统包括：超声波数字化系统、红外显示系统、磁场数字化仪、多关节编码臂及机器人系统。多重注册技术对手术区域相关联的图像很有用，无论首选的注册方法如何，因无框架定向系统的标记物能反映出图像的变形，故在精确定位方面，无框架定向系统优于有框架系统。此外，因无框架定向系统不需固定框架，故可用于颅骨切除。一些新的无框架定向系统包括基于超声波、发光二极管及磁场的跟踪系统，也已投入使用。而在术中产生的"脑移位"影响肿瘤切除的准确性，还需术中超声波或术中磁共振来解决。

1. 术中超声波　手术切除肿瘤后，病灶收缩，切除的残腔或脑脊液的漏出都可能引起术中脑组织移位，从而使术前已规划好的手术区域发生变化，并可导致正常脑组织的损害。神经导航系统通过综合术中超声波获取的数据，对组织移位加以部分纠正。与其他实时图像的成像方式相比，术中超声波存在一些不足，如有时检查到的图像结构不清，无法有效区别异常组织和正常组织，手术区域的血性产物可能导致对超声图像的误读等。通过术中成像技术证实，无论在皮质或是皮质下水平，神经导航系统最大的误差来源于术中脑移位。解决此问题，可通过跟踪皮质相对已知标志的移动，采用术中超声波或数字成像所获得的数据进行实时更正，但尚需在临床上有更多的研究来评价此方法的有效性。根据 Berger 等的经验，术前 MRI 影像在术中无法使用时，利用术中超声波校准是一种可接受的选择。超声波导航的优点在于能配合术前 MRI 影像，提供肿瘤切除的实时信息，有利于处理术中出血、囊肿引流及肿瘤切除，还可在使用标准的导航技术时计算脑移位。

2. 术中磁共振　采用术中 MRI 需要有与 MRI 相兼容的器械，如陶瓷或钛器械，以尽量降低人为影响。能实时正确反映肿瘤位置是术中 MRI 追求的主要目标，若出现影像失真，则必然导致注册目标不准确，从而导致肿瘤定位的偏差。除了器械，空气-组织界面也可造成人为影响，需提高 MRI 机器性能加以解决。手术损伤血脑屏障造成造影剂外渗，可能会被解释为残余肿瘤。为了减少此类影像错误，必须认真研究每个系统，并用模型定期检查失真情况，以及常规使用修正程序以校准误差。在切除病灶前，采用更高的对比度获得的影像，可有效辨别术中造影剂外渗，提高切除病灶的准确性。Tronnier 等通过对 27 个病例的数据研究发现，更新导航系统参数有益于肿瘤切除程度的评价和消除传统导航系统术中脑漂移。Black 等通过研究 140 例病例得出了类似的结论。术中 MRI 在评价切除范围，以及在追踪活体组织检查方面都是可靠的方法。另有研究表明，开放式 MRI 仅放在手术室邻近的一间手术室内，检查时把患者从主手术室移至隔壁 MRI 室，有 16% 的幕上肿瘤在手术切除后的术中 MRI 影像上发现本不该残留的肿瘤。目前的 MRI 无论放在何处，对于低级别胶质瘤；尤其是处于功能区附近者，术中成像对鉴别其水肿及正常脑组织的边界都具有一定的困难，这需要采用术中刺激映射技术来解决。

（四）刺激映射技术

刺激映射技术即术中电生理监测技术，可实时精确显示语言、运动等功能区所在的位置，是一种通过在相应的区域借助于皮质刺激或皮质下刺激以确认脑功能区的客观评价方法，是近几年开展的新技术。神经肿瘤手术治疗的原则是在保护脑功能不受损伤的前提下尽可能多地切除肿瘤。然而，即使在肉眼可见的明显肿瘤边界内切除肿瘤，对于肿瘤附近的脑功能区来说仍然是不安全的。因此，在术中利用刺激映射技术实时精确地确定脑功能区十分重要。

1. 技术原理及适应证　刺激映射技术可通过术中刺激映射肿瘤内部及其周围的皮质和皮质下组织，辨别、保留功能区域内的正常组织，最大限度地减少术后出现永久性功能缺陷的风险。刺激映射技术除了应用于确定脑皮质功能区的范围以外，还能可靠地辨别皮质下运动、语言、感觉区的下行传导束，是目前指导术者安全切除肿瘤的唯一有效的方法。位于功能区及其附近的大脑半球的低级别胶质细胞瘤，是采用术中刺激映射技术的主要适应证。因胶质细胞瘤有侵犯皮质下脑白质束的倾向，故无论是辨别皮质运动区还是其下行通路都十分重要。有功能的脑组织很可能位于大块拟切除组织内部，术前须用刺激映射加以辨别。

传统观念认为，语言功能的皮质代表区包括语言区、Broca 区、Wernicke 区及后语言区。这一观念现在仍被大多数人认可。但关于皮质电刺激方面的研究已经发现，语言功能区存在明显的个体差异，并对传统观念提出质疑。基于不同患者语言中枢位置不尽一致，所以应根据术中患者对指定物体命名，以及对某一段文字阅读后所反馈的图像信息来确定其功能区，而不能仅依据标准的神经外科解剖标志定位来切除位于颞叶"非语言功能区"的肿瘤。即使切除距颞极仅 4cm 的颞叶组织或仅切除颞上回，都有可能导致术后永久性失语。

2. 操作过程　将患者放置在适当的位置，以利于暴露手术所需的区域，同时需保护并垫好四肢。刮洗头部，标记切口，一般需较广泛的暴露，以确保有充分的皮质部位供测试用。使用加热毛毯保持中心温度在正常体温上下 1℃ 左右。若患者的体温降得过低，尤其是患者在常规麻醉下，会使皮质刺激映射变得困难。麻醉诱导时常规预防性使用抗生素。采用的麻醉方法是静脉注射丙泊酚或静脉滴注芬太尼，以维持镇静和睡眠。通过鼻套管输入氧气，防止动脉血氧饱和度降低。无论是否使用渗透性利尿剂，均需插入导尿管。颅骨切除范围应足够大，以利于暴露肿瘤及其周围的脑组织，包括可能存在的相关功能区，提供充足的能映射功能的皮质区，并用术中超声或手术导航系统确定肿瘤位置。由于硬脑膜对疼痛很敏感，在硬脑膜上的动脉周围，需用利多卡因和布比卡因混合液做浸润麻醉，以减轻患者唤醒后的不适。

3. 识别运动中枢皮质和皮质下通路　硬膜打开后，行刺激映射检查，首先识别运动皮质，在脑表面放置一个间距双极电极，间距5mm，用2～16mA电流每隔2～3秒刺激一次。用直流电发生器产生双相性脉冲方波，频率60Hz，峰值持续时间1.25毫秒。唤醒运动区皮质活动所需的电流大小取决于患者的麻醉状态。一般来说，睡眠状态下运动区的刺激电流需达到4mA，而清醒状态则可减少到2mA。以1～2mA的幅度调整电流，直至运动区皮质产生可辨别活动。除了肉眼可见的运动区皮质活动，多通道肌电图具有更强的敏感性，水平较低的刺激也可引起运动反应。一般没必要用16mA以上的刺激去唤醒运动或感觉反应。处理术中刺激诱发的局灶性运动性癫痫最好的方法是使用室温林格液快速冲洗皮质，迅速中止源于被激惹皮质的癫痫活动。

外侧裂下皮质运动中枢的确立是通过引出张、闭眼和握手的动作反应来完成的。腿的运动皮质中枢靠近大脑镰，不在视野内，需将条状电极沿大脑镰插入，并用适合外侧裂皮质表面的电流刺激引起腿部运动区的活动。下行运动和感觉传导通路的确立，是在辨别出运动皮质后，用相似的刺激参数刺激和辨别下行传导束。下行运动和感觉传导通路可延伸至内囊及其下方的脑干和脊髓。切除浸润性胶质细胞瘤时，因有功能的运动、感觉或语言中枢可能位于肉眼可见的肿瘤内部或被肿瘤浸润的脑组织内，故这一检测就显得十分重要。切除肿瘤后还应再次刺激皮质或皮质下结构，若能证实运动和感觉通路完好，即使患者神经系统受损，功能障碍也只是暂时的，可在术后数日或数周内恢复。当切除位于放射冠、内囊、岛叶、辅助运动区及其附近区域的肿瘤时，确定皮质下通路十分重要。由于双极刺激来自电极连接片的电流极微弱，故一旦出现运动或感觉异常，须立即停止切除。

4. 识别语言中枢　丙泊酚麻醉去除颅骨后，应使患者在清醒状态下测定语言中枢所在的位置。识别皮质运动中枢后，将皮质脑电图的连接线固定于骨窗周边的颅骨上，用脑电图双极电极刺激记录皮质电极的连接点。这种刺激可引出一种能在监视器上看到的后放电电位，这种后放电电位的存在表明刺激电流强度过大，须以1～2mA的幅度逐渐减小，直至后电位消失。术中让患者从1～50计数，同时将双极的刺激探针放置到中央沟前的运动回下方，以识别Broca区。当计数中断时，即在完整的语言表达过程中，捕捉到没有口咽运动的时刻就意味着找到了Broca区。语音捕捉计数的完整性中断通常局限于面部运动皮质的正前方。应用理想的电流刺激的同时，将命名对象的幻灯片展示给患者，每隔4秒变换一次，并让患者说出所示物体的名称，仔细记录下答案。为确保没有"命名困难"或"命名不能"的刺激映射错误，每个皮质点要测3遍。所有用于命名的基本皮质点，均需用无菌、带有编号的小纸片在脑表面记录下来。脑电图在语言映射的全过程中连续监测，能标记出多发的后放电棘波，一则可减少连续电流刺激诱发癫痫的机会，二来可减少由电流扩散效应导致的命名错误。

有研究表明，从病灶切除边界至语言中枢距离的长短，决定了术前已经存在的语言障碍术后会持续多久，能否恢复，以及手术造成的语言障碍是否为永久性。一般来说，手术切除边界至最近语言中枢的距离超过1cm，则不会出现永久性语言功能障碍。

（五）虚拟手术计划系统

虚拟现实技术（VRT）是一种利用计算机创建虚拟环境，并借助于多种专用输入、输出设备，实现用户与虚拟环境直接交互的技术，具有交互性、临境感和构想性。

1. 虚拟现实技术的现状　目前，VRT已成为医学领域应用最活跃的技术之一。VRT术前计划系统可将原有的二维影像重新整合，形成三维立体影像，并可提供虚拟的手术环境。应用操作工具在术前制定计划和模拟手术，有助于提前了解手术的难易度，评估手术风险，并对术前诊断予以补充和完善。术者可于虚拟环境中体验手术的全过程。VRT系统的优势在于实现了个体化，通过模拟系统减少了手术风险，提高了对手术成功率的可控性。在教学方面，VRT技术更能体现其优越性，除了能极大地节约培训的时间和费用以外，还可大大降低非熟练术者实施手术的风险性。充分利用已有的成功经验和感受，术前制定计划并模拟手术过程，可减少手术并发症。目前，国内外许多研究机构和商业公司在虚拟外科手术计划及模拟训练等方面进行了研究和实践。

2. 虚拟现实技术在神经外科中的应用　为了达到虚拟与实际情况相吻合，对影像扫描有一定的要求：CT须8排以上，螺旋扫描模式或容积扫描效果更好；MRI须1.5T以上，梯度回波，三维数据采集；最小矩阵256×256，所有影像学资料原始数据以DICOM格式输出至光盘，对于不同序列须严格区分；若病例有CT、CT血管造影（CTA）、MRI、磁共振血管造影（MRA）这4种数据，则可提供最佳解剖影像；同一患者在扫描时，所有影像资料的扫描区域应当一致，以获得精确融合；CT与CTA、MRI与MRA的扫描要求一致；周边不能有磁场或产生磁场的设备，以免影响操作效果。

VRT将同一例患者的多种影像数据进行三维立体重建并融合为一体，变想象为实体；对同一患者的多种影像数据进行融合，并可从冠状位、矢状位、轴位任意一个方位观察二维、平面三维及立体三维图。有利于医生分析和研究病例解剖关系，对病灶进行进一步确诊。

通过6D自由度图像控制器和处理器对立体三维图像进行互动操作，可模拟手术的真实过程。其最大的优势在于可逆性，即可在术前无数次修改并确认哪种模拟手术计划为最佳方案。通过PACS连接和DICOM网络功能即可获取图像，为神经外科和影像科的医生提供一个便捷、高效的交流平台，也便于会诊和教学信息交流。

3. 手术方法和操作程序　全球有很多研究机构和公司研发手术虚拟及计划系统，但真正进入临床应用的并不多。VI公司的Radio Dexter是将先进的VRT与实时体积测量和三维透视相结合的医学成像软件，其神经外科手术模拟系统的工作流程如下。

（1）影像资料的收集：记录患者的术前资料，收集数据并输入，可选择1～4种影像资料，包括CT、CTA、CT静脉成像（CTV）、MRI、MRA、磁共振静脉成像（MRIV）、PET等，以多种影像融合为最佳选择。影像采集通常于术前3日内进行，扫描前安放8～10个体表标志，一直保持到其他影像资料收集完成，以备与MRI等资料融合。CT应获得连续1.5mm薄层断层扫描资料，以保证三维重建的质量；MRI通常采用快速梯度回波序列，对整个脑组织进行对比增强扫描及T_1加权磁化快速梯度回波扫描序列，层厚2mm；MRA采用三维时间飞跃法，层距0.6mm，层厚1.2mm，必要时还可选时间飞跃法MRV检查，以备重建静脉系统与病灶的关系。影像资料经以太网输入右旋镜设备中，并由计算机产生立体图像，通过一面镜子发射进入操作者的视野中，操作者佩戴液晶眼镜即可同步观看镜后浮动的虚拟立体图像。

（2）虚拟界面的观察和输出：虚拟界面输出功能包括：①三维立体影像显示功能，同时显示冠状位、矢状位以及轴位图像。可显示大体解剖，提供手术体位参考，还可选择显示或隐藏，使图像处于透明状态以观察其内部细节。②虚拟控制面板显示功能，采用符合人体工学的超低磁场、虚拟现实互动操作平台和互动式显示屏幕，以显示三维互动效果。③6D图像旋转控制器和6D拉动切割图像处理器，可进行操作切换和界面工具切换，具有三维立体成像显示系统功能；高分辨率显示器，分辨率≥0.24mm，水平频率为30～110kHz，垂直频率为50～160Hz，刷新率≥100Hz，以实现与控制台显示器内容一致并能同步高清立体显示。④配备高端视频显卡处理器并配置双图形加速接口，使该屏幕能将设备的主要功能及应用得以显现，以确保更多的人浏览和讨论。⑤远红外发射功能，与专业三维立体接收装置及立体成像软件包一起提供实时图像，无需媒介转换。与传统影像检查最大的不同在于VRT的可介入性、可操作性，而不仅仅是分析二维平面上的影像。VRT系统利用Dextroscope平台，使用者双臂放置于类似于脑外科手术中的托盘上，与实际手术中双眼到切口的距离（30～40cm）相当。使用者左手控制对象的位置，可随意移动；右手进行各种精细操作，模拟器械的阻力感和细致性可增加术者在显微镜下操作的感觉，提高显微手术技巧。佩戴专用眼镜对三维图像进行观察，可有用双手捧住患者虚拟头颅的真实感。最后输出每个病例图片、视频资料及Html文件，并可在网络上共享。

（3）手术计划的制定：手术计划的制定依赖于对多种技术融合性资料进行体积探查的工具。每个患者的多种影像技术资料被记录后，经过融合处理，则可显示为三维立体图像，系统中含有一套三维处理工具，可用来记录数据或切割、测量图像；也可模拟术中情景，如打开颅骨、分离软组织、夹闭动脉瘤、切除病灶等。在设计一些难以到达部位的神经外科手术步骤，如处理颅底或大脑深部的肿瘤或血管时，VRT 技术可为颅内解剖结构及异常空间关系提供更快、更好的理解。

实施过程，使用以下工具进行操作：①色彩调节台：调整所有显示结构的颜色和透明度。②切割工具盒：去除物体容积内需调整的部分，以提供一个混合性的正交立体观。③剪辑工具：控制反映体积大小的 6 个正交表面的位置。使图像或其分割出来的亚部分能以三维立体的形式被显示出来，并通过"接触"和"滑动"使之移动。④虚拟笔：对图像进行任意立体分割、着色、调剂透明度，可显示多平面相互垂直和等体积画面分割。⑤虚拟叉：提取所需要的任意图像，进行近距离、多方位的观察；使用手柄或夹子观察 6 个相互垂直的边界面，立体切割各部位的图像，同时观察其周边结构。⑥测量器：用于任意的空间距离及曲线长度的测量。⑦体素编辑工具：可适时改变像素的大小，模拟电钻、吸引器等手术器械，切除虚拟图像的任意部分或改变其颜色，还可在 CT 数据上切除颅骨或在 MRI 图像上切除病灶，也可模拟手术显微镜对手术入路中的结构进行多方位、放大观察等。

4. 虚拟现实技术的展望 有学者认为，该技术有助于颅底疾病的诊断，并有助于分析复发病例手术失败的原因，且能在术前计划时筛选出最佳的个性化手术入路，减少并发症。但该技术尚未成熟，目前难以大范围推广，有些问题仍须解决：①提高 CT 和 MRI 的分辨率，能更加清晰地显示基底核、基底池、脑干或外侧裂的确切边界，达到几何学水平三维结构被分割的要求。②增加配套的手术工具，如笔杆式反馈器。③仪器小型化：用带液晶屏的眼镜直接传输图像，可使多人同时操作，以模拟主刀与助手间的配合。④建立解剖和手术资料模板。⑤将术前 VRT 资料与手术导航资料相结合，实时指导手术。

（六）机器人手术

2000 年，美国 FDA 批准了由 Intuitive Surgical 公司研发的达芬奇手术系统，这是美国第一个可在手术室使用的机器人系统。这些机器人不能单独进行手术，而需借助外科医生的指令来完成操作。通过远程控制和语音启动，使其为外科医生提供机械化帮助。在微创手术中，机器人可以实现对外科仪器前所未有的精确控制，并可轻松到达肉眼无法看到的手术部位，更好地完成手术。

达芬奇系统主要由两个部件组成：控制台和手术臂。使用达芬奇系统进行胆囊手术时，仅需在患者腹部切开略小于铅笔直径的切口，用于插入 3 根不锈钢杆。这 3 个钢杆分别由机器人的 3 只机械臂固定，一根安置照相机，另外两根装配外科器械，用于解剖和缝合。与传统外科手术不同，手术器械不需术者直接持握，术者只需站在距离手术台半米外的控制台边，通过屏幕观察患者体内照相机发回的 3D 图像，来观察内部情况，并控制手柄，通过计算机向机械臂发出信号，使机械臂上的器械与外科医生的手同步移动。

另外一个机器人系统 ZEUS 是由 Computer Motion 公司研发的，与达芬奇系统的装置类似，目前在美国被批准用于医疗试验，德国医生已经使用此系统进行了冠心病搭桥手术。ZEUS 系统得到了自动化内镜定位机器人系统的协助。自动化内镜定位机器人系统（AESOP）比 ZEUS 和达芬奇系统简单得多，只有一只用于定位内镜的机械臂，这就使术者空出了一只手。手术机器的自动化控制可最大限度地减少操作人员，也许将来在一间宽敞的手术室中，只有一名医生控制着机器完成整台手术；医生甚至可以通过计算机远程控制机器人来完成手术，即在甲地某医院的医生可对乙地某医院的患者进行手术。此外，机器人系统还可使医生在长达几个小时的手术中节省体力。术者在长时间的手术过程中可能会很疲惫，甚至会引起手的颤动。机器人系统可对人手的颤动进行矫正，忽略颤动，保持机械臂的稳定。

手术机器人系统优点很多，但要普及还有一段很长的路要走。期待在 21 世纪能设计研发出一种无人参与的自动化机器人对人体进行手术，其可自动找出人体病变部位，并进行分析、手术，而不需要人类的任何指导。

（文生松）

第三节 脑胶质瘤

胶质瘤来源于神经上皮，是颅内最常见的恶性肿瘤，占颅内肿瘤的 40% ~ 50%。随着对脑胶质瘤研究的深入，许多新的诊疗方法逐渐出现并不断完善，如射频热疗、基因治疗、光动力学治疗、免疫治疗、神经干细胞治疗等。

（一）临床表现

胶质瘤患者常有头痛、呕吐、视神经盘水肿等一般症状，局部症状因肿瘤侵犯部位不同而表现不同，如癫痫、视力视野改变、偏瘫、共济失调、生命体征改变等。其中，胶质母细胞瘤及髓母细胞瘤恶性程度较高，病程较短，颅内压增高症状较明显；少突胶质细胞瘤常以癫痫为首发症状，也是最常见症状；室管膜瘤，恶心、呕吐、头痛是最常见的症状，而在患儿中，视盘水肿是最常见的体征。

（二）影像学检查

1. MRI 和 MRS 联合应用　单一代谢形式对肿瘤类型诊断依然有限，而在常规 MRI 影像的基础上借助于 MRS 信息而诊断正确的病例不断增加。对于患者来说，MRI 的增强对比、水肿、异质性、囊肿或坏死皆为评估要素，且成为 MRS 的分组标准，再依据 MRS 数据计算每个代谢物在病变和侧体素之间的比值，相对 IRS 定量线性判别分析，将诊断正确率由 87% 提升至 91%。MRS 通过检测特定代谢变化，可帮助 MRI 影像进一步精确诊断颅内病变的性质，合理地应用 MRS 能在临床实践中提高诊疗效率，同时可避免不必要的手术，减少手术并发症的发生。

2. PET-CT　^{18}FDG-PET-CT 是一种能够检测胶质瘤复发的技术，它能有效地区分反射性坏死与治疗导致的其他损伤。FDG-PET 可确认机体代谢活动的损害情况，故能鉴别复发肿瘤和放射后或手术后的改变。有研究显示，^{18}FDG-PET-CT 的准确度（80.85%）高于增强 MRI（68.09%），且 ^{18}FDG-PET-CT 对 WHO Ⅲ 级复发肿瘤有较高的诊断准确度（91.43%）和特异度（94.74%），但这仍需要增大亚组样本量，做进一步研究。^{18}FDG-PET-CT 的优点还在于早期描述肿瘤的活动情况，有效地指导手术及放疗。虽然 ^{18}FDG-PET-CT 诊断的效果很明显，但临床上还要考虑其较高的假阳性率，而且，因脑组织对 ^{18}FDG 摄取率高和 CT 缺乏明确的病灶，故有遗漏病灶的可能。^{18}FDG-PET-CT 的敏感度较低，不建议作为检查复发的初级筛选手段，但可在 MRI 检查出病灶后，再行 ^{18}FDG-PET-CT 作一定的特性描述。

（三）治疗

1. 外科手术治疗　手术是治疗胶质瘤最基本、最直接的方式，是最关键的一步，也是首选治疗方法。尽管显微手术技术在不断进步，但术后早期 MRI 复查证实，仅 60% 左右的脑胶质瘤可达到影像学全切除。近年来，随着显微神经外科与功能影像学技术的迅速提高，胶质瘤手术治疗正由"解剖模式"向"解剖-功能"模式加速转化，向着"保障功能的前提下最大程度切除肿瘤"进一步迈进。目前已经采用的手术新技术主要有：①术前应用功能影像学技术，包括功能性磁共振成像（fMRI）、磁共振波谱（MRS）、磁共振弥散张量成像（DTI）等。②以神经导航为主的影像学引导手术（IGS）的手术计划制定及术中应用。③唤醒麻醉技术在术中的安全应用。④术中成像技术，包括术中超声、术中 MRI 等。⑤以直接皮质电刺激技术为代表的术中脑功能定位。⑥术中荧光造影及荧光显微镜的使用。

2. 射频热疗技术　射频（RF）热疗技术的出现已经有一百多年历史，目前已应用于临床治疗的多个方面，如实体肿瘤、心血管系统、骨骼系统、妇科疾病、疼痛医学及医学美容等领域，但在神经外科肿瘤方面，尤其是对发病率最高、预后差的脑胶质瘤的治疗，还处于试验摸索阶段。

（1）热疗与放化疗的协同作用：热疗联合放疗具有协同增敏作用，可增强对肿瘤细胞的杀伤效应，临床效果显著。热疗联合化疗也可增强灭活肿瘤细胞效果，有研究显示，单独通过动脉内用药可延长生存期，但单独通过静脉内化疗无效，联合热疗则可增强静脉内及动脉内化疗的效果。

（2）联合应用热感受性脂质体：脂质体是一种人工生物膜，作为抗癌药物载体，能降低药物毒性，保护被包封药物，且具有良好的天然通透性及靶向性，临床上已逐渐开展应用。热敏脂质体是脂质体靶向研究领域的一个热点，并一开始就与肿瘤热疗结合起来。应用温度敏感脂质体载药，结合病变部位升温，以实现药物的靶向投递，成为一种全新的脂质体靶向策略。将抗癌药封入热敏脂质体，在恶性脑胶质瘤热疗过程中，肿瘤部位被加热到设定温度以上，在加热杀死肿瘤的同时，脂质体打开并释放抗癌药，靶向性地在加热肿瘤部位高浓度释放抗癌药。

随着射频消融技术的改进、对脑胶质瘤发病机制研究的深入，以及对热敏脂质体的不断探索，以射频热疗技术联合热敏脂质体为基础的靶向热化疗技术有望成为一种有效治疗脑胶质瘤的新方法。

3. 免疫治疗　以树突状细胞（DC）为基础的肿瘤疫苗是目前免疫治疗研究的热点。DC疫苗可激活免疫细胞，且激活的免疫细胞能精确、特异地监测整个中枢神经系统，并于首次治疗后获得免疫记忆功能，具有潜在的持久反应能力。目前，国际上正有十几项应用DC疫苗治疗胶质瘤的临床研究。部分已结束的研究表明，DC疫苗治疗脑胶质瘤是安全的，在诱导抗肿瘤免疫的同时没有诱发自身免疫性疾病；部分临床研究结果显示，肿瘤疫苗延长了患者的生存时间。但免疫治疗的具体机制仍未完全明晰，并缺乏标准、有效的监测疗效的免疫学指标，且自身免疫性破坏、选择性免疫抵抗，以及患者的免疫调节之间的平衡问题有待于进一步的研究。

4. 分子靶向治疗　恶性胶质瘤的靶向治疗是全新的治疗理念。2009年，美国FDA批准贝伐单抗用于在常规治疗条件下病情仍继续恶化的多形性胶质细胞瘤患者，但目前关于贝伐单抗治疗复发胶质母细胞瘤的研究仍仅限于少数几项Ⅱ期临床试验，大型随机对照研究尚在进行中，缺乏有力的临床数据表明其可显著缓解病情或明显延长患者生存期，而国内推荐使用贝伐单抗同样是基于美国FDA的标准，尚存在争议。有个别研究者认为，应用贝伐单抗后肿瘤缩小可能是一种影像学上的假象，实际上肿瘤并未缩小，而是正在"积极"地向远处播散。

5. 氩氦刀冷冻消融治疗　目前，氩氦刀仅作为手术治疗的辅助手段，肿瘤经冷冻消融后术中出血减少，便于肿瘤切除，在提高了手术安全性的同时减少了术后并发症。术中CT和MRI可清晰地显示病变范围，实时监控冷冻消融形成冰球的大小，也可提供三维图像。MRI对冰球的实时监测优于CT，冷冻过程中的实际坏死范围与MRI监测图像接近，MRI还可通过恰当的模拟软件预测并绘区。对于病灶较小或难以耐受开放性手术者，可选CT及MRI引导下微创氩氦刀冷冻消融治疗，手术可在局部麻醉下进行，肿瘤消融较为彻底，术后患者恢复快，可明显提高患者生存质量。虽然氩氦刀冷冻消融治疗恶性胶质瘤具有诸多优势，但疗效仍难以令人满意。

氩氦刀作为一种新型、有效的治疗手段，正逐渐为神经外科医生所重视。大量的基础及临床研究已经证实了氩氦刀外科辅助治疗和立体定向微创介入治疗的有效性和可行性。氩氦刀与化疗、放疗、基因治疗等其他治疗联合应用是冷冻治疗胶质瘤的未来发展方向。

（文生松）

第四节　脑膜瘤

脑膜瘤多为良性，只有极少数为恶性，发病率占颅内肿瘤的第二位，仅次于胶质瘤。2007年，WHO将脑膜肿瘤分为四大类：脑膜上皮细胞肿瘤、间叶性肿瘤、原发性黑色素细胞性病变、血管网状细胞瘤。各大类肿瘤再细分，共有脑膜肿瘤40余种。脑膜肿瘤占颅内原发肿瘤的14.4%~19.0%，平均发病年龄45岁，男女发病率之比为1:1.8，儿童少见。

（一）临床表现

脑膜瘤多为良性，生长缓慢，病程较长，瘤体积较大。头痛和癫痫常为首发症状，老年患者尤以癫痫发作为首发症状。因肿瘤生长部位不同，还可出现相应的视力视野改变、嗅觉、障碍、听觉障碍及肢体运动障碍等。虽瘤体较大，但大多数患者，尤其是老年患者，颅内压增高等临床症状并不明显，即使出现视神经萎缩，头痛也不剧烈，也没有呕吐。但生长于哑区的肿瘤体积较大且脑组织已无法代偿时，患者可出现颅内压增高症状，病情会突然恶化，甚至短时间内出现脑疝。脑膜瘤可致邻近颅骨骨质改变，骨板受压变薄或被破坏，甚至肿瘤穿破骨板侵犯致帽状腱膜下，此时头皮可见局部隆起。肿瘤还可致颅骨增厚，增厚的颅骨内可含肿瘤组织。

（二）特殊检查

1. 脑电图　一般无明显慢波，当肿瘤体积较大时，压迫脑组织引起脑水肿，则可出现慢波。多为局限性异常 Q 波，以棘波为主，背景脑电图改变轻微。血管越丰富的脑膜瘤，其 δ 波越明显。

2. X 线平片　脑膜瘤导致局限性骨质改变，出现内板增厚，骨板弥漫增生，外板呈针状放射增生。无论肿瘤细胞侵入与否，颅骨增生部位都提示为肿瘤中心位置。约 10% 的脑膜瘤可致局部骨板变薄或破坏。

3. 脑血管造影　脑膜瘤血管丰富，50% 左右的脑膜瘤血管造影可显示肿瘤染色。造影像上脑膜小动脉网粗细均匀，排列整齐，管腔纤细，轮廓清楚，呈包绕状。肿瘤同时接受颈内、颈外或椎动脉系统的双重供血。血液循环速度比正常脑血流速度慢，造影剂常于瘤中滞留，在造影静脉期甚至窦期仍可见肿瘤染色，即"迟发染色"。

4. CT　平扫可见孤立、均一的等密度或高密度占位病变，边缘清楚，瘤内可见钙化。瘤周水肿很轻，甚至无水肿，富于血管的肿瘤周围水肿则较广泛，偶可见瘤体周围大片水肿，需与恶性脑膜瘤或其他颅内转移瘤相鉴别。肿瘤强化明显。约 15% 脑膜瘤伴有不典型囊变、出血或坏死。

5. MRI　大多数脑膜瘤信号接近脑灰质。在 T_1WI 图像上常为较为均一的低信号或等信号，少数呈稍高信号，在 T_2WI 上呈等信号或稍高信号。脑膜瘤内，MRI 信号常不均一。MRI 还可显示瘤体内不规则血管影；呈流空效应。因脑膜瘤血供丰富，在增强扫描时呈明显均匀强化效应，但有囊变、坏死时可不均匀，其中 60% 肿瘤邻近脑膜发生鼠尾状强化，称为硬膜尾征或脑膜尾征，是肿瘤侵犯邻近脑膜的继发反应，但无特异性。瘤周常有轻、中度的脑水肿，呈长 T_1、T_2 信号影，无强化效应，这是典型脑膜瘤 MRI 信号特征，具有一定的诊断价值。不典型脑膜瘤多为 Ⅱ~Ⅲ 级脑膜瘤，肿瘤较大，形态多不规则，边缘毛糙，信号常不均匀，瘤周有水肿，MRI 表现多样，容易误诊。

（三）治疗原则

1. 手术治疗　手术切除是最有效的治疗方法，多数患者可治愈，切除的越多，复发的概率越小。切除的范围受肿瘤的位置、大小、肿瘤与周围组织的关系、术前有无放疗等因素影响。

（1）体位：仰卧位、侧卧位、俯卧位都是常用的体位，应根据患者肿瘤的部位选择最佳体位。

（2）切口：手术入路应尽量选择距离肿瘤最近的路径，同时避开重要的血管和神经。位于颅底的肿瘤，入路的选择还应当考虑到脑组织的牵拉程度。切口设计的关键在于使肿瘤位于骨窗中心。

（3）手术要点：在显微手术镜下分离肿瘤，操作更细致，更有利于周围脑组织的保护。血供丰富的肿瘤，可在术前栓塞供血动脉，也可在术中结扎供血血管。受到肿瘤侵蚀的硬脑膜和颅骨应一并切除，以防复发。经造影并在术中证实已闭塞的静脉窦也可切除。

（4）术后注意事项：术后应注意控制颅内压，予以抗感染、抗癫痫治疗，还应预防脑脊液漏的发生。

2. 非手术治疗　对于不能全切的脑膜瘤或恶性脑膜瘤，应在术后行放疗；对于复发而不宜再行手术者，可做姑息治疗。

（四）诊疗进展

1. 鞍区脑膜瘤的治疗进展

（1）手术治疗：鞍区脑膜瘤占颅内脑膜瘤的 4%~10%。目前最主要的治疗方法仍然是手术治疗。80% 以上的鞍区脑膜瘤患者存在视力障碍，保留或改善视觉功能是鞍区脑膜瘤治疗的主要目的。鞍区脑膜瘤的手术入路有很多，如额底入路、翼点入路、额外侧入路、纵裂入路，以及眶上锁孔入路、经蝶窦入路等。各种手术入路各有其优、缺点，在此不作赘述。

近几年兴起的眶上锁孔入路避免了常规手术入路的开颅过程，选择直接而精确的路径，微创或无创地到达病变部位。若有合适的病例实施手术，眶上锁孔入路可取得满意的疗效，但对于侵入鞍内的肿瘤及大型鞍区肿瘤切除较困难。

经蝶窦入路可避免开颅手术对脑组织的牵拉及损伤，对视神经和视交叉的干扰最小，可较早显露垂体柄，在直视下处理病灶，最大限度地避免了损伤。该入路对于局限于中线生长的、没有重要血管、神经包裹粘连的，以及蝶窦内侵犯的鞍区脑膜瘤具有明显优势。

近10年来，微创技术倍受青睐，神经内镜经蝶窦入路技术不断成熟，而各种锁孔入路如眶上锁孔入路、翼点锁孔入路、额外侧锁孔入路等也不断涌现。有分析表明，与其他入路相比，采用眶上锁孔入路及神经内镜经蝶窦入路治疗鞍结节、鞍膈脑膜瘤的患者，其术后视力恢复更好。

(2) 放射治疗：随着放射外科、神经放射学的发展，放射治疗正向着高剂量、高精准、高疗效、低损伤的方向不断发展，立体定向放射外科（SRS）、分次立体定向放射治疗（FSRT）、三维适形放射治疗、调强适形放射治疗等技术也不断成熟。

(3) 生物学治疗：目前，分子靶向治疗成为肿瘤治疗的研究热点。分子靶向治疗利用肿瘤细胞与正常细胞之间的生化及分子差异作为靶点，并依此设计靶向的抗肿瘤药物，其选择性更强，不良反应更低。有研究表明，脑膜瘤的发生和生长与内皮生长因子、血管内皮生长因子、血小板源性生长因子、转化生长因子 - β 以及胰岛素样生长因子等因子的高表达及其相关受体上调密切相关，而这些都可以作为潜在的靶点进行分子靶向治疗。

2. 非典型性脑膜瘤诊疗进展　非典型性脑膜瘤是 WHO Ⅱ 级脑膜瘤，介于良性脑膜瘤和恶性脑膜瘤之间。

(1) 影像学进展：除了 CT 及 MRI，越来越多的学者在诊断中尝试应用一些新的影像学技术，如磁共振波谱（MRS）、磁共振弥散加权成像（DWI）、正电子发射断层显像（PET）等。研究发现，脑膜瘤 MRS 胆碱/肌酸比值、脂质/胆碱比值在不同级别的脑膜瘤中有明显的差异性；通过 DWI 评估一些表观弥散系数，也可提示脑膜瘤的分级；通过 PET 可观察到氟脱氧葡萄糖在高级别的肿瘤中高度聚集。

(2) 治疗进展：关于手术，许多研究中心都认为全切除术可单独作为 Ⅱ 级脑膜瘤治疗的首选手段，但最近有研究结果显示，单独采用全切除术结果较差，特别是对于侵袭静脉窦或颅底等部位者，术后复发率往往更高。因非典型脑膜瘤手术后复发率高，许多学者推荐行早期放疗，对非典型脑膜瘤次全切除术患者给予辅助性放射治疗。对于采取全切除术的患者，有些学者提倡放疗；但也有学者建议观察，并将放疗作为复发后的补救措施。新的治疗措施还包括立体定向放射外科（SRS）、低分次立体定向放射治疗（HFSRT）、外部照射放射治疗（EBRT）等。对于立体定向放射治疗的报道，多为在肿瘤残余或复发的治疗上，大部分是后者。美国放射治疗肿瘤学组和欧洲癌肿研究治疗机构在非典型性脑膜瘤治疗的 Ⅱ 期临床试验中，采用外部照射放射治疗。HFSRT 通常采用光子治疗更大、定位更准的脑膜瘤，可减少脑膜瘤治疗后水肿的发生。

3. 岩斜区脑膜瘤手术治疗进展　岩斜区位于颅底中央，位置深，与脑干相邻，周围血管、神经丰富。岩斜区脑膜瘤是岩斜区常见肿瘤，约占颅后窝脑膜瘤的 50%，肿瘤基底位于颅后窝上 2/3 斜坡和内听道以内岩骨嵴，瘤细胞起源于蛛网膜细胞或帽细胞。目前，岩斜区脑膜瘤的手术治疗尚存在一些争议。随着手术显微镜、神经内镜、神经导航及神经电生理监测等技术的应用，以及放射神经外科的兴起，岩斜区脑膜瘤的手术策略向着多元化发展，手术风险及术后残死率均显著下降。

(1) 显微外科手术

1) 额 - 眶 - 颧入路：由 Hakuba 等于 1986 年最早提出，其后又经 Francisco 等改良，适用于肿瘤主体位于幕上，并累及颅中窝、海绵窦、蝶骨，且向眶壁侵犯的岩斜区脑膜瘤。该入路优点在于距肿瘤近，颞叶牵拉轻，安全性较好；缺点是对于中下岩斜及桥小脑角区暴露不佳，且手术创伤较大，耗时较长，对术者要求较高。此入路目前已很少单独使用，仅作为其他入路的补充。

2) 颞下入路及其改良入路：为早期颅底手术经典入路。该入路优点在于手术操作位于硬膜外，避免过分牵拉颞叶，减少血管、神经损伤，降低了手术风险。

3) 经岩骨乙状窦前入路：又称迷路后入路。Sammi 于 1988 年提出该入路，后经改良。优点在于暴露范围大，手术距离短，小脑及颞叶牵拉轻；缺点在于手术创面较大，且在磨除岩骨后部时易损伤乙状窦、内耳及听神经。此外，因桥小脑角区血管神经遮挡严重，故肿瘤暴露及手术切除较困难。

4) 部分迷路切除入路：又称经半规管脚入路，于迷路后入路基础上，在上半规管及后半规管壶腹部向总脚处分别开窗，并磨除部分骨迷路，完整保留膜迷路。缺点在于易损伤听神经而导致听力丧失，中耳破坏广泛致术后发生脑脊液漏，手术时间较长，风险较大。

5) 枕下乙状窦后入路及其改良：经桥小脑角暴露岩斜区，视野可达岩斜区外侧部。深部及幕上因血管、神经、岩尖以及小脑幕遮挡，暴露不佳。Sammi 等于 2000 年对该入路进行了改良，即乙状窦后内听道上入路，该入路磨除内听道上嵴，并切开小脑幕，以暴露幕上岩斜区及颅中窝，但脑干腹侧及深部斜坡的暴露仍不佳。另外，岩尖磨除及小脑幕切开过程中易损伤滑车神经、三叉神经、岩静脉以及岩上窦，且对于侵犯海绵窦及与第三脑室、中脑紧密粘连的肿瘤，该入路不适用。

6) 枕下远外侧入路：经侧方达颅颈交界，显露椎动脉入硬膜处，切除枕骨大孔后缘至枕骨髁或其背内侧，暴露下斜坡及脑干腹外侧部。该入路优点在于：下斜坡、枕骨大孔至 C_5 的脑干及高位延髓腹侧区域显露良好，不需牵拉脑干及颈髓；手术距离短，术野良好，可直视后组脑神经及大血管，肿瘤切除率高，且手术创伤显著降低；较易确认基底动脉、椎动脉及其分支，较易阻断或控制肿瘤血供；于冠状面显露肿瘤与延髓、颈髓的界面，可明确肿瘤与后组脑神经及血管的关系；可同时处理硬膜内、外病变，一期全切、哑铃形肿瘤，其缺点在于：中上斜坡显露欠佳；易损伤脑神经、椎动脉、颈内静脉及颈静脉球，可致乙状窦出血及栓塞；手术时间较长。

7) 联合入路：根据颅底解剖特点可将颅底外科联合入路大致分为横向联合和纵向联合。横向联合包括前方及后方横向联合，前者如各岩骨侧旁入路联合额－眶－颧入路，可使术野前移，扩大暴露范围；后者如岩骨侧方入路联合枕下远外侧入路或乙状窦后入路，可使术野下移达下斜坡及枕骨大孔区域。纵向联合，即小脑幕上下联合，可使岩斜区暴露良好，通过进一步改良，又可暴露鞍上、海绵窦及颅中窝，并将术野扩大至岩斜区以外区域。联合入路的缺点为：因术区解剖结构复杂，手术步骤繁多，对手术者要求较高；鞍上部分显露时有颞叶过度牵拉的可能；术野仍存在如三叉神经麦克囊到海绵窦后部等死角区；手术时间较长。

(2) 神经导航技术在显微手术中的应用：自 1986 年第一台神经导航仪应用于临床以来，导航下显微手术发展迅速。应用神经导航辅助暴露颅底术区，可在保证手术安全前提下显著增加肿瘤全切率。导航的优点在于实时反馈功能，可对肿瘤实时定位，术前利于优化切口及骨窗设计，术中可准确定位肿瘤，并避开重要血管、神经。在显微手术过程中注重以下操作技巧，可有效降低手术风险，减少并发症。

1) 分离肿瘤前：应先放出脑池内脑脊液以降低颅压，再牵拉脑组织。

2) 分离肿瘤时：应暴露肿瘤与正常组织间蛛网膜界面，并沿此界面操作。术中常见肿瘤与重要血管神经粘连紧密，以及蛛网膜界面模糊的情况，需确认软脑膜界面，若此界面存在，可继续分离；若肿瘤已侵犯重要结构，而软脑膜界面已经消失，则不宜强行切除。

3) 切除肿瘤时：应先做包膜内处理，缩小肿瘤体积，以获得充足空间处理肿瘤基底部，切断供血动脉，最后处理肿瘤包膜。

（王　涛）

第五节　垂体腺瘤

垂体腺瘤（PA）是一组源于垂体前叶和垂体后叶及颅咽管上皮残余细胞的肿瘤，是最常见的鞍区占位性病变。最新调查表明，垂体腺瘤占颅内肿瘤的 8%～15%。发生于垂体前叶的垂体腺瘤，良性，约占颅内肿瘤的 10%，仅次于胶质瘤和脑膜瘤。尸检垂体瘤发生率接近 25%。男女发病率总体相当，小于 20 岁或大于 71 岁的人群发病率很低。男女间存在明显的年龄差异：女性有两个发病高峰，即 20～30 岁和 60～70 岁，而男性的发病率则随年龄的增长而增加。垂体腺瘤常具有内分泌腺功能，因而影响机体的新陈代谢，造成多种内分泌功能障碍。按形态和功能将其分为催乳素腺瘤、生长激素腺瘤、促肾上腺皮质激素腺瘤、促甲状腺激素腺瘤、促性腺激素腺瘤、多分泌功能腺瘤、无分泌功能腺瘤等。

（一）临床表现

主要是垂体激素分泌过量或不足引起的一系列内分泌症状和肿瘤压迫鞍区结构导致的相应功能障碍。

1. 内分泌功能紊乱　分泌性垂体瘤可过度分泌激素，早期即可产生相应的内分泌亢进症状。肿瘤压迫、破坏垂体前叶细胞，造成促激素减少及相应靶腺功能减退，出现内分泌功能减退症状。

（1）催乳素（PRL）腺瘤：PRL腺瘤占垂体腺瘤的40%～60%，多见于20～30岁的年轻女性，男性约占15%。PRL增高可抑制下丘脑促性腺激素释放激素的分泌，使雌激素水平降低，黄体生成素（LH）、促卵泡素（FSH）分泌正常或降低。女性患者的典型临床表现为闭经－溢乳－不孕三联征，又称Forbis－Albright综合征。早期多出现月经紊乱，如月经量少、延期等，随着PRL水平进一步增高，可出现闭经。闭经多伴有溢乳，其他伴随症状还有性欲减退、流产、肥胖、面部阵发性潮红等。处于青春期的女性患者，可出现发育期延迟及原发性闭经等症状。男性高PRL血症，可致血睾酮水平降低，精子生成障碍，精子数量减少、活力降低、形态异常。临床表现有阳痿、不育、睾丸缩小、性功能减退，部分男性患者还可出现毛发稀疏、肥胖、乳房发育及溢乳等症状。

女性患者多可早期确诊，其中约2/3为鞍内微腺瘤，神经症状少见。男性患者往往因性欲减退羞于治疗或未注意到，故在确诊时大多PRL水平很高，肿瘤较大并向鞍上或海绵窦生长，且多有头痛及视觉障碍等症状。

（2）生长激素（GH）腺瘤：占分泌性腺瘤的20%～30%。GH可促进肌肉、骨、软骨的生长，以及促进蛋白质的合成。垂体生长激素腺瘤过度分泌GH，并通过胰岛素样生长因子－1（IGF－1）介导作用于各个器官靶点。若GH腺瘤发生在青春期骨骺闭合以前，则表现为巨人症；若发生在成人，则表现为肢端肥大症。

1）巨人症：患者身高异常，甚至达2m以上。生长极迅速，体重远超同龄人。外生殖器发育与正常成人相似，但无性欲。毛发增多，力气极大。成年后约40%的患者可有肢端肥大样改变。晚期可有全身无力、嗜睡、头痛、智力减退、毛发脱落、皮肤干燥皱缩、尿崩症等症状。此型患者多早年夭折，平均寿命20余岁。

2）肢端肥大症：患者手、足、头颅、胸廓及肢体进行性增大。手、足肥厚，手指增粗，远端呈球形。前额隆起，耳郭变大，鼻梁宽而扁平，眶嵴及下颌突出明显，口唇增厚，牙缝增宽，皮肤粗糙，色素沉着，毛发增多，女性患者外观男性化。部分患者可因脊柱过度生长而后凸，锁骨、胸骨过度生长而前凸，胸腔增大可呈桶状胸。脊柱增生使椎间孔隙变小从而压迫脊神经根，引起腰背疼痛或其他感觉异常；而椎管狭窄则有可能出现脊髓压迫症。因患者舌、咽、软腭、悬雍垂及鼻旁窦均可出现肥大，故说话时声音嘶哑、低沉，睡眠时打鼾。呼吸道管壁肥厚可致管腔狭窄，影响肺功能。心脏肥大者，少数可出现心力衰竭。其他器官如肝、胃、肠、甲状腺、胸腺等均可出现肥大。血管壁增厚，血压升高。组织增生可引起多处疼痛，故除头痛外，患者常因全身疼痛而被误诊为"风湿性关节炎"。少数女性患者可出现月经紊乱、闭经，男性早期性欲亢进，晚期性欲减退，尚可导致不孕不育。约20%的患者有黏液性水肿或甲状腺功能亢进，约35%的患者可并发糖尿病。患者早期精力充沛、易激动，晚期疲惫无力、注意力不集中、记忆力减退、对外界事物缺乏兴趣。

少数GH腺瘤患者，其肿瘤大小、GH水平高低与临床表现不尽相符，如肿瘤较大抑或GH水平显著升高，而临床表现却甚为轻微；血GH水平升高不显著的患者，临床症状反而明显。

（3）促肾上腺皮质激素（ACTH）腺瘤：占垂体腺瘤的5%～15%。ACTH腺瘤多发于青壮年，女性多见。一般瘤体较小，不产生神经症状，甚至放射检查也不易发现。其特点为瘤细胞分泌过量的ACTH及相关多肽，导致肾上腺皮质增生，产生高皮质醇血症，出现体内多种物质代谢紊乱。

1）脂肪代谢紊乱：可产生典型的"向心性肥胖"，患者头、面、颈部及躯干脂肪增多，形成"满月脸"，颈背交界处脂肪堆积形成"水牛背"，四肢脂肪较少，相对瘦小。患者晚期可有动脉粥样硬化改变。

2）蛋白质代谢紊乱：可导致全身皮肤、肌肉、骨骼等的蛋白质分解过度。表皮、真皮处胶原纤维断裂，暴露皮下血管，形成"紫纹"，多见于下肢、腰部、臀部及上臂。血管脆性增加，从而易导致皮肤瘀斑、伤口易感染、不易愈合等。50%的患者可有腰背酸痛，可出现软骨病、佝偻病及病理性压缩性骨折。在儿童则影响其骨骼正常生长。

3）糖代谢紊乱：可引起类固醇性糖尿病。

4）性腺功能障碍：70%～80%的女性患者出现闭经、不孕及不同程度的男性化，如乳房萎缩、毛发增多、痤疮、喉结增大、音色低沉等。

5）高血压：约85%的患者出现高血压症状。

6）精神症状：约2/3的患者存在精神症状，如轻度失眠、情绪不稳定、易受刺激、记忆力减退，甚至精神变态。

（4）促甲状腺激素（TSH）腺瘤：占垂体瘤不足1%。TSH腺瘤表现为甲状腺肿大，可扪及震颤、闻及血管杂音，有时可见突眼及其他甲亢症状，如急躁、易怒、双手颤抖、多汗、消瘦、心动过速等。TSH腺瘤可继发于原发性甲状腺功能减退，可能因甲状腺功能长期减退，TSH细胞代偿性肥大，部分致腺瘤样变，最后形成肿瘤。

（5）促性腺激素腺瘤：很罕见。促性腺激素腺瘤起病缓慢，因缺乏特异性症状，故早期诊断困难。多见于中年以上男性，主要表现为性功能减退，但无论男女患者，早期多无性欲改变。晚期大多有头痛，视力、视野障碍，常误诊为无功能垂体腺瘤。本病分FSH腺瘤、LH腺、瘤、FSH/LH腺瘤3型。

1）FSH腺瘤：患者血FSH水平明显升高。病程早期，LH、睾酮水平正常，男性第二性征正常，大多数性欲及性功能正常，少数性欲减退，勃起功能差。晚期LH、睾酮水平相继下降，可出现阳痿、睾丸缩小及不育。女性则出现月经紊乱或闭经。

2）LH腺瘤：患者血LH、睾酮水平明显升高，FSH水平下降，睾丸及第二性征正常，性功能正常。全身皮肤、黏膜可有明显色素沉着。

3）FSH/LH腺瘤：患者血FSH、LH、睾酮三者水平均升高。早期常无性功能障碍，随着肿瘤体积增大，破坏垂体产生继发性肾上腺皮质功能减退症状，以及阳痿等性功能减退症状。

（6）多分泌功能腺瘤：腺瘤内含有两种或两种以上的分泌激素细胞，根据肿瘤所分泌的多种过量激素而产生不同的内分泌亢进症状，出现多种内分泌功能失调症状的混合症候，最常见的是GH + PRL。

（7）无分泌功能腺瘤：多见于30～50岁人群，男性略多于女性。肿瘤生长较缓，不产生内分泌亢进症状。往往确诊时瘤体已较大，压迫或侵犯垂体已较严重，导致垂体分泌促激素减少，出现垂体功能减退症状。一般认为，促性腺激素的分泌最先受影响，其次为促甲状腺激素，最后影响促肾上腺皮质激素，临床上可同时出现不同程度的功能低下的症状。

1）促性腺激素分泌不足：男性性欲减退，阳痿，第二性征不明显，皮肤细腻，阴毛呈女性分布；女性月经紊乱或闭经，性欲减退，阴毛、腋毛稀少，或出现肥胖等。

2）促甲状腺激素分泌不足：患者畏寒、少汗、疲劳、乏力、精神萎靡、食欲减退、嗜睡等。

3）促肾上腺皮质激素分泌不足：患者虚弱无力、恶心、厌食、免疫力差、易感染、血压偏低、心音弱、心率快、体重偏轻。

4）生长激素分泌不足：儿童骨骼发育障碍，体格矮小，形成侏儒症。

少数肿瘤可压迫后叶或下丘脑，产生尿崩症。

2. 神经症状　神经症状由肿瘤占位效应直接引起。一般无功能腺瘤在确诊时体积已较大，多有鞍上及鞍旁生长，神经症状较明显。分泌性腺瘤因早期产生内分泌亢进症状，确诊时体积较小，肿瘤多位于鞍内或轻微向鞍上生长，一般无神经症状或症状较轻。

（1）头痛：约2/3的无功能垂体腺瘤患者有头痛症状，但并不十分严重。早期出现头痛是因肿瘤向上生长时，鞍膈被抬挤所致。头痛位于双颞部、前额、鼻根部或眼球后部，间歇性发作。若肿瘤继续生长，穿透鞍膈，则头痛症状可减轻甚至消失。晚期头痛可因肿瘤增大压迫颅底硬膜、动脉环等痛觉较敏感的组织所致。肿瘤卒中可引起急性剧烈头痛。

（2）视神经受压：肿瘤向上生长，可将鞍膈抬起或突破鞍膈压迫视神经、视交叉，导致视力、视野发生改变。

1）视力改变：视力的减退与视野的改变并不平行，双侧也并不对称。常到晚期才出现视力改变，主要原因是视神经受压原发性萎缩。肿瘤压迫所致的视神经血液循环障碍也是引起视力下降甚至失明的原因。

2）视野改变：多为双颞侧偏盲。肿瘤由鞍内向上生长压迫视交叉的下部及后部，将视交叉向前推挤，此时首先受压迫的是位于视交叉下方的视网膜内下象限的纤维，而引起颞侧上象限视野缺损。肿瘤继续向上生长则累及视交叉中层的视网膜内上象限纤维，产生颞侧下象限视野缺损。若肿瘤位于视交叉后方，可先累及位于视交叉后部的黄斑纤维，出现中心视野暗点，称为暗点型视野缺损。若肿瘤偏向一侧生长，压迫视束，可出现同性偏盲，临床上较少见。一般来说，视野的改变与肿瘤的大小是呈正相关的，但如果肿瘤发展缓慢，即使瘤体很大，只要视神经有充分的时间避让，则可不出现视野的改变。

（3）其他神经症状：主要由肿瘤向鞍外生长，压迫邻近组织所引起。

1）肿瘤压迫或侵入海绵窦，可导致第Ⅲ、Ⅳ、Ⅵ对脑神经，以及三叉神经第一支的功能障碍，其中尤以动眼神经最易受累，导致一侧眼睑下垂、眼球运动障碍。肿瘤长至颅中窝可影响颞叶，导致钩回发作，出现幻嗅、幻味、失语及轻度偏瘫。

2）肿瘤突破鞍膈后向前方发展，可压迫额叶而产生一系列的精神症状，如神志淡漠、欣快、智力减退、癫痫、大小便不能自理、单侧或双侧嗅觉障碍等。

3）肿瘤长入脚间窝，压迫大脑脚及动眼神经，导致一侧动眼神经麻痹、对侧轻偏瘫，若向后压迫导水管，则可导致阻塞性脑积水。

4）肿瘤向上生长压迫第三脑室，可导致多种下丘脑症状，如多饮、多尿、嗜睡、健忘、幻觉、迟钝、定向力差，甚至昏迷。

5）肿瘤向下生长可破坏鞍底，长入蝶窦、鼻咽部，导致鼻塞、反复少量鼻出血及脑脊液鼻漏等。

（二）诊断

垂体腺瘤的诊断需根据临床症状、体征、内分泌检查及影像学检查结果综合确定。

1. 内分泌检查　测定垂体及靶腺激素水平有利于了解下丘脑-垂体-靶腺轴的功能，对术前诊断及术后评估具有重要参考价值。诊断分泌性垂体瘤的内分泌指标是：血清 PRL 水平 >100μg/L；随机 GH 水平 >5μg/L，口服葡萄糖后 GH 水平 >1μg/L，IGF-1 水平增高；尿游离皮质醇（UFC）>100μg/24h，血 ACTH 水平 >46μg/L。皮质醇增高者，应做地塞米松抑制试验，必要时可行胰岛素兴奋试验、促甲状腺激素释放激素（TRH）试验，以及促肾上腺皮质激素释放激素（CRH）刺激试验。

垂体 ACTH 腺瘤临床表现为库欣综合征，分为 ACTH 依赖性和非 ACTH 依赖性，临床上需依靠多项检查才能明确病因。

2. 影像学检查　除需做 CT 及 MRI 外，有时也做脑血管造影以排除脑部动脉瘤或了解肿瘤供血及血管受压情况。怀疑有空蝶鞍或脑脊液鼻漏者，可用碘水 CT 脑池造影检查。

（1）CT：CT 对微腺瘤的发现率约为 50%，小于 5mm 的肿瘤发现率仅为 30%，做薄层扫描（1~2mm），发现率可有所提高。微腺瘤的典型表现为垂体前叶侧方的低密度灶或少许增强的圆形病灶；垂体高，女性大于 8mm，男性大于 6mm，鞍膈抬高；垂体柄向肿瘤对侧偏移；鞍底局部骨质受压变薄。大腺瘤增强扫描常均匀强化。瘤内可见出血、坏死或囊性变，该区不被强化。鞍区 CT 薄层扫描加冠状、矢状重建可显示蝶窦中隔与中线间的关系，从而使术者避免在凿开鞍底时偏离中线损伤颈内动脉等组织，减少手术并发症；还可显示鞍底前后左右的大小，对于明显向颅内、海绵窦扩展，或呈侵袭性生长的肿瘤，术中保证鞍底够大，增大显微镜侧方观察范围，利于肿瘤全切。

（2）MRI：MRI 是目前诊断垂体瘤的首选方法。微腺瘤垂体上缘膨隆，肿瘤呈低信号，垂体柄向健侧移位，垂体增强动态扫描可显示微腺瘤与正常组织的边界，增强前后证实微腺瘤的准确率为 90%，直径小于 5mm 的发现率为 50%~60%。大腺瘤可显示瘤体与视神经、视交叉，以及与周围其他结构如颈内动脉、海绵窦、脑实质等的关系。术前 MRI 有助于了解肿瘤的质地，以及肿瘤与颈内动脉或基底动脉的关系。对于向鞍上或颅内明显扩展或明显侵袭海绵窦的肿瘤，根据 MRI 判断肿瘤质地，选择手术入路，可提高手术切除的范围。

（三）治疗

垂体腺瘤的治疗目的在于：控制激素水平、恢复垂体功能、缩小或消除肿瘤、解除颅内占位引起的症状体征等。目前常用的治疗方案包括手术治疗、药物治疗和放射治疗。各治疗方案各有优缺点，手术可快速解除肿瘤对周围组织的压迫，并有效地减少激素分泌，但对已侵犯到鞍旁、海绵窦的垂体腺瘤，手术常不能全切，且风险大、并发症较多；立体定向放射治疗常用于不能耐受手术或是拒绝手术者；放射治疗可控制肿瘤生长，恢复激素水平，但持续时间长，有导致垂体功能减退、放射性脑坏死、脑神经损伤，甚至诱发继发性恶性肿瘤的可能；药物治疗并发症少，但起效慢，终生服药，费用昂贵。

1. 手术治疗

（1）经颅手术：经颅手术切除垂体腺瘤很早就应用于临床，现已是非常成熟的术式。适用于：①明显向额颞叶甚至颅后窝发展的巨大垂体腺瘤。②向鞍上发展部分与鞍内部分的连接处明显狭窄的垂体腺瘤。③纤维化、质地坚硬，经蝶窦无法切除的垂体腺瘤。临床上常用手术入路有经额入路、经颞入路、经翼点入路及眶上锁孔入路。随着显微镜及内镜技术的不断发展，经颅手术现在主要用于不适合经蝶手术的患者，如巨大垂体腺瘤、侵袭性的肿瘤、需要联合入路及分期手术的患者。

（2）经鼻蝶手术：经蝶手术入路适用于：①突向蝶窦或局限于鞍内的垂体腺瘤。②向鞍上垂直性生长的垂体腺瘤。③蝶窦气化程度良好的垂体腺瘤患者。手术方式主要包括显微镜下经鼻蝶和内镜下经鼻蝶手术，是目前治疗垂体腺瘤最常用的手术入路，约96%的患者可经蝶窦入路手术切除。以前，伴有甲介型或鞍前型蝶窦的垂体腺瘤患者，因术中定位、暴露鞍底困难，曾被列为经蝶入路手术的禁忌证，或需额外设备于术中定位鞍底，但随着手术技术发展及设备的创新，CT仿真内镜重建能显示蝶窦浅、深部结构的三维解剖图像，可模拟经蝶入路手术过程。

神经内镜下经鼻蝶切除术是近20年国内外新出现并迅速推广的一项微创垂体腺瘤切除技术，较以往显微镜手术存在明显的优点：①减少了手术对鼻中隔中上部及鼻腔底黏膜的损伤，术后很少发生鼻中隔穿孔。②不造成鼻中隔骨性骨折，不影响术后鼻外形。③照明条件好，并可放大图像，能更好地显示蝶窦内、鞍内、鞍上等解剖结构，可减少术后并发症的发生。④患者术后反应轻，恢复快。但内镜也有其缺点：内镜缺乏立体层次感，对术者熟练度有较、高的要求，需在鼻腔内寻找参照物；操作空间相对于显微镜手术更狭小，手术操作需要特殊训练。

2. 立体定向放射外科 随着计算机技术和放射物理学的发展，立体定向放射外科（SRS）在垂体腺瘤的治疗中取得了较好的效果，肿瘤无进展率和生物治愈率都较高。SRS或FSRT技术在确保肿瘤靶区剂量的同时，能使瘤外的照射剂量迅速减少，保护靶区周围的重要组织，故尤为适用于瘤体较小的垂体腺瘤。SRS主要适用于：①直径<10mm的垂体微腺瘤。②直径>10mm，但视力、视野无明显受损的垂体腺瘤，且MRI检查肿瘤和视交叉之间的距离应在3mm以上。③手术残留或复发者。④不能耐受手术者。

3. 综合治疗 如在手术切除大部分肿瘤后行放疗或药物治疗控制肿瘤生长，或于放疗或药物治疗使肿瘤缩小、变软后再行手术，可以起到扬长避短、提高疗效、降低风险的效果。目前，综合治疗也存在一些尚待解决的问题，如放疗与药物治疗的最适间隔时间尚未明确，药物治疗对放疗剂量的影响也尚未明确等，且目前仍无较大的临床研究用于综合治疗的疗效分析。

（王　涛）

第六节　颅内神经鞘瘤

神经鞘瘤来源于施万细胞，又称施万细胞瘤，神经鞘瘤通常发生于脑神经末梢的胶质-施万结，多为良性肿瘤，WHO Ⅰ级。各种年龄、不同性别均可发生，患者多为30~40岁的中年人，无明显性别差异。肿瘤通常为单发，有时可多发，大小不等。有细胞型、丛状型、黑色素型3种亚型。肿瘤累及不同脑神经，出现不同临床症状及体征。以听神经鞘瘤为多发，其次是三叉神经鞘瘤。

（一）听神经鞘瘤

听神经鞘瘤起源于听神经的神经鞘，多位于上前庭神经，少数位于该神经的耳蜗部。约占颅内肿瘤的8.43%。听神经鞘瘤开始时多局限于内耳道，引起内耳道直径扩大并破坏内耳门后唇，而后向阻力较小的内耳道外、桥小脑角方向发展，故瘤体常为两部分，一部分在内耳道，一部分在内耳道外、桥小脑角。肿瘤充满桥小脑角池，后可向脑干和小脑方向发展，压迫耳蜗神经核和面神经核。若肿瘤继续增大，向小脑幕上扩展，甚至可达枕骨大孔附近，压迫三叉神经和后组脑神经。肿瘤可压迫脑干和小脑，当第四脑室受压时可导致梗阻性脑积水。约10%的听神经瘤为双侧听神经瘤，双侧听神经鞘瘤与神经纤维瘤病2型（NF-2）密切相关。

1. 临床表现　临床早期特征为进行性耳鸣伴听力丧失，之后可出现感觉性平衡失调和发作性眩晕。大多数瘤体较小者表现为单侧听力丧失、耳鸣、前庭功能异常；瘤体较大者出现三叉神经、面神经功能异常以及颅内高压的症状；最后肿瘤体积增大，可出现脑干和小脑受压。

（1）听力丧失：听力丧失是听神经鞘瘤最常见的症状，患者出现渐进性、高频感音神经性听力丧失。

（2）耳鸣：常见，于听力下降之前或同时出现，多为单侧持续性高调耳鸣。

（3）前庭功能异常：约50%的患者会出现前庭功能失调，表现为眩晕、平衡功能障碍。早期瘤体较小，患者眩晕症多见；晚期瘤体大，患者平衡功能障碍多见。

（4）三叉神经功能异常：约50%的患者出现三叉神经功能异常，以角膜反射消失最常见，其他症状如面颊部、颧骨隆突处感觉麻木或麻刺感。三叉神经症状与肿瘤体积密切相关，听神经瘤直径在1cm以下者几乎不出现三叉神经症状，直径在3cm以上者48%出现三叉神经症状，特大肿瘤者还可出现咀嚼肌薄弱，甚至萎缩。

（5）面神经功能异常：常于晚期出现，瘤体较小的患者很少有此症状。患者常出现面部肌肉抽搐、麻痹。

（6）其他症状：肿瘤占位效应可导致颅内高压、脑积水、脑干和小脑受压症状。颅内高压表现为渐进而持久的头痛、恶心、呕吐、感觉迟钝等。脑干受压出现患侧上、下肢功能障碍。小脑受压出现步态紊乱、共济失调。

2. 辅助检查

（1）神经耳科学检查

1）一般听力检查：出现气导大于骨导并一致下降，双耳骨导比较试验偏向健侧，提示内耳病变；纯音听阈检查表现为以高频为主的听力减退，气导与骨导听力曲线一致或接近一致。若肿瘤压迫内耳道血管，影响耳蜗血液循环，可产生重振现象。

2）语言听力检查：神经性耳聋不仅出现纯音听阈下降，同时还有语言审别能力的下降，即能听到谈话声，而不理解谈话的内容。

3）前庭功能检查：目前多采用微量冷水试验法。大多数正常人在耳内注入0.2mL的冰水后可出现水平性眼震。若注入量达2mL仍未出现反应，则认为注水侧前庭功能丧失。肿瘤越大，前庭功能障碍越严重。

4）听觉脑干诱发电位：它是反应脑干内听觉过程神经机制的客观指标。声音由外界传入内耳后，用头皮电极记录耳蜗至脑干的电生理反应。诊断听神经瘤主要依靠波幅和峰潜伏期改变：无反应；仅有Ⅰ波；仅有Ⅰ~Ⅱ波；Ⅰ~Ⅴ波间潜伏期延长。

（2）影像学检查：内耳道X线平片包括通过眼眶显示岩锥的前后位或后前位、汤氏位、斯氏位、颅底位，其中以斯氏位最好，前后位和汤氏位可发现约75%的听神经瘤，其他不能增加诊断率。CT能发现约80%的听神经瘤，直径在1.5cm以下的肿瘤很难发现。MRI可提供肿瘤的早期诊断，特别是内耳道内的小肿瘤。

3. 诊断及鉴别诊断　中年以上患者出现耳鸣、耳聋、眩晕、平衡障碍等表现，影像学显示桥小脑角（CPA）占位时，应考虑听神经瘤。NF-2型听神经瘤具有一定特点：最常见于青年人，双侧发病多于单侧。双侧肿瘤可同时发生，也可先后发生，两侧肿瘤的大小和听力可明显不同。需与以下疾病相鉴别。

（1）脑膜瘤：为桥小脑角第二好发的肿瘤。脑膜瘤的特点为：肿瘤钙化、岩骨侵蚀或增生，且CT

比 MRI 更明显。33%~75%的患者听力丧失，与内耳门之间存在一定距离，且跨过内耳门而不进入。在所有磁共振（MR）序列中几乎均为等信号，因血管变化，在 T_2 上呈高信号。增强后，脑膜瘤比听神经瘤均匀。

（2）表皮样囊肿：由进入神经管的上皮细胞聚集而成，在颅内最常见于桥小脑角。特点为：沿蛛网膜下隙生长且压迫周围脑组织。CT 上呈水样均匀影像，MRI 上呈典型沿蛛网膜下隙见缝就钻的表现。听力、前庭功能障碍均不明显。

（3）三叉神经鞘瘤：以三叉神经症状起病，早期无耳鸣、听力下降等症状。内耳道无扩大，可向颅中、后窝两个方向发展。

4. 治疗　对大型肿瘤，尤其有脑干、小脑明显受压症状者，只要无手术禁忌证，不论年龄大小都应争取手术切除。对于中小型肿瘤，选择治疗方式应考虑肿瘤的大小、年龄、症状出现时间的长短、同侧及对侧听力状态、有无并发其他内科疾病、患者的意愿、经济状况等因素，设计个性化的治疗方案。若暂时无法决定，可用神经影像学动态观察。

（1）姑息疗法：对于 65 岁以上、体质虚弱且肿瘤较小的患者，除非肿瘤生长较快，否则密切的临床观察是最好的选择。年轻人采用姑息疗法尚存在争议。

（2）立体定向放射外科治疗：立体定向放射外科治疗听神经瘤具有时间短、无痛苦、手术风险低、神经功能保留较好等优点，但存在某些局限性而不能取代手术：①治疗后占位效应仍存在，不适用于伴有脑积水、脑干受压的患者。②适用于体积较小的肿瘤。③增加了面神经、三叉神经的不必要放射性损伤。④若需要手术介入，可能增加手术难度。

（3）显微神经外科手术治疗：1964 年，House 首次在经迷路入路手术中应用显微镜，听神经瘤手术治疗开始了显微外科时代。近年来，随着神经影像技术、现代显微神经外科技术的不断发展，听神经瘤的手术治疗方式发生了巨大的变化，不但可以完全切除肿瘤，还可保留面神经甚至听神经功能。

1) 手术入路的选择：听神经鞘瘤手术入路主要包括经枕下开颅乙状窦后入路、经迷路入路和经颅中窝入路。对于大型或巨大型肿瘤，有人还采用经岩骨乙状窦后入路、经岩骨部分迷路切除入路，甚至经岩骨乙状窦前入路。经枕下开颅乙状窦后入路是最常用的入路，优点是该入路显露好，肿瘤与脑干和内听道的关系显示较为清楚，适合切除任何大小的肿瘤，并可保留面神经和耳蜗神经；缺点是手术创伤大，必须暴露、牵拉小脑，手术时间也较长。经迷路入路适用于小肿瘤伴听力完全丧失者，也适用于老年患者。其优点为手术完全在硬膜外操作，对脑干和小脑影响小，危险性低；缺点为听力永久性丧失。经颅中窝入路适用于小肿瘤，手术主要在耳上硬脑膜外操作，优点是可保留听力，缺点是需牵拉颞叶。

2) 神经内镜在术中的应用：神经内镜适用于保留听力的听神经鞘瘤切除，尤其是直径在 1.5cm 以下的听神经瘤。显微镜下肿瘤全切除，暴露内听道底部时必须打开迷路，这样就会损伤迷路，而使用神经内镜则多可发现并切除内听道内的残留肿瘤。神经内镜辅助显微手术提高了手术的安全性和有效性，但也有学者提出，应用神经内镜并不提高术后听力保留率。

（二）三叉神经鞘瘤

三叉神经鞘瘤起源于三叉神经的颅内段。多发生于三叉神经半月节部，也可发生于三叉神经根部；还可同时累及半月节部和根部，形成哑铃状，跨越颅中、后窝。极个别可破坏颅中窝，向颅外生长。三叉神经鞘瘤占颅内肿瘤的 0.07%~0.33%，颅内神经鞘瘤的 0.8%~8%，好发于中年人，早期症状多不典型，易被忽视。

1. 临床表现　以三叉神经损害为主要表现，患者常有一侧面部麻木或阵发性疼痛，患侧咀嚼肌无力及萎缩。肿瘤生长方向不同，导致不同的邻近脑神经和脑组织受损。若肿瘤位于颅中窝，可损害视神经和动眼神经，导致视力、视野障碍，眼球活动受限，眼球突出等。若肿瘤压迫颞叶内侧面，患者可出现颞叶癫痫、幻嗅等症状。若肿瘤位于颅后窝，可累及滑车神经、面神经、听神经及后组脑神经，出现眼球运动障碍、面瘫、听力下降等症状。若肿瘤压迫、损伤小脑，则可出现共济失调。晚期，肿瘤可推挤脑干，导致对侧或双侧锥体束征、脑积水等。若肿瘤骑跨颅中、后窝，除可引起相关脑神经症状外，因肿瘤紧贴、压迫大脑脚，还可影响颈内动脉，导致对侧轻偏瘫、高颅压和小脑损害等症状。

2. 辅助检查

(1) X 线：平片可见典型的肿瘤进入颅后窝的特征性表现，即岩尖前内部骨质破坏；边缘整齐。

(2) CT：肿瘤生长部位不同，CT 表现有所差异。若肿瘤位于岩尖部的 Meckel 囊处，可见患侧鞍上池肿块影有均匀强化效应，若肿瘤中心坏死，瘤内可见不规则片状或条索状强化影，以及周边环状强化，并可见岩尖部存在骨质破坏。若肿瘤向颅后窝发展或起源于颅后窝，在 C-P 角可见尖圆形肿块影，还可见小脑、脑干及第四脑室受压、变形等间接征象。若肿瘤位于颅中窝，有时可出现肿瘤侵入眶内、眼球外凸等 CT 征象。

(3) MRI：常见岩骨尖部高信号消失，病灶呈长 T_1 长 T_2 信号，T_2 加权显示病灶信号强度较脑膜瘤高，注射造影剂强化后效应较脑膜瘤弱。

3. 治疗　三叉神经鞘瘤为良性肿瘤，全切后可治愈，手术切除是最佳手段。

(1) 开颅手术切除：若患者可耐受全身麻醉和手术，且肿瘤直径在 3.5cm 以上，应选择开颅手术切除肿瘤，以解除肿瘤压迫，维护神经功能。手术应选择最易接近肿瘤且不对重要神经和血管造成严重损害的入路。常用入路如下。

1) 经颅眶或经颞下入路：适用于颅中窝的神经鞘瘤，也适用于肿瘤累及海绵窦或颞下窝者。

2) 经岩骨入路或扩大经岩骨入路：适用于位于海绵窦后部、体积小到中等的肿瘤。

3) 枕下乙状窦后入路：适用于三叉神经根部的神经鞘瘤。

4) 小脑幕上下联合、经颞下经乙状窦前入路：适用于跨越颅中、后窝的"哑铃形"大型三叉神经鞘瘤。

(2) 伽马刀治疗三叉神经鞘瘤：随着显微外科及颅底手术技术的不断发展，70% 以上的三叉神经鞘瘤可做到全切或近全切，但三叉神经功能损伤率为 38%～75%，永久性功能障碍发生率为 13%～86%。欧美一些学者认为，海绵窦区的肿瘤即使全切后也有可能因窦内残留极少量肿瘤而导致日后复发。近年来，国内外开展了三叉神经鞘瘤放射外科治疗。伽马刀在改善患者临床症状方面，多数患者可获得症状缓解。不能耐受全身麻醉或不愿开颅，且肿瘤直径在 3.5cm 以下者，可采用伽马刀控制、缩小甚至消除肿瘤。对行开颅手术而未能全切仍有残留的患者，也可采用伽马刀进行立体定向放射治疗。

（王　涛）

第七节　其他颅内原发肿瘤

（一）中枢神经系统淋巴瘤

中枢神经系统淋巴瘤是原发于中枢神经系统的恶性淋巴瘤，占恶性淋巴瘤的 0.2%～2%，少数可转移至中枢神经系统以外其他部分。目前，原发中枢神经系统淋巴瘤发病率逐渐升高，与艾滋病（AIDS）及移植患者人数增多不无关系。幕上以额叶、深部神经核团最常见，其次是脑室周围；幕下以小脑半球最常见。2007 年，WHO 未给出明确分级。

1. 临床表现　患者主要表现为后背疼痛、不规则发热、不同程度脊髓受压引起的神经功能障碍、癌性脑膜炎、癫痫、颅内压增高，以及葡萄膜炎和亚急性脑炎伴室管膜下浸润等特征性综合征。

2. 辅助检查

(1) CT：广泛性溶骨破坏，或局限性溶骨破坏边缘硬化，椎旁软组织肿胀。

(2) MRI：病灶呈不均匀长 T_1 长 T_2 信号，增强后病灶强化明显，病灶呈"握雪状"，胼胝体区病灶呈"蝴蝶状"为该病典型表现。病灶周围出现"绒毛样"或"火焰样"水肿对诊断也有帮助。

(3) 脑脊液检查：仅当病灶无明显占位效应时可行，一般检查结果均有异常，但无特异性。常见异常有蛋白升高、细胞计数升高等。约 10% 的患者细胞学检查可见淋巴细胞。

(4) 其他检查：询问病史、查体、实验室检查，中枢神经系统淋巴瘤患者均应检查是否存在隐匿性全身淋巴瘤，进行眼科检查以便发现可能存在的葡萄膜炎。

3. 治疗　治疗方案的选择取决于神经组织受压程度。若脊髓受压明显且存在神经功能障碍，应首选手术治疗；若脊髓受压不明显，或无神经系统阳性体征，应首选放疗。恶性淋巴瘤对放疗和化疗非常敏感。近来文献多主张采取以甲氨蝶呤为主的化疗方案。对不能耐受放、化疗的患者，激素可控制症状，但由于该病对激素极其敏感，使用激素后肿瘤可消退，给诊断带来困难，所以诊断未明确、未行立体定向穿刺检查前应尽量避免使用激素。

手术全切或部分切除肿瘤进行减压并不能改善患者预后，其主要作用在于肿瘤活检，大多采用立体定向技术。活检证实后的标准治疗是全脑放射治疗，剂量通常低于原发脑肿瘤，180～300cGy/d，总剂量4 000～5 000cGy。非艾滋病患者，放疗联合化疗的生存期长于单纯放疗。

（二）生殖细胞肿瘤

生殖细胞肿瘤是来源于生殖细胞的肿瘤，包括生殖细胞瘤、胚胎瘤、内胚窦瘤、畸胎瘤、绒毛膜上皮癌、混合性生殖细胞肿瘤，其中2/3为生殖细胞瘤。颅内生殖细胞性肿瘤通常生长于脑中轴线附近，绝大多数生长于松果体区，部分生长于鞍区、基底节区及脑中线其他部位。

1. 临床表现　绝大多数松果体区生殖细胞瘤的首发症状为颅内高压，其后有四叠体受压症状，少数可有性征发育紊乱。个别患者以四叠体受压症状为首发，其后出现颅内高压症状。

（1）颅内压增高：松果体区肿瘤突向第三脑室后部可阻塞导水管腔，向前下发展可使导水管狭窄及闭锁，导致早期发生梗阻性脑积水及颅内压增高，出现头痛、呕吐、视盘水肿、意识状态改变、展神经麻痹等症状。小儿患者颅内高压可见头颅增大、前囟张力增高等。

（2）邻近脑组织受压：肿瘤破坏上丘和顶盖区，引起眼球活动障碍，两眼上视不能，瞳孔对光反射障碍。若肿瘤侵犯皮质顶盖束，则出现Parinaud综合征，表现为两眼上视不能；若肿瘤侵犯上丘后半部，则出现两眼下视不能。若肿瘤侵犯导水管周围，包括导水管前部和第三脑室后下部，则出现Sylvian导水管综合征，除了上视不能外，还可伴有瞳孔对光反射改变、眼球会聚功能麻痹或痉挛、眼球震颤等症状。肿瘤较大时可压迫上丘及内侧膝状体，出现双侧耳鸣及听力减退，但儿童阳性率较低，可能与表述不正确或检查不合作有关。肿瘤直接侵犯或瘤细胞沿脑脊液播散种植于丘脑，或肿瘤阻塞导水管，或第三脑室前部扩大而影响丘脑下部，则出现尿崩症、嗜睡、肥胖等症状。颅内高压或肿瘤直接侵犯脑干，可引起意识障碍；下丘脑后半部或中脑前半部及腹侧受损，可引起嗜睡、癫痫、单侧锥体束征、双侧锥体束征等。

（3）内分泌失调：突出表现为性征发育紊乱，多有性早熟，以男孩松果体区畸胎瘤为甚。原因为儿童及青春前期，松果体区非松果体细胞肿瘤破坏了松果体腺的正常分泌，使其性征发育提前，出现性早熟。也可出现性征发育停滞，甚至不发育。

（4）瘤细胞种植：松果体区的生殖细胞瘤细胞可种植于椎管内而发生脊髓症状，出现神经根痛或感觉障碍。

2. 辅助检查

（1）CT：畸胎瘤在CT上呈多房、密度不均的肿块，可有囊变，并可显示来自第三胚层的骨骼、牙齿、脂肪，以及钙化等。胚胎癌的CT表现与生殖细胞瘤相似，但常见钙化，且囊变多见。

（2）MRI：MRI能发现远处传播，且较CT敏感，目前是判断有无远处播散转移的首选检查方式。生殖细胞瘤、绒毛膜上皮癌和胚胎癌等因常有出血，MRI信号强度多变或呈混浊信号。畸胎瘤多房，故信号不均，可见囊变和钙化。因正常松果体腺无血脑屏障，能被造影剂强化，故出现强化松果体结构并不一定为异常表现。

（3）脑血管造影：一般生殖细胞瘤的供血血管在造影片上较少显影，若出现明显肿瘤新生血管，提示肿瘤恶性倾向。

（4）脑脊液细胞学检查：生殖细胞肿瘤具有沿脑脊液向远处传播的特性，故采用脑脊液细胞学检查寻找肿瘤细胞，对病变性质的判断、治疗方案的选择及预后判定均有重要参考价值，有报道称阳性率约60%，采用微孔过滤脑脊液组织培养技术，瘤细胞检出率明显提高。

（5）内分泌功能检查：检查脑脊液和血浆中黄体激素、促卵泡素、催乳素、生长激素、褪黑激素、睾酮等，对肿瘤性质、疗效的判断，以及随访均有重要参考价值。

(6) 肿瘤标记物检查：生殖细胞肿瘤标记物，如甲胎蛋白、绒毛膜促性腺激素、胎盘碱性磷酸酶等，在生殖细胞肿瘤患者的脑脊液和血清中均可检测到。卵黄囊瘤可产生甲胎蛋白；绒毛膜上皮癌可产生绒毛膜促性腺激素；生殖细胞瘤可产生胎盘碱性磷酸酶；胚胎癌含有合体滋养层和内胚窦成分，故具有甲胎蛋白和绒毛膜促性腺激素两种标记物。松果体实质细胞肿瘤、胶质瘤等，上述标记物检查均呈阴性。肿瘤标记物的水平与肿瘤组织中所对应的分泌细胞成分的多少呈正相关。脑脊液检查比血清更敏感，血清正常，脑脊液可能升高。

3. 诊断及鉴别诊断

(1) 松果体区生殖细胞肿瘤：患者出现四叠体上丘综合征、Sylvian 导水管综合征，以及内分泌功能障碍时，应考虑此区肿瘤。头颅 CT 和 MRI 可明确肿瘤位置，再有临床表现，结合其他检查，特别是脑脊液、血清中肿瘤标记物的检查，可作出初步诊断。松果体区的畸胎瘤几乎全为男性，而胚胎癌大多发生于 20 多岁的男性。松果体区和第三脑室后部肿瘤的生长方式有助于肿瘤类型的判断：生殖细胞瘤常向第三脑室内生长；多数胶质瘤和恶性淋巴瘤浸润脑实质而不侵犯第三脑室；畸胎瘤和脑膜瘤边界清，与脑实质间存在界面，有别于胶质瘤和其他恶性肿瘤。

(2) 鞍区生殖细胞瘤：鞍区生殖细胞瘤以尿崩症、视觉障碍及内分泌功能紊乱为特征，部分患者可有颅内高压。主要与好发于鞍区的颅咽管瘤相鉴别：鞍区生殖细胞瘤好发于儿童，成年人极少见，颅咽管瘤在青年也较多见；鞍区生殖细胞瘤颅内高压症状不明显，而颅咽管瘤常阻塞室间孔，出现颅内高压症状；鞍区肿瘤在 CT 上常呈圆形、边界清的高密度影，肿瘤明显均匀一致的强化效应，钙化少见，而颅咽管瘤在 CT 上多呈囊性低密度改变，仅肿瘤包膜呈环形增强，钙化多见。此外，还应与鞍区的垂体瘤、鞍结节脑膜瘤、视神经胶质瘤等相鉴别。

(3) 基底节区生殖细胞瘤：基底节区生殖细胞瘤以男性多见，主要特点为偏侧肢体乏力、不全瘫痪。病程进展相对缓慢，病史可迁延数年，病情突然加重常与瘤内出血有关。CT 上常在基底节区呈混杂密度影，形态不规则，占位效应明显，瘤内常有出血。增强可有不规则强化现象，瘤周水肿极不明显。基底节区生殖细胞瘤主要与好发于该区的胶质瘤和转移瘤相鉴别。基底节区胶质瘤以成人多见，无明显性别差异，病程较短，且呈进行性加重，CT 可见明显瘤周水肿。基底节区转移瘤以老年人多见，神经症状起病快、进展迅速、症状较重，CT 呈小病灶、大范围水肿特点。

4. 治疗　因生殖细胞肿瘤放疗敏感度高，故成人首选放疗。其中，生殖细胞瘤更是放疗可治愈的肿瘤。在儿童，多采用化疗+放疗+化疗的方法以减少放疗的远期不良反应。除畸胎瘤以外的非生殖细胞瘤性生殖细胞肿瘤，首选化疗。成熟畸胎瘤最好的治疗方法是手术全切，恶性畸胎瘤应最大程度切除肿瘤，术后辅以放疗，剂量 40Gy/次，然后再行化疗。一般生殖细胞瘤放疗总量为 45~50Gy，全脊髓放疗量为 20~30Gy。3 岁以下不主张放疗，5 岁为成人剂量的 75%，8 岁以后与成人相同。

颅内生殖细胞肿瘤病理类型多样，其中在生殖细胞瘤的治疗已取得较高生存率的现状下，目前的研究方向多侧重于减少放疗照射剂量及缩小照射范围方面。

(赵忠惠)

第六章

颅脑感染性疾病

随着医学诊疗水平的不断提高，人类许多感染性疾病得到控制，可是颅内和椎管内感染仍然是神经外科一严重问题，有不少患者未能及时得到诊断和治疗，以致发生不可逆的神经系统损害，甚至死亡。因此，早期发现、迅速而有效的治疗不仅可挽救患者的生命，而且能最大限度地恢复患者的神经功能。近来，由于免疫抑制剂、细胞毒性抗肿瘤药物的应用，大剂量放射线照射治疗恶性肿瘤等，使一些人体正常菌或条件致病菌引起抵抗力低下患者感染。通常颅内和椎管内感染为血源性，少数系由邻近感染灶直接蔓延或继发于外伤和外科手术。因此，对感染疾病进行积极治疗，是防止其向颅内和椎管内播散的关键。

第一节 颅骨的感染

一、骨化脓性骨髓炎

大多数来自直接感染，如开放性颅骨骨折、开颅或颅骨钻孔术、颅骨牵引术后感染等，以及放射性治疗、皮肤移植失败等使颅骨裸露而遭受感染。少数来自邻近感染灶（如鼻窦炎、中耳炎、头皮感染等）和血源性感染（如败血症、身体其他部位的化脓性感染等）。

（一）病理

根据病理形态，分为破坏性和增殖性两种。增殖性骨髓炎以局部骨质增生为主，乃由于慢性炎症刺激骨膜所致。在感染的急性期，病变区有渗出性改变，骨髓腔内有渗出液和炎性细胞浸润。进入慢性期后，渗出性改变渐由修复性改变所替代，病变区出现成纤维细胞和成骨细胞，形成肉芽肿和致密的新骨。颅骨骨髓炎的蔓延途径有二：一是沿板障血管，通过血栓性静脉炎向四周扩大；二是先引起邻近硬脑膜的血栓性静脉炎或头皮感染，然后再经导静脉蔓延到邻近的颅骨。前一种蔓延灶与原发病灶连接，后一种蔓延灶可与原发灶相隔离，形成多灶性的颅骨骨髓炎。在儿童，由于骨缝未愈合，颅缝内没有血管，有阻止感染蔓延到邻近颅骨的作用，故病变多局限于一块颅骨。开颅骨瓣形成术后骨髓炎也只影响骨瓣，骨窗邻近颅骨多不受累。由于板障内积聚的脓液侵蚀，颅骨板可被穿破，其中内板较外板易受侵蚀。外板穿破后可形成骨膜下脓肿，内板破坏则可并发硬脑膜外脓肿，甚至脑脓肿。由于骨膜在病变早期即被破坏，故颅骨化脓性骨髓炎的骨膜下新骨形成较少，此外，不像在长骨那样容易产生死骨，即使形成死骨也往往较小，这与颅骨及其附着的头皮具有充沛的血液供应等因素有关。

金黄色葡萄球菌和厌氧链球菌是最常见的致病菌，其次为表皮葡萄球菌、黏质沙雷菌等。

（二）临床表现

在急性期患者有头痛、发热。大多数颅顶部骨髓炎患者有病灶局部的头皮红、肿、热和痛等炎症反应，并可形成头皮下脓肿。额骨受累时可出现眼睑水肿。慢性期有两种类型：①头皮下脓肿或自行穿破，或经切开排脓形成慢性瘘管，有时有死骨排出。发作可反复，长期迁延，经久不愈。②头皮未穿破，有局部颅骨增厚。颅底部骨髓炎可引起较少见的 Gradenigo 综合征，此乃经颞骨岩尖的三叉神经和

· 113 ·

展神经受累而出现下列表现：三叉神经第1~2支痛、眼球外展不能，少数伴三叉神经运动支麻痹。开颅术后出现下列情况应怀疑有骨髓炎：原因不明的头皮切口裂开伴颅骨裸露、颅骨失去正常光泽而呈象牙色。

（三）诊断

主要依靠上述临床表现。辅助诊断有头颅X线平片、分层片和头颅CT等。头颅CT不仅可了解颅骨骨髓炎的范围，而且可发现颅内结构受累情况。骨髓炎的X线平片表现与临床表现常不平行。感染早期X线平片常无阳性发现，一般需发病2周后，化脓坏死发展至一定大小时，方显示出骨质疏松和细小的透亮灶，随后逐渐扩大成轮廓毛糙、不规则蜂窝状的透亮区，相互毗连或分散成堆，周围的骨质常有硬化增生，病灶与正常骨质的分界不清。骨质破坏主要在板障，可波及内、外板，破坏区内可见米粒般细小的致密死骨。颅板外多无骨膜反应，但局部头皮却常有软组织肿胀。慢性病例的颅骨呈大片骨质增生，如牙质状硬化，以内板增厚为著。在骨质增生区内常见大小不等的圆形透亮区，为慢性脓肿所在，其中可见到死骨。感染控制后，颅骨的破坏区自边缘起逐步修复，但是再骨化的进程极其缓慢，常长达数年之久，表现为骨质硬化增生的轮廓渐趋整齐、密度均匀、脓腔消失、死骨吸收，并且重新出现正常板障结构。

（四）鉴别诊断

若化脓性骨髓炎的骨质破坏范围较大，而骨质增生不多时，应与下列病变鉴别：①黄色瘤：其骨质破坏形态多呈地图样，边缘锐利，没有较宽阔的骨质硬化带。②神经母细胞瘤颅骨转移：常有广泛颅骨侵蚀破坏，多沿颅缝分布，也没有附近骨质增生硬化，局部皮肤没有炎性征象。若化脓性骨髓炎增生较显著时，需与③硬化型纤维异常增殖症和④脑膜瘤骨增生区别。一般骨髓炎的骨增生范围更广泛，若找到死骨和脓腔则可作为鉴别诊断的有力证据。全身和头皮局部感染症有助于诊断的确定。⑤颅骨结核：其鉴别有时甚为困难，但骨结核的骨质破坏灶轮廓较锐利，周围硬化增生较少、死骨也较少见。

（五）治疗

急性期先用抗生素控制感染（抗生素选用参阅脑脓肿），待病变局限或局部蜂窝织炎消退后再采用外科手术治疗。如有头皮下积脓，应及时切开排脓。病变转入慢性期，应及时进行彻底的手术治疗。延误手术，有可能使感染向颅内扩散，造成硬脑膜外，硬脑膜下或脑内脓肿。手术方法是彻底切除病变颅骨。虽可借助CT或头颅X线摄片来确定应切除的病灶范围，可是更可靠的是手术时的判断。对有脓性分泌物，软而不出血的颅骨，死骨均应切除，直至见到出血的健康颅骨边缘为止。要注意不要遗漏与原发病灶不相连的继发病灶。如无硬脑膜下脓肿则严禁切开硬脑膜。手术切口内置放抗生素，引流物置放与否视感染的急性程度而定。脓液应做革兰染色涂片、需氧和厌氧培养等。术后抗生素选用应根据紫固色涂片和（或）细菌药物敏感度决定。而且，在急性感染征象消退后，至少还要应用4~6周，以减少骨髓炎不愈或复发的可能。小的颅骨缺损可不必处理，大的颅骨缺损（直径大于3cm）如需修补，应在骨髓炎治愈1年以后。开颅术后骨瓣感染，可先局部应用抗生素灌洗，较长期的感染则要对局部失去活力的组织反复修剪，如上述处理无效或脓液分泌增多，应及时去除骨瓣。

二、颅骨结核

较少见，好发于儿童，常继发于身体其他部位的结核病灶，经血行扩散至颅骨，额和顶骨为好发区，可单发或多发。病变从板障开始，有干酪样坏死和肉芽组织形成，可向内侵及内板和硬脑膜，向外破坏外板而至软组织。有时有死骨形成。

（一）临床表现

起病较缓慢，无急性过程，开始头部形成包块，轻度疼痛，以后形成冷脓肿，不红不痛，穿刺可得稀薄的脓液，溃破后瘘管经久不愈。局部可有压痛，患者有时有头痛等症状。

X线表现：好发于颅缝附近的颅骨穹隆部，少数也见于颅底。按骨质形态改变可分下列两种类型：①局限型：早期仅显示小片状骨质吸收、脱钙，脱钙区逐步扩大并发生骨质破坏，呈单个或多个圆形或卵圆形或带有波浪状的骨质缺损，边缘及其周围的骨质密度可不规则增生，病程长者密度增生愈显著。缺损处若有死骨，多较细小，偶在单发病灶中可见含一个纽扣样死骨。②广泛浸润型：骨质破坏呈葡萄状向四周浸润蔓延，范围广泛而不规则，往往伴有骨质增生。病变在颅缝附近更为严重。在儿童，骨质破坏并不受颅缝限制，此点与化脓性颅骨骨髓炎不同。软组织切线位摄片可见局部头皮肿起或因瘘管形成而高低不平。

（二）治疗

感染局限者应在全身抗结核治疗配合下做病灶清除术。手术治疗详见下文。

三、颅骨真菌性肉芽肿

多为放线菌或酵母菌，少数为球孢子菌所引起。发生于全身抵抗力减弱者，真菌由呼吸道或身体某些寄生部位经血液循环侵入颅骨。

病程进展缓慢，常形成慢性肉芽肿，肉芽肿软化溃破后形成多个瘘道，流出的脓液中可找到真菌，如见到"硫黄"颗粒，则可能为放线菌感染。

颅骨 X 线平片可见骨质破坏与反应性骨质增生，死骨形成，但无骨膜反应。应注意与颅骨结核区别，脓液检查常可确诊，必要时做活组织检查和脓液真菌培养。

治疗包括手术、抗生素和碘化钾等综合性治疗。

（赵忠惠）

第二节 颅内感染性疾病

一、硬脑膜外脓肿

由邻近感染灶，如鼻窦炎、中耳炎、颅骨骨髓炎直接蔓延到硬脑膜外间隙而成，也可继发于开放性颅脑损伤、开颅术和先天性皮肤窦等感染之后。大约 20% 硬脑膜下脓肿患者并发硬脑膜外脓肿。

（一）临床表现

早期患者常有头痛、发热等，当脓肿增大达一定体积，引起颅内压增高，产生相应临床表现，并可有意识障碍、癫痫、局灶神经体征。炎症可经硬脑膜导静脉扩散至硬脑膜下和脑内，产生化脓性脑膜脑炎、硬脑膜下脓肿、脑脓肿或化脓性血栓性静脉窦炎等。常见致病菌为金黄色葡萄球菌和肠道杆菌。

临床病史、头颅，鼻窦和乳突 X 线摄片有助于本病的诊断。头颅 CT 检查可显示脓肿部位（常在鼻窦炎或中耳炎附近）的硬脑膜和脑组织与颅骨内板分离。

（二）治疗

包括全身应用抗生素和开颅清除脓肿，由于炎症使硬脑膜坏死而变得脆弱，因此手术清除脓液和肉芽组织时要轻柔和小心，以免撕破硬脑膜（硬脑膜是脑抵御感染的重要屏障），术后伤口放置引流物数天。同时要处理原发病灶。清除的脓液应立即做革兰染色涂片、需氧和厌氧培养。抗生素应在术前就开始应用，直到术后感染完全控制才止。开始宜用广谱抗生素，如新青霉素 I 和氨基糖苷类抗生素或氯霉素，青霉素过敏者可改用万古霉素或氯霉素，如为革兰染色阴性杆菌，可选用氨基糖苷类抗生素。细菌培养和药敏结果出来后，再酌情选用敏感抗生素。

二、硬脑膜下脓肿

与硬脑膜外脓肿相同，常继发于鼻窦炎或中耳乳突炎，特别多见于青少年，可能是青少年的鼻窦后壁正处在发育成熟中，不能很好抵抗细菌向颅内蔓延。较少来源于开放性颅脑损伤，开颅手术后感染、颅骨骨髓炎、硬脑膜下血肿感染或血源性感染（如化脓性脑膜炎，常见婴儿）、胸腔化脓感染、面部感染、咽喉感染或帽状腱膜下感染等，也可继发于脑脓肿破裂。脓液在硬脑膜下腔迅速扩散，覆盖在大脑凸面和积聚于脑沟和脑裂内,也可由一侧大脑凸面扩展到对侧大脑凸面或由大脑扩展到小脑凸面和椎管内。一般总脓液量不多或在硬脑膜下腔只有 5~8mm 厚,但是由于脑水肿、皮层静脉炎和静脉窦血栓形成等因素引起颅内压增高却很明显,因此病情发展凶险,死亡率较高。另外,由于硬脑膜下积脓可因败血症的脓性栓子引起,这些栓子也可引起脑脓肿。据统计,约 1/4 患者并发脑脓肿,约 9% 患脑脓肿的儿童同时有硬脑膜下积脓。

常见致病菌为链球菌、葡萄球菌、流感嗜酸杆菌、肠道杆菌,有时为厌氧细菌。

(一) 临床表现

早期患者出现头痛、发热和颈项强直。常有局灶型癫痫发作和轻偏瘫、眼底视盘水肿、动眼神经和展神经麻痹。多数患者在数小时或数天内病情迅速恶化,少数患者由于抗病力强或细菌毒力低而使病情呈亚急性发展。核素脑扫描、脑血管造影和头颅 CT 是诊断本病的主要方法,尤其以头颅 CT 更为准确、方便,已取代前两种检查方法。CT 典型表现为:大脑凸面有新月形或椭圆形低密度肿块,其靠近脑实质一面包膜可增强,少数慢性病例的包膜可发生钙化。CT 可同时显示脑水肿、脑脓肿和脑受压情况等。腰穿对诊断帮助不大,而且有诱发脑疝和促使炎症扩散的危险,一般仅用在与脑膜脑炎鉴别困难时,以及头颅 CT 和脑血管造影检查排除颅内占位病变后。

(二) 治疗

要求紧急开颅清除脓肿内容,由于脓液易积聚在脑沟或脑裂内,以及炎症引起硬脑膜下腔内粘连,因此单纯钻孔难以彻底清除脓肿,宜以脓肿最厚处为中心做骨瓣开颅,摒弃骨瓣,尽可能多地清除脓液和坏死组织以及近硬脑膜一层包膜,与脑皮质粘连的包膜不要勉强切除。硬脑膜敞开减压。术后脓腔内置放导管或引流物,便于术后引流和抗生素溶液灌注,一般在术后 7d 内逐渐拔除。婴幼儿脑膜炎后继发的硬脑膜下积脓则可反复通过前囟穿刺吸脓。抗生素应用同脑脓肿。在颅内病变处理同时,对原发感染灶也应给予相应的治疗。对有癫痫者,应给予抗癫痫治疗。

三、脑脓肿

(一) 病因

健康脑组织对细菌有一定抗御能力,实验证明把致病菌接种于脑内,很难造成脑脓肿。脑损伤、梗死引起的脑组织坏死,以及术后残留死腔等则有利于脑脓肿的形成。脑脓肿大多继发于颅外感染,少数因开放性颅脑损伤或开颅术后感染所致。根据感染来源可分为以下几种。

1. **直接来自邻近感染灶的脑脓肿** 其中以慢性化脓性中耳炎或乳突炎并发胆脂瘤引起者最常见,称耳源性脑脓肿,约 2/3 发生于同侧颞叶,1/3 在同侧小脑半球,大多为单发脓肿,但也可以是多房性的。额窦或筛窦炎可引起同侧额叶突面或底面的脓肿,称鼻源性脑脓肿。蝶窦炎可引起鞍内或颞叶、脑干等脓肿。头皮疖痈、颅骨骨髓炎等也可直接蔓延至颅内形成脑脓肿。这些脓肿大多发生在原发感染灶同侧。少数在对侧,此时脑脓肿是通过血源性播散而形成。耳源性脑脓肿的发生率一度占脑脓肿的首位,近来随着人民生活水平的提高和对中耳炎防治的普及,其发生率已退居在血源性脑脓肿之后。

2. **血源性脑脓肿** 多因脓毒血症或远处感染灶经血行播散到脑内而形成。如原发感染灶为胸部化脓性疾患(如脓胸、肺脓肿、支气管扩张症等)称为肺源性脑脓肿,因心脏疾患(细菌性心内膜炎、先天性心脏病等)引起者称为心源性脑脓肿。此外,皮肤疖痈、骨髓炎、牙周脓肿、膈下脓肿,胆管感染、盆腔感染等均可成为感染源。此类脓肿常为多发,分布于大脑中动脉供应区,以额、顶叶多见,少数可发生于丘脑、垂体、脑干等部位。

3. **创伤性脑脓肿** 在开放性颅脑损伤中,因异物或碎骨片进入颅内带入细菌,细菌也可从骨折裂缝侵入。非金属异物所致的脑脓肿多发生在伤后早期,金属异物所致者,则多在晚期,有长达 38 年后发病的报道。脓肿部位多位于伤道或异物所在处。

4. **医源性脑脓肿** 因颅脑手术感染所引起,如发生于开颅术、经蝶(或筛)窦手术、立体定向术后感染。

5. **隐源性脑脓肿** 感染源不明，可能因原发病灶很轻微，已于短期内自愈或经抗生素等药物治愈，但细菌经血行已潜伏于脑内，一旦人体抵抗力减弱，潜伏的细菌就繁殖而致脑脓肿。因此这类脑脓肿多为血源性，其病原体毒力低或机体抵抗力较强，急性化脓性炎症期不显著，病程长，诊断常困难。

（二）病理

1. **致病菌** 随感染来源而异，常见的有：链球菌、葡萄球菌、肺炎球菌、大肠埃希菌、变形杆菌和铜绿假单胞菌等，也可为混合性感染。耳源性脓肿多属以链球菌或变形杆菌为主的混合感染，鼻源性脑脓肿以链球菌和肺炎球菌为多见，血源性脑脓肿取决于其原发病灶的致病菌，胸部感染多属混合性感染，创伤性脑脓肿多为金黄色葡萄球菌。不同种类的细菌产生不同性质的脓液，如链球菌感染产生黄白色稀薄的脓，金黄色葡萄球菌为黄色黏稠状脓液，变形杆菌为灰白色、较稀薄、有恶臭的脓，铜绿假单胞菌为绿色的有腥臭的脓，大肠埃希菌为有粪便样恶臭的脓。脓液应及时作细菌革兰染色涂片、普通和厌氧菌培养及药敏试验。有时脓液细菌培养阴性，此乃由于已应用过大量抗生素或脓液曾长时间暴露在空气，也可由于未做厌氧菌培养。厌氧菌脑脓肿的发生率日益增多，其中以链球菌居多，其次为杆菌和其他球菌。除开放性颅脑损伤引起的脑脓肿外，大多数厌氧菌脑脓肿继发于慢性化脓性病灶，如中耳炎和胸腔化脓性病变等。结核分枝杆菌、真菌（如放线菌、隐球菌等）、阿米巴原虫及肺吸虫等偶也可引起脑脓肿。

2. **细菌侵入颅内的途径** 随病因而异。耳源性脑脓肿的细菌主要入侵途径是经邻近的骨结构（如鼓室盖）直接蔓延至硬脑膜、蛛网膜、血管、血管周围间隙，从而进入颞叶脑实质，形成脓肿（图6-1），也可经鼓室盖后壁或Trautman三角（上方为岩上窦、下方为面神经管、后方为乙状窦）引起小脑脓肿。在少数病例，并有血栓性静脉炎时，感染性栓子可经静脉窦逆行或经导静脉（或动脉）传入脑，引起远隔部位如顶、枕、额叶、小脑蚓部或原发病灶对侧的脑脓肿。鼻源性脑脓肿的感染是细菌经额或筛窦壁，侵犯硬脑膜形成硬脑膜外（或下）脓肿，进而炎症扩散入脑实质和血管（特别是静脉），形成脑脓肿。血源性脑脓肿细菌侵入脑实质的途径有：①经动脉血液循环：多见于脓毒血症和胸腔内感染及细菌性心内膜炎，细菌或感染性栓子经动脉血液循环到达脑内，先天性心脏病因有动静脉短路，大量静脉血不经肺过滤，直接进入左心，使细菌或感染栓子直达脑内。青紫型心脏病者常伴有红细胞增多症，血黏度增加，易形成栓子和造成脑栓塞，脑组织缺血缺氧、坏死，更有利细菌繁殖而形成脑脓肿。②经静脉血液循环：见于头面部感染、颅骨骨髓炎，牙周脓肿等，细菌可经面静脉与颅内的吻合支或板障静脉、导静脉等侵入颅内。③经椎管内静脉丛：肝、胆、膈下脓肿、泌尿系感染和盆腔感染，可经脊柱周围静脉丛与椎管内之静脉吻合进入椎管内静脉，再经椎静脉逆行入颅内。损伤性脑脓肿因硬脑膜破损，异物侵入颅内将细菌带入。

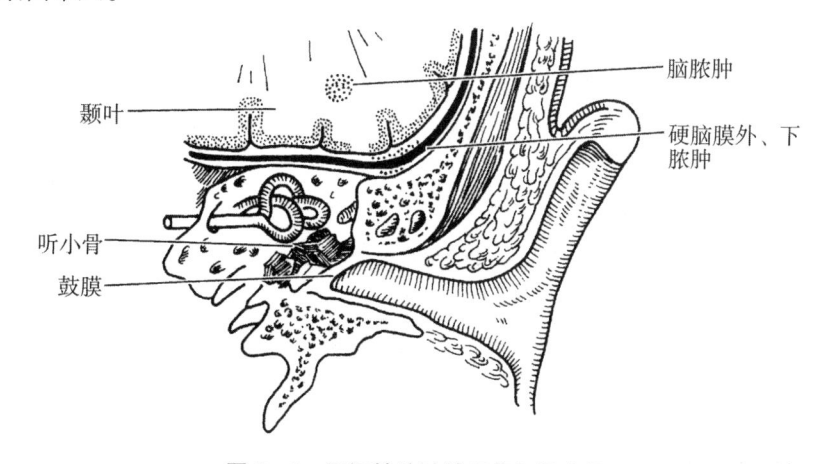

图6-1 耳源性脑脓肿细菌入侵途径

3. **病变的演变过程** 病菌侵入脑内，一般经下述三个阶段形成脑脓肿。

（1）急性化脓性脑炎或脑膜脑炎期：由于病灶部位小血管的脓毒性静脉炎或化脓性栓塞，使局部脑组织软化，坏死，继而出现多个小的液化区，病灶周围血管扩张，伴炎症细胞浸润和脑水肿。

(2) 化脓期：随着液化区扩大和融合而成脓腔，其中有少量脓液，周围有一薄层不规则的炎性肉芽组织，邻近脑组织有胶质细胞增生和水肿带。

(3) 包膜形成期：脓腔外周的肉芽组织因血管周围结缔组织与神经胶质细胞增生逐步形成包膜，其外周脑水肿逐渐减轻。脓肿包膜形成的快慢不一，取决于机体对炎症防卫能力和病菌的毒力等。一般感染后10~14d包膜初步形成，4~8周包膜趋于完善。但少数患者因其抵抗力差或病菌的毒力强大，脑部化脓性病灶长期不能局限，感染范围不断扩大，脑水肿严重，除形成多灶性少量积脓外，无包膜形成，称为暴发性脑脓肿，这是脑脓肿的一种特殊类型；预后多数不良。另外，在脓肿不同部位，包膜形成也不一致，在近脑皮质处，因血管丰富，包膜形成较厚，在白质深处则包膜薄而脆，因此脑脓肿易向脑室破溃。脑脓肿大小不一，可单房或多房，单发或多发。在脑脓肿周围常伴有局部的浆液性脑膜炎或蛛网膜炎，有时并发化脓性脑膜炎，硬脑膜外（或下）脓肿，增加鉴别诊断的困难。

（三）临床表现

取决于机体对炎症防卫能力与病菌毒力，以及脓肿大小，所在部位和邻近解剖结构受影响的情况。多数患者具有下列典型表现。

(1) 全身症状：多数患者有近期感染或慢性中耳炎急性发作史，伴发脑膜炎者可有畏寒、发热、头痛、呕吐、意识障碍（嗜睡、谵妄或昏迷）、脑膜刺激征等。周围血常规呈现白细胞增多、中性粒细胞比例增高、血沉加快等；此时神经系统并无定位体征。一般不超过2~3周，上述症状逐渐消退。隐源性脑脓肿可无这些症状。

(2) 颅内压增高症状：颅内压增高虽然在急性脑膜炎期可出现，但是大多数患者于脓肿形成后才逐渐表现出来。表现为头痛好转后又出现，且呈持续性，阵发性加重，剧烈时伴呕吐、脉缓、血压升高等。半数患者有视盘水肿。严重患者可有意识障碍。上述诸症状可与脑膜脑炎期的表现相互交错，也可于后者症状缓解后再出现。

(3) 脑部定位征：神经系统定位体征因脓肿所在部位而异。颞叶脓肿可出现欣快、健忘等精神症状，对侧同向偏盲、轻偏瘫、感觉性失语或命名性失语（优势半球）等，也可无任何定位征。小脑脓肿的头痛，多在枕部并向颈部或前额放射，眼底水肿多见，向患侧注视时出现粗大的眼球震颤，还常有一侧肢体共济失调、肌张力降低、肌腱反射降低、强迫性头位和脑膜刺激征等，晚期可出现后组脑神经麻痹。额叶脓肿常有表情淡漠、记忆力减退、个性改变等精神症状，亦可伴有对侧肢体局灶性癫痫或全身大发作，偏瘫和运动性失语（优势半球）等。若鼻窦前壁呈现局部红肿、压痛，则提示原发感染灶可能即在此处。顶叶脓肿以感觉障碍为主，如浅感觉减退，皮层感觉丧失，空间定向障碍，优势半球受损可出现自体不认症、失读、失写、计算不能等。丘脑脓肿可表现偏瘫、偏身感觉障碍和偏盲，少数有命名性失语，也可无任何定位体征。

不典型表现：有些患者全身感染症状不明显或没有明确感染史，仅表现脑局部定位征和（或）颅内压增高症状，临床上常误诊为脑瘤等。有些患者并发脑膜炎，仅表现脑膜脑炎症状。

并发症：脑脓肿可发生以下两种危象。

(1) 脑疝形成：颞叶脓肿易发生颞叶钩回疝，小脑脓肿则常引起小脑扁桃体疝，而且脓肿所引起的脑疝较脑瘤者发展更加迅速。有时以脑疝为首发症状而掩盖其他定位征象。

(2) 脓肿破裂而引起急性脑膜脑炎，脑室管膜炎：当脓肿接近脑室或脑表面，因用力、咳嗽、腰椎穿刺、脑室造影、不恰当的脓肿穿刺等，使脓肿突然溃破，引起化脓性脑膜炎或脑室管膜炎并发症。常表现为突然高热、头痛、昏迷、脑膜刺激征、角弓反张、癫痫等。其脑脊液可呈脓性，颇似急性化脓性脑膜炎，但其病情更凶险，且多有局灶性神经系统体征。

（四）诊断与鉴别诊断

脑脓肿的临床诊断依据有：①患者有化脓性感染病灶，并有近期的急性或亚急性发作史。②颅内占位病变表现。③在病程中曾有全身感染的表现。对这些患者应进行下列各项辅助检查，以助诊断和辅助诊断。

1. 实验室检查

（1）血常规：脑脓肿患者外周血白细胞计数多正常或略增高，若白细胞计数 $>20\times10^9/L$（20 000/mL），多提示并发脑膜炎或全身系统感染。

（2）腰椎穿刺和脑脊液检查：在脑膜脑炎期颅内压多为正常或稍增高，脑脊液中白细胞可达数千以上，以中性粒细胞为主，蛋白量也相应增高，糖降低。脓肿形成后，颅内压即显著增高，脑脊液中的白细胞可正常或略增高（多在100个/每立方毫米左右），糖正常或略低，但若化脓性脑膜炎与脑脓肿并存，则脑脊液的变化对诊断意义不大。而且，腰椎穿刺如操作不当会诱发脑疝。因此当临床上怀疑到脑脓肿时，腰椎穿刺要慎重。操作时切勿放脑脊液，只能取少量脑脊液做化验。

2. 影像学检查

（1）脑CT：是目前诊断脑脓肿的主要方法，适用于各种部位的脑脓肿。由于脑CT检查方便、有效，可准确显示脓肿的大小、部位和数目，故已成为诊断脑脓肿的首选和重要方法。脑脓肿的典型CT表现为：边界清楚或不清楚的低密度灶（0~15Hu），静脉注射造影剂后，脓肿周边呈均匀环状高密度增强（30~70Hu），脓肿中央密度始终不变，脓肿附近脑组织可有低密度水肿带，脑室系统可受压、推移等。如脓肿接近脑室，可引起脑室管膜增强征。少数脑脓肿的增强环不均匀，或呈结节状可是脑CT显示的"环征"并非脑脓肿特有，也可见于神经胶质母细胞瘤、转移癌，囊性胶质细胞瘤，脑梗死和脑内血肿等。因此应结合病史注意鉴别。一般脑脓肿有感染史，CT显示的环较均匀，伴有室管膜增强，还是容易识别。在脑炎晚期，CT也可显示"环征"，此乃因脑炎引起血－脑屏障改变，血管周围炎性细胞浸润和新生血管形成等所致，因此脑炎的"环征"与脓肿包膜的"环征"在本质上不同。两者的区分，除结合发病时间外，可采用延迟CT检查法，即在静脉注射造影剂30分钟后扫描，脑炎原来低密度中央区也变成高密度，但脓肿中央区密度不变。由于类固醇激素有抑制炎症反应和成纤维增生、新生血管形成的作用，从而影响脓肿包膜形成，因此，对可疑患者应停用激素后重复CT检查。

（2）磁共振成像（MRI）：在脑炎期病灶呈边缘不清的高信号改变，中心坏死区为低信号改变，T_2（横弛豫时间）延长，周边脑水肿也呈高信号变化，灰白质对比度消失，T_1（纵弛豫时间）和T_2也延长。脑炎晚期的病灶中央低信号区扩大，IR（反向复原减像）示中央区仍为低强度。包膜形成期的中央区低信号，T_1延长，但在长TR（重复时间）成像时原低信号变成较脑脊液高的高信号。包膜则为边界清楚的高信号环。邻近脑灰白质对比度恢复正常，但T_1、T_2仍轻度延长。因此MRI显示早期脑坏死和水肿比CT敏感，区分脓液与水肿能力比CT强，但在确定包膜形成，区分炎症与水肿不及CT敏感。但增强的环征有时难与囊性肿瘤区分。近发现弥散加权（DW）及近似弥散系数（ADC）在脑脓肿前者为高，后者为低信号，有助于区别囊性肿瘤。但是，对术后感染，DW有时有假阴性或假阳性，要注意结合有关资料进行鉴别。

（3）钻孔穿刺：具有诊断和治疗的双重意义，适用于采取上述各检查方法后还不能确诊的病例，而又怀疑脑脓肿者。在无上述检查设备的单位，临床上高度怀疑脑脓肿者，可在脓肿好发部位钻孔穿刺。

3. 脑脓肿应与下列疾病鉴别

（1）化脓性脑膜炎：一般化脓性脑膜炎体温较高，中毒症状和脑膜刺激征较明显，多无定位体征，脑脊液呈化脓性炎症改变等，不难与脑脓肿鉴别。但若脑脓肿与化脓性脑膜炎相伴随，则临床上两者难以严格区别，可采用脑CT或MRI加以鉴别。

（2）耳源性脑积水：多因中耳感染、乳突炎和横窦血栓形成所致。其特焦为颅内压增高而缺少定位体征，病程较长。可采用脑CT或MRI以及MRV（磁共振静脉显示）检查来与小脑脓肿区分。或小心行腰椎穿刺，压病灶侧颈静脉，如不引起脑脊液压力增高，则提示该侧横窦阻塞（Tobey－Ayer试验）。本病经药物抗感染，脱水多能缓解。

（3）化脓性迷路炎：为中耳炎并发症，可出现眼颤、共济失调和强迫头位，颇似小脑脓肿。但本病眩晕较头痛严重，眼底水肿，无病理征，经药物治疗数周多好转。

（4）脑瘤：一般根据病史、CT、MRI可鉴别，有时需手术才能确诊。

(五）治疗

在化脓性脑膜脑炎时选用有效的抗生素和脱水剂治疗，常可避免脓肿形成。脓肿形成后，抗生素仍是重要的治疗措施。由于血-脑屏障存在，抗生素在脑组织和脑脊液中的浓度比血中要低。因此应用抗生素要注意：①用药要及时，剂量要足。一旦诊断为化脓性脑膜脑炎或脑脓肿，即应全身给药。为提高抗生素有效浓度，必要时可鞘内或脑室内给药。②开始用药时要考虑到混合性细菌感染可能，选用抗菌谱广的药，通常用青霉素和氯霉素，以后根据细菌培养和药敏结果，改用敏感的抗生素。③持续用药时间要够长，必须体温正常，脑脊液和血常规正常后方可停药。在脑脓肿手术后应用抗生素，不应少于2周。青霉素钠盐或钾盐1 000万~2 000万U/d，分2~4次静脉点滴，增效磺胺甲基异噁唑4支（相当SMZI 600mg，TMP 320mg），分2次静脉点滴；氯霉素每天50mg/kg，分2~3次静脉给药；苯甲异噁唑青霉素12~18g/d，分2次静脉给药，氨苄西林每天150~200mg/kg，分2~4次静脉点滴，阿米卡星每天200~400mg，分2次肌肉或静脉给药；庆大霉素每天3mg/kg，分2~3次静脉点滴；妥布霉素每天5~7mg/kg，分2~3次给药，第三代头孢菌素，如头孢曲松钠每天1~2g，分1~2次静脉点滴，羧苄西林每天300~500mg/kg，分2~4次静脉给药；万古霉素每天1~2g，分2次静脉点滴；利福平每天1 200mg，分2次口服，甲硝唑每天15~20mg/kg，分2~4次静脉给药。鞘内注射抗生素：庆大霉素每次10 000~20 000U，每天1~2次；阿米卡星每次5~10mg（最大剂量每次40mg），每天1次，先锋Ⅰ号每次15~100mg，每天1次，头孢噻啶每次12.5~50mg，每天1次；多黏菌素每次10 000~50 000U，每日1次；万古霉素每次20mg，每天1次；两性霉素B首剂0.05mg，以后逐渐增至<1mg；咪康唑每次10~20mg。可选用1~2种抗生素作鞘内注射，用生理盐水把药稀释，注射时要缓慢，使药液逐渐在脑脊液中弥散，并根据患者反应调整针尖位置和注射速度，以减少药液对神经组织的毒性反应。当伴有脑室炎时，鞘内给药脑室内药浓度很低，仅为椎管内浓度的1/40~1/10，因此应装置头皮下贮液囊，作脑室内给药。脑室内给药同鞘内，但药剂量减半。当急性化脓性脑炎发展迅速，出现高颅压，危及患者生命，经脱水剂治疗无效时，可开颅切除炎性坏死脑组织，并在残腔内放置导管，以便术后作引流和注入抗生素。

一旦脑脓肿形成，就不能单独用药治疗，还必须采用手术。对包膜尚未完善形成的早期脓肿、多发性小脓肿、基底节等深部脓肿，或患者年老体弱不能耐受手术，可先采用内科治疗，但必须密切随访，定期作神经系统检查和脑CT复查。抗生素应用时间，根据患者临床状况和CT表现而定。当脓肿体积显著缩小，抗生素静脉给药至少3周，以后改口服，直到CT证实脓肿完全消失为止。对结核性、真菌或阿米巴原虫性脑脓肿，应给予相应的药治疗。

关于手术时机，有两种意见，一种主张一旦确诊为脑脓肿即应手术，另一种主张用抗生素治疗1~2周，待包膜形成完善手术。多数人偏向后一种意见，但当病情恶化时，应立即手术。手术方法有以下几种。

1. 穿刺抽脓术　简便安全，既可诊断又可治疗，适用于各种部位的脓肿，特别对位于脑功能区或深部脓肿（如丘脑，基底节）或老年体弱，婴儿、先天性心脏病及病情危重不能耐受开颅术者适用。穿刺法失败后，仍可改用其他方法。因此随着脑CT的应用，穿刺法常作为首选的治疗方法，甚至用于多房性脑脓肿。对深部脑脓肿（如丘脑脓肿），采用立体定向技术或脑CT简易定位法，可提高穿刺的准确性。但是缺点是疗程较长，对厚壁脓肿，脓腔内有异物者不适用。

穿刺抽脓时，应根据脓肿部位，选最近脓肿而又不在脑功能区或大血管部位钻孔。穿刺入脓腔后，应保持针尖在脓腔中央，把脓液尽量抽吸出来，并反复小心地用生理盐水作脓腔冲洗，防止脓液污染术野。最后向脓腔内注入抗生素。临床症状、体征的消失，CT显示脓肿缩小（直径小于1.5cm）、皱缩，则说明脓腔已闭合，可停止穿刺。但临床还应定期随半年至1年。

2. 脓肿切除术　经穿刺抽脓失败者、多房性脓肿、小脑脓肿或脓腔内有异物者均应行脓肿切除术，对脓肿溃破者也应紧急开颅切除脓肿，并清洗脑室内积脓。术时应注意防止脓液污染伤口。本法治疗彻底，颅内减压满意，但它要有一定的医疗技术和条件。可见，上述两法各有利弊，应根据患者情况合理选用。一般而论，手术方法与术后癫痫发生率、脓肿复发率及神经系统并发症之间并无显著关系。不论采用什么方法，最重要的是及时的诊断和治疗，在脑干尚未发生不可逆的继发性损伤以前清除病变，解除脑受压，并配合应用适当的抗生素，脱水治疗，注意营养和水电解质平衡。

其他治疗应包括术前、后高渗、利尿脱水剂（如20%甘露醇等）的应用和抗癫痫等对症治疗。由于术后约半数患者发生癫痫，以术后4~5年为高峰，因此术后抗癫痫治疗不应短于5年。

（六）预后与预防

脑脓肿的发生率和死亡率仍较高，在抗生素应用前，死亡率高达60%~80%，20世纪40到70年代由于抗生素应用和诊治方法提高，死亡率降为25%~40%。CT应用后，死亡率降低不显著，仍为15%~30%，这与本病（特别血源性）早期难被发现，当患者来诊时，脓肿已属晚期，一般手术死亡率与术前患者意识有关，清醒者为10%~20%，昏迷者为60%~80%。各种疗法都有程度不等的后遗症，如偏瘫、癫痫、视野缺损、失语、精神意识改变、脑积水等。因此，脑脓肿的处理应防重于治，并重视早期诊断和治疗。例如重视对中耳炎，肺部感染及其他原发病灶的根治，以期防患于未然。

影响疗效和预后的因素有：①诊治是否及时，晚期患者常因脑干受压或脓肿破溃而导致死亡。②致病菌的毒力，特别是厌氧链球菌引起的脑脓肿发病率和死亡率均较高，可能与其破坏脑组织的毒力有关。③心源性、肺源性和多发性脑脓肿预后差。④婴幼儿患者预后较成人差。

四、脑结核瘤

本病多继发于身体其他部位的结核病灶，由血源性播散入颅内，可单发或多发，颅内任何部位都可发生，但以小脑幕下较幕上者多见，约2:1，儿童尤其如此。

（一）病理

小脑幕下好发小脑半球，幕上以额、顶叶多见，其次为颞叶，少数可见硬脑膜、硬脑膜下腔、眶上裂、四叠体、胼胝体、脑干、脑桥小脑角、小脑扁桃、枕大池、脉络膜丛、垂体等。结核瘤大小不一，可从直径数毫米到8~9cm，甚至可占据整个小脑半球或大半个大脑半球。外观为边界清楚，黄白色结节状或不规则、少血管肿块，多位于脑皮质下，少数表浅者可与硬脑膜粘连。病灶周围脑组织水肿或萎缩。瘤剖面中心为淡黄色干酪样坏死或肉芽组织，显微镜检见类上皮细胞、朗汉斯巨细胞、淋巴细胞、浆细胞和中性粒细胞等。苯酚品红染色能找到抗酸杆菌。病灶周围脑组织有退化的神经元、神经纤维、栓塞的血管、格子细胞和肿胀的星形胶质细胞和少突胶质细胞。少数结核瘤中央的干酪样坏死而呈囊性变或并发化脓性细菌感染或形成结核性脑脓肿。

过去本病的发生率很高，约占颅内肿瘤30%~50%，随着抗结核药的广泛应用，本病的发生率已显著降低，一般在0.9%~2.5%，可是在某些国家和地区其发生率仍达8%~12%。

（二）临床表现

多见青少年和儿童，约1/3患者有其他部位原发结核病病灶，1/3曾有结核病或结核病接触史，其余则无结核病史。绝大多数患者有头痛，呕吐，视盘水肿等高颅压征，婴幼儿可见头颅增大，头皮静脉怒张。局灶体征依病灶部位而定，小脑幕上者以各种形式的癫痫为突出表现，其他依次为运动、感觉障碍、失语等。小脑幕下者则以小脑共济障碍常见。约半数患者有低热、盗汗、体重下降、营养不良、血沉增快等全身慢性感染病征。

头颅X线平片有时有病理性钙斑，胸片50%患者有肺结核，腰穿仅半数患者有白细胞稍增高、蛋白轻度增高，可是颅内压增高却见于大多数患者，因此应尽量避免腰穿，以防诱发脑疝。脑血管造影和脑室造影可显示颅内占位征象。脑CT是本病最理想的诊断方法，其典型表现为：均匀或不均匀的低密度病灶，其间有高密度钙化灶，增强后其包膜呈环状密度增高。邻近脑组织可有低密度水肿区小结核瘤（直径小于1cm）可表现等或高密度病灶。

对颅内占位病变者有下列情况应怀疑脑结核瘤：①青少年患者。②身体其他部位有结核病灶或有结核病史。③有头痛、低热、抽搐、盗汗、乏力、体重下降和血沉增快。

（三）治疗

主要是药物治疗，在药物治疗无效或有不能控制的高颅压以及术前不能定性者才手术治疗。除位于重要功能区的病灶外，应争取全切除，术中谨防结核瘤破裂污染术野，手术结束时用0.05%链霉素溶液彻底冲洗术野。术后应继续抗结核药物治疗。过去本病手术后多因并发结核性脑膜炎而死亡，死亡率高达50%~70%。抗结核药物问世后，疗效大为改观。药物治疗一般采用链霉素1g/d、异烟肼400~600mg/d，对氨水杨酸8~12g/d，三者联合应用，或利福平600~1 200mg/d、异烟肼和乙胺丁醇三者并发应用，总疗程为18~28个月，同时可给予维生素B_6 50~100mg/d，以防抗结核剂引起的神经毒性反应。术后或并发粟粒性结核或脑膜炎者，可加用肾上腺皮质激素，以减轻脑水肿。

五、脑梅毒瘤

少见，发生率约占颅内肿瘤的0.1%~0.6%，为一种慢性肉芽肿性晚期神经梅毒。大多累及脑皮质下区和经血管、脑膜扩散至邻近脑实质。好发于大脑半球，偶见于小脑和脑干、第四脑室、垂体、下丘脑等。单发为主，呈不规则圆或形卵圆形，直径大小不一，质地如橡皮，切面呈灰红色。镜检可分三个区域：中心区为广泛坏死，含大量嗜银纤维（为本病的特点），其外围为细胞结构，有浆细胞、淋巴细胞、单核细胞，成纤维细胞、类上皮细胞和巨细胞等，伴有血管炎或血管周围炎，最外围为胶原纤维组成的包膜。

（一）临床表现

近似颅内肿瘤，有高颅压征和局灶神经征。颅骨X线平片可有慢性高颅压表现，松果体钙化移位等。如病灶与脑膜广泛粘连，可侵犯颅骨而使局部颅骨板变薄和破坏。脑血管造影和脑CT检查显示占位征象。如发现阿-罗瞳孔，血和脑脊液梅毒反应阳性，对本病诊断很有价值。

（二）治疗

包括应用铋剂，碘剂和青霉素等驱毒剂，药物治疗无效或有高颅压征或严重局灶征时，应手术治疗切除梅毒瘤，术后仍需驱梅毒治疗。

六、脑真菌性肉芽肿和脓肿

属深部真菌感染，因此凡能引起深部组织感染的真菌，均可以是本病的致病菌，如隐球菌、曲霉菌、球孢子菌、类球孢子菌、诺卡菌、放线菌、荚膜组织胞质菌、芽生菌、分子孢子菌、念珠菌、波伊德霉样真菌、藻菌等，但以隐球菌和曲霉菌、放线菌多见。近年来，由于抗生素、激素和免疫抑制剂在临床上广泛应用，器官组织移植手术推广，以及医务人员对真菌病认识的提高，真菌感染的发生率有增加趋势。在自然界中真菌分布很广泛，很多真菌是条件致病菌，寄生在人体中，当人体抵抗力降低时，它们乘虚而入，可侵犯肺、脑膜和脑、脊髓、皮肤、淋巴结、肠、肝、脾、肾上腺等脏器等。真菌入侵脑的方式，常先从呼吸道吸入，形成肺部病灶，再由肺经血行播散于全身器官和入颅，少数真菌（如曲霉菌、放线菌和芽生菌）可经头面部的口腔、鼻腔、鼻窦、眼眶、脊椎骨等处的病灶直接侵入中枢神经系统，个别病例可经腰穿、手术植入而发生脑部真菌感染。患有单核-吞噬细胞系统恶性肿瘤、糖尿病等患者较易发生本病。

（一）病理

感染使脑膜局限性或广泛性形成不规则的肉芽肿，淋巴细胞、浆细胞或多核巨细胞浸润。脑呈不同程度的水肿，真菌沿血管周围和软脑膜下聚集，形成多数小囊样病灶，呈急性或慢性化脓性炎症反应，甚至形成脑脓肿或肉芽肿，多位于脑实质内，偶见脑室内。在脓肿和肉芽肿中可见大量真菌体或菌丝。不同种类的真菌感染，引起的病理变化也不相同，白色念珠球菌常引起小灶性化脓和肉芽肿；隐球菌早期形成胶冻样病变，无纤维包裹，晚期则形成肉芽肿，放线菌主要形成多发性脓肿和肉芽肿，脓肿壁呈黄色，脓液含"硫黄颗粒"。

(二）临床表现及诊断

病程多为亚急性，慢性或隐袭性发展，甚可迁延或反复发作达数十年之久，未经治疗者多死亡。临床表现颇似颅内肿瘤，有高颅压征和局灶神经征。椎管内感染表现进行性脊髓横贯性损害。可有发热，但常不明显。常伴因脑底蛛网膜粘连引起的交通性脑积水。脑脊液常规，生化检查可发现压力、蛋白和细胞计数增高；但非特异性，头颅X线摄片，同位素脑扫描，脑血管造影等仅显示颅内占位迹象，不能确定占位的性质。脑CT表现与化脓性脑脓肿相同，包膜可有或无增强，肉芽肿则呈等或略高密度病灶，中等增强，可有或无钙化。周围脑水肿常不明显。因此，单纯根据临床表现和上述检查难以诊断本病，诊断的重要依据是，脑脊液涂片染色、培养和接种或脑组织和肉芽组织标本的病理检查，以发现病原菌。真菌皮肤试验阳性反应，其他器官、组织发现真菌感染有辅助诊断价值，如皮肤瘘道分泌物有黄色、奶油黄、棕色和有时为黑色的"硫黄颗粒"（可把分泌物稀释于生理盐水中，取沉积物过滤后寻找），则很可能为放线菌感染。

(三）治疗

以手术切除肉芽肿或脓肿为主，术后辅以药物治疗。药物如下所述。

(1) 两性霉素B：对隐球菌，球孢子菌、念珠菌等效果较好。剂量从0.25mg/kg开始，溶于5%葡萄糖溶液中静脉点滴，逐渐增至1mg/kg，使在3个月内总剂量达2~4g。滴注速度应缓慢，避光。由于本药不易透过血-脑屏障，故常同时鞘内给药。方法：取两性霉素B 0.25mg溶于等渗盐水1mL内，然后用5~10mL脑脊液再稀释后缓慢、分次注入鞘内。一般鞘内给药1次最大剂量为1mg，每周注射2次。应用本药前给予地塞米松和非乃根等，可减轻药物反应。

(2) 制霉菌素：对隐球菌、念珠菌等效果较好。剂量，成人200万~400万U/d，儿童每次12.5万~25万U，分2~4次口服。

(3) 克霉唑（三苯甲咪唑）：对念珠菌、球孢子菌等有效。剂量：成人每天50~60mg/kg，儿童每天20~60mg/kg，分3次口服。

(4) 曲古霉素：对隐球菌、芽生菌，念珠菌有效。剂量：20万~40万U/d，分3~4次口服。

(5) 5-氟胞苷：作用同两性霉素B，但它能通过血-脑屏障，对肝、肾均有损害。剂量：每天100~200mg/kg，一般应用6~8周。

(6) 抗生素：大剂量青霉素、林可霉素、氯霉素对放线菌感染有效。

(7) 酮康唑（ketoconazole）：对球孢子菌、组织胞质菌有效。剂量：200~1 200mg/d。

上述药物应用的期限视病情而定，并应根据脑脊液常规，生化，涂片检查和培养结果决定是否停药。用药期间要注意药物的不良反应，并调整全身情况，增强机体抵抗力，消除引起真菌感染的原因，这样才易于提高治疗效果。

（赵忠惠）

第三节 颅内寄生虫病

由生物病原体如原虫（阿米巴、弓形虫、锥虫等），蠕虫（囊虫、肺吸虫、包虫、血吸虫、旋毛线虫等）侵入人体而发生的疾病。在中枢神经系统，生物病原体及其代谢产物可引起过敏性、中毒性、血管性和炎症性反应，并导致脑组织广泛水肿、脑脊液循环梗阻或寄生虫性肉芽肿和脓肿。各种寄生虫引起的神经系统损害的表现不同，但有其共同性，可归纳如下：急性期多出现功能性症状，如头痛、头晕、失眠、烦躁不安、情绪淡漠、记忆力降低、嗜睡等，急性期后出现脑损害症状，如颅内压增高、全身性或局灶性癫痫、运动和感觉功能麻痹，失语等。此外，有时可伴有周围神经或脊髓症状等。

一、阿米巴病

阿米巴病是由溶组织阿米巴原虫引起，它主要侵入肠道，称肠道阿米巴病。肠道阿米巴滋养体可经肠壁的血液-淋巴迁移到肠外，引起各种肠外并发症，其中以肝脓肿最多见，脑部并发症约占肠外阿米巴病的1%~8.1%。本病分布遍及全球，但以热带地区多见。

病理变化有脑膜脑炎和脑脓肿两种类型。在脑膜脑炎型时，脑膜和皮层的切片中可找到溶组织阿米巴。病损区为坏死灶，逐渐发展成肉芽肿，有时可与化脓性细菌混合感染，形成脓肿。脓肿周围有慢性组织反应，形成血管性和结缔组织的包膜，包膜内可找到阿米巴滋养体。

（一）临床表现及诊断

本病多继发于慢性肠道阿米巴病或阿米巴肝（或肺）脓肿，其间隔时间可长可短，一旦颅内病灶出现，病程发展多较迅速。有剧烈头痛、抽搐、嗜睡、昏迷，局灶体征有复视、偏瘫、面瘫、失语等。

本病的诊断除根据临床表现，脑脊液检查、脑CT和MRI扫描外，确诊主要是找到溶组织阿米巴病原体。由于脑脊液涂片可找到阿米巴原虫的机会少，因此主要从脑标本中寻找，特别是脓腔包膜，脓液和肉芽肿。取标本时宜用针筒或玻璃管，而不用棉花签，因后者会使原虫黏着棉花上，并使其脱水，不利病原体寻找。粪便中检得病原体也有诊断价值。

（二）治疗

包括药物和手术治疗。如病情允许，应先给予抗阿米巴药物。为减少药物不良反应和提高疗效，以及同时治疗颅外原发病灶，现多主张多种药物联合应用，如甲硝唑400~750mg，每日3次，5~7d为一疗程，加用碘喹啉650mg，每日3次×20d，或去氢吐根素每天1~1.5mg/kg×5d。对妊娠妇女，特别妊娠头3个月者应慎用甲硝唑。应用去氢吐根素时，患者应卧床休息，反复作心电图，有心肌损害时应即停药。

有脓肿形成时，应手术治疗。为减少并发细菌性感染，宜用穿刺排脓法。术后仍应给予抗阿米巴药物。

二、脑囊虫病

脑囊虫病是猪绦虫的幼虫（囊尾蚴）寄生脑部所致，它约占人体囊虫病的80%以上，主要流行于华北、东北、西北和华东北部各地区。其感染方式有：①内在自身感染：患有绦虫的患者，由于呕吐或肠道逆蠕动，使绦虫妊娠节片回流至胃内，虫卵在十二指肠内孵化逸出六钩蚴，钻过肠壁进入肠系膜小静脉与淋巴循环而输送至全身和脑，发育成囊虫蚴。②外在自身感染：绦虫患者的手部沾染虫卵，污染食物，经口而感染。③外来感染：患者自身并无绦虫寄生，因摄入附有虫卵的蔬菜或瓜果后而感染。

（一）病理

猪绦虫的幼虫经血液循环播散，多寄生于脑的大脑中动脉供应区，如额、顶叶。根据病灶分布部位和临床特点可分为四型：①脑实质型：囊虫结节散布脑实质内，灰质较白质为多。一般在活虫的周围组织反应较小，死虫的周围炎症反应较大，并有程度不等的纤维组织增生。邻近脑组织往往有水肿和反应性星形细胞增生，从而引起神经系统功能障碍。②脑室型：囊虫结节寄生于脑室系统内，以第四脑室最多见。结节游离于脑室内或黏附于脑室壁，引起脑脊液循环梗阻而致脑积水和颅内压增高。③脑底型：囊虫结节位于脑底池内，常成串或多发，引起颅底蛛网膜炎和粘连而产生脑神经麻痹，交通性脑积水等症状。④脊髓型：多发于胸段脊髓，髓内或髓外均可发生。

（二）临床表现

由于囊虫侵入颅内的数目、部位不同，以及囊虫的发育过程和死亡不一，因此临床症状复杂多变，病情波动。少数病例由于大量囊虫进入脑内，发病急骤，出现明显的精神和神经障碍，甚至迅速死亡。一般而言，本病神经损害取决于囊虫数目和位置所致的机械效应及囊虫引起的炎性和中毒反应。表现为颅内压增高、局灶神经体征，癫痫、精神障碍等。按临床特点可分下列类型：①脑膜脑炎型：由一次大量感染后引起弥漫性脑水肿，反应性炎症变化等。临床表现有精神异常、全身性癫痫、瘫痪、失语、感觉障碍，脑膜刺激征、共济失调和昏迷等症状，不能以脑的局灶损害解释。②癫痫型：发作形式有大发作、小发作、精神运动性发作或局限发作等。同一患者可具有两种以上的发作形式，且极易转换。多样性和易转换性为本型的特点。③脑瘤型：表现为颅内压增高、癫痫、强迫头位、瘫痪和感觉障碍等。④脊髓型：囊虫侵入椎管，产生脊髓压迫征，如病变水平以下的运动、感觉和大小便障碍等。

患者常有皮下或肌肉内囊虫结节，分布于头和躯干，四肢较少，结节呈圆或椭圆形，直径0.5～1.5cm，坚实，可在皮下或肌肉中自由推动，无压痛。结节可陆续出现或自行消失。

（三）诊断

癫痫患者如有皮下或肌肉内结节，经活检证实为囊虫，则本病诊断基本成立。少数不伴皮下结节者诊断较困难，但患者可有下列特点：神经症状多样性，多灶性和不稳定性，刺激症状较麻痹症状占优势，症状进展缓慢和波动等。脑脊液检查正常或有白细胞计数增多，以嗜酸性粒细胞为主（12%～60%患者），蛋白含量增高，糖含量正常或稍降低。周围血嗜酸性粒细胞可高达30%。大便中可找到绦虫卵或成虫节片。X线平片可发现皮下或肌肉、颅内（约1/6患者）有散在、大小不等的钙化斑，从1～12mm，对诊断有帮助。血清或脑脊液囊虫补体结合试验，放射免疫试验测定脑脊液或血清IgG抗体也具诊断价值。可是弱阳性也见于胶原病、肝硬化、血吸虫病等。血清学检查阴性者也不能除外本病。脑CT扫描，根据囊虫生长不同时期，有不同表现。约2/3病灶表现同脑脊液一样密度，单发或多发，包膜可/或不增强。1/5病灶有高密度结节，可单发或多发。钙化灶多发，其周边有或不增强，多见于经药物治疗或虫体自行死亡者。可伴有阻塞性或交通性脑积水及脑皮质萎缩。由于囊液密度近似脑脊液，因此CT易发现脑实质内囊虫，难发现脑室内囊虫，通过脑室碘水造影后扫描方易识别。MRI早期囊尾蚴存活在T_1WI呈低信号区，T_2WI高信号区。脑室内囊虫在包囊呈低信号，头节为高信号的斑点状结节。

（四）治疗

1. 绦虫病的治疗　驱除寄生于肠道的成虫，防止再次自身感染。常用药有：①吡喹酮10～20mg/kg，每日3次×2d。②氯硝柳胺（灭绦灵）2g，嚼碎后1次吞服，3～4小时后服泻药1次，加速绦虫节片排出。

2. 囊虫病治疗　①吡喹酮50mg/（kg·d），分3次口服×14d，必要时可重复1～2个疗程。治疗有效者CT表现囊肿和结节缩小或消失或钙化，脑室形态恢复正常。临床症状缓解。约1/5患者药物治疗无效，需手术治疗。②外科手术适用于有颅内压增高、局灶体征，并经CT定位者。囊虫阻塞导水管，可从侧室注入生理盐水使脑室内压增高，促使囊虫脱离导水管。抗颅高压药物治疗无效者，可做脑室-腹腔分流术。手术治疗详见下文。

3. 症状治疗　癫痫者服用抗癫痫药，脑炎型者加用类固醇激素，高颅压者用脱水剂等。

三、脑血吸虫病

日本血吸虫、曼氏血吸虫和埃及血吸虫均可寄生于人体，但以前两者多见，我国则流行日本血吸虫。约2%～4%血吸虫病患者出现脑部并发症。多见于青壮年。

（一）病理

血吸虫成虫寄生在门静脉系统和其他血管内，产生的虫卵可经体循环、颅内静脉窦或椎静脉系统侵入颅内或椎管内。虫卵在脑或脊髓内沉积，可引起：①特异的炎性病变：主要发生在病灶区的软脑膜和其下的皮质和白质内，可表现为虫卵肉芽肿、假结核结节和瘢痕结节等形式，并有浆细胞浸润、病灶周围毛细血管网形成。②非特异性病变：表现为胶质细胞增生、脑（或脊髓）软化或水肿、小血管炎性变化等。

（二）临床表现

1. 急性脑血吸虫病　常见于初次进入流行区域，并有大量疫水接触史者。发病于感染后1～2个月。由于血吸虫的虫卵、毒素、代谢产物等引起组织坏死，出现全身毒血症反应和神经组织水肿、过敏反应。表现急性脑炎或脑脊髓炎，有头痛、精神障碍、抽搐、昏迷等，也常伴发热、荨麻疹、血嗜酸性粒细胞增多等。

2. **慢性脑血吸病虫** 虫卵进入神经组织，引起特异性虫卵肉芽肿和非特异性脑组织反应，多见于感染后3~6个月。由于病变多在大脑中动脉供应区，因此表现颇似有局灶征的脑瘤，常见局灶性癫痫、偏瘫、偏身感觉障碍等，还可有视野缺损、精神障碍和颅内压增高征等。虫卵栓塞血管可引起脑卒中样发病。

3. **脊髓血吸虫病** 虫卵沉积于脊髓引起脊髓压迫征或脊动脉炎，栓塞使脊髓血供障碍。临床表现有急性脊髓炎，慢性肿瘤型，有运动、感觉和大小便障碍。

（三）诊断

癫痫患者来自血吸虫流行区或有疫水接触史，均应考虑到本病可能。首先应确定有否血吸虫病。曾有发热、咳嗽、荨麻疹、腹泻等全身感染症状，体检发现肝脾肿大，周围血嗜酸性粒细胞计数增多，粪便中找到虫卵、孵化阳性或结肠活检虫卵阳性均属感染证据。以血吸虫为抗原的血液和脑脊液补体结合试验、环卵试验对诊断具有重要参考价值。

神经系统体检、CT和MRI显示颅内占位征象，或脊髓病变。

（四）治疗

以吡喹酮治疗为主，剂量20mg/kg，每日3次×1d。有颅内压增高者应同时给予高渗脱水剂。有癫痫者给抗痫药。有下列情况者应手术治疗：①血吸虫肉芽肿引起颅内压增高且药物治疗无效，或引起脊髓压迫征（术前应作椎管造影）。②脑水肿和（或）脑积水严重，药物治疗无效。术后仍应辅以吡喹酮治疗。

四、脑肺吸虫病

肺吸虫成虫除寄生于宿主的肺部外，还可以在宿主体内游走，约20%~26%进入中枢神经系统，产生脑和脊髓病变。本病多见于温带地区。

（一）病理和发病原理

肺吸虫成虫经胸纵隔，沿颈动脉管侵入颅腔，多数直接侵入颞枕叶，再到达其他脑叶。有时虫体穿入侧脑室，从而侵入对侧大脑半球，少数沿颈静脉或椎动脉侵入小脑，通过膈肌以下的椎间孔直接侵入椎管。脑内病变早期为成虫在脑内爬行和虫卵等引起脑组织坏死、出血和反应性炎症，形成界限不清的肉芽肿。以后病灶中心逐渐坏死、软化、液化，周围形成结缔组织包膜而成一边界清楚的脓肿或囊肿。晚期因脑组织多处破坏，纤维组织与神经胶质增生以致皮质和皮质下白质萎缩，脑沟和脑室扩大。

（二）临床表现

脑肺吸虫病可分三种类型：①亚急性脑脑脑炎型：见于疾病早期，有头痛、畏寒、发热、怕光、颈项强直等。②脑局灶性病变型：由于虫体侵入较久，形成多房性囊肿或脓肿而引起占位效应。少见情况可引起脑内出血。临床表现有同向偏盲、失语、癫痫、偏瘫、偏身感觉障碍等。③脑萎缩型：晚期因广泛脑萎缩而致智力衰退、精神症状、癫痫和进行性瘫痪等。

脊髓型早期因成虫侵入引起硬脊膜外寄生虫性冷脓肿或肉芽肿，称扩张型；后期因成虫逸出或死亡，脊髓变性萎缩，转为萎缩型。

（三）诊断

多来自流行区，在我国为黑龙江、吉林、辽宁、台湾等，曾有生食蝲蛄、石蟹等第二中间宿主和咳出锈痰的患者，如出现反复发作的脑膜脑炎、进行性瘫痪、局限性或全身性癫痫、同向偏盲、视力减退、颅内压增高症或脊髓症状时，应考虑本病可能。痰液、空腹胃液、大便和脑脊液检查找肺吸虫卵、肺吸虫补体结合试验、皮内试验有助于明确诊断。约半数患者头颅X线平片有病理性钙化和颅内压增高征象。CT、MRI等有助定位诊断。

（四）治疗

本病是全身肺吸虫病的一部分，因此治疗首先必须着重于全身治疗。主要杀虫药有：吡喹酮，总剂量 120~150mg/kg，2~3d 疗程，一日量 2~3 次分服。硫氯酚，成人剂量 3g/d，分 2~3 次口服，隔日服药×（10~20）d。氯喹每天 15mg/kg 等。下列情况应考虑手术治疗：①药物治疗无效，病情进行性恶化或出现颅内压增高症，脊髓压迫症。②病变局限，可以切除。③包膜形成的脓肿或囊肿。上述术后患者仍应继续抗肺吸虫治疗。此外对有癫痫等患者给予相应的症状治疗。

五、脑棘球蚴虫病

又称脑包虫病，由细粒棘球绦虫（狗绦虫）的幼虫（即包虫）寄生大脑和脊髓，约占整个包虫囊肿的 2%~3%。好发于与狗、羊等终宿主有密切接触史者，吞食污染有虫卵的食物而得病。

（一）病因和病理

细粒棘球蚴绦虫卵在人体肠内孵化成六钩蚴，穿越肠壁经门静脉系统，侵入肝、肺和脑等，少数随血流经椎静脉侵入脊柱。脑棘球幼虫病好发于大脑、小脑、脑室和颅底等处。可分两型：①原发型：幼虫经肝、肺和颈内动脉而入颅。多见于儿童，常单发。②继发型：较少见，常由心肌包虫囊肿破裂至左心房或左心室，其子节或头节经血流入颅。往往多发，伴脑栓塞，多见于成人。

包虫囊肿包膜为微白色半透明膜，囊液为无色透明，外观与 CSF 很相似，但含毒性蛋白。囊壁分内外两层，内层即包虫囊，含有大小不等的子囊；外层为宿主组织形成的一层纤维包膜，两者之间仅有轻度粘连，其中含有血管，供给营养。包虫死后，囊液变浊，囊壁可钙化。包虫囊大小不一，取决于寄生虫的种系及其寄住的组织与宿主等多种因素。囊肿生长速度每年约为 1~5cm 直径。母囊可产生于囊及头节，由于虫体繁殖力强，子囊和头节可多达数百，形成巨大囊肿。

（二）临床表现

头痛、呕吐和视盘水肿等颅内压增高症常为首发症状。儿童患者可有头围增大，头皮静脉扩张。局灶性症状取决于包虫生长部位，常见有运动性或感觉性癫痫、轻偏瘫、偏身感觉障碍、视野缺损和精神症状等。脊柱包虫症表现长期神经根刺激症状，以后因脊髓受累而突然出现截瘫。

（三）诊断

根据患者来自畜牧区，有狗、羊等密切接触史，患有肝、肺包囊虫病，加上脑部症状（或脊髓压迫征）即可考虑本病可能。对未能解释的年轻脑栓塞者、寄生虫性栓子的可能性应予考虑。血液、CSF 包囊虫补体结合试验阳性和包囊虫液皮内试验阳性具有诊断意义。CT 和 MRI 具有定位诊断价值，特别 CT 能显示包虫囊的位置、大小、形态，典型的包虫囊为边界清晰、密度同 CSF 或略高的类圆形肿块，壁多有钙化，几乎不增强。病灶四周无脑水肿。

（四）治疗

手术切除是唯一治疗方法，以完整摘除囊肿为原则。若囊肿破裂，囊液外溢，不仅可引起过敏性休克反应，且囊液中的头节扩散，导致囊肿复发。因此，术前定位要准确，手术切口和骨窗要足够大，硬脑膜张力高时，要用脱水剂处理，切忌用脑针穿刺探查或抽吸囊液减压。切除时宜用加压注水漂浮法，即沿囊壁周围分离直至超过囊肿最大径，然后调整头位至有利于囊肿滚出的位置，用 2~3 个冲洗器插入囊壁与脑组织间隙内，向囊肿底部加压注入生理盐水，利用水压均匀作用于囊肿壁，使其由囊肿床内漂浮起来，滚入容器中。近有报道用细针穿刺囊肿，注入过氧化氢或患者自身新鲜血于囊内，可杀死包虫原头节，为手术治疗开辟新途径。术时一旦囊液污染伤口，可用过氧化氢溶液处理。苯并咪唑类化合物对广泛播散难以手术的患者可缓解症状，延长存活期，也可作为手术前后辅助药物，减少复发，提高疗效。

（马芳州）

第七章

显微神经外科和微侵袭神经外科

第一节 显微神经外科

显微外科是外科治疗中的一种专门技术，其特点是在手术显微镜或放大镜下，用显微外科器械进行外科手术操作，如切、割、剪、分离、吸引、夹闭、电凝、气化和切除，以及吻合等。显微外科技术的主要目的是尽可能地减少手术所引起的创伤，尽可能地保存组织及其功能，缩短术后康复期。由于显微外科具有常规（肉眼）外科无法比拟的优越性，它的应用和开展不仅使外科治疗的效果大大提高，过去不能或不能彻底切除的病变现在也成为可能，而且大大拓宽了外科治疗范围。因此，显微外科技术成为五官科、普外科、小儿外科、妇产科、整形外科、手外科、泌尿外科、神经外科、创伤外科、血管外科、心胸外科和器官移植等的重要武器。

一、术前准备

基本上同常规神经外科。要获得满意的手术疗效，除与术者的经验、智慧和外科技术、技巧有关外，很大程度上取决于下列因素。

1. 术前准确的诊断 包括病变的部位（定位诊断）和性质（定性诊断）的确定，后者有时在术前难以明确，但应该做好几种病变可能的思想准备。因此，术前应详尽采集病史，进行体格检查、实验室检查和影像学检查（如CT、MRI等检查）。

2. 精心设计手术方案和计划 应做好几种方案的准备，这样术者才能面对困难，不慌不忙，胸有成竹。

3. 患者、家属和亲友的合作 应获得他们对手术的同意，并应该使家属对手术的利弊、可能的危险性和并发症有足够的认识和思想准备。

4. 手术室人员的合作 这包括术前、术中外科医生与麻醉师、护士、技术员等的互通信息，使他们对手术有足够的了解和准备，特别是对手术关键步骤有一定认识，取得他们积极、主动的配合，保证手术顺利、平稳进行。

二、手术室人员和仪器的布局

为减少术后伤口感染，手术室必须具备空气净化设备。理想的空气净化设备应达到下列要求：

(1) 稀释手术人员和患者带入手术室的细菌。
(2) 维持清洁气流从手术台向四周扩散。
(3) 防止邻近房间或过道不洁空气流入手术室。
(4) 提供温度、湿度适中的工作环境。

在各种层流洁净设备中，以垂直平行气流净化设备适用于手术室，要求手术台外围档清洁区达1.0万级，相当于美国外科学会Ⅰ、Ⅱ手术室标准。

手术室人员和仪器布局与安放应合理，便于各自工作不受干扰和相互配合。一般麻醉师的位置应靠近患者头部和胸部，位于患者头部转向侧，洗手护士的位置正好与麻醉师相反。术者和助手的位置因不同部位手术而略有不同。手术显微镜通常放在麻醉师同侧。

三、头部固定

颅脑手术要求头部牢靠固定，不仅便于手术操作，而且根据术时需要可转动手术床来调整头的位置。头部固定装置很多，但以钉式（3 或 4 钉）固定架多用（图 16-1）。应用头架固定注意事项：①充分暴露手术切口，头架安放应不阻挡手术切口和影响手术操作。②避免眼、耳等重要器官受伤。③颅钉不穿透颅骨内板，以免损伤硬膜血管而引起颅内出血，特别是在颅骨较薄的额、颞和乳突处要格外小心。④颅骨菲薄（如慢性高颅压、脑积水）、小儿患者应避免用带钉头架。⑤有引流管者，应避免损坏分流管。

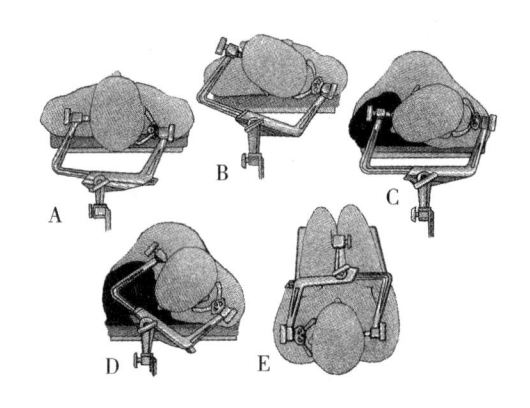

图 16-1 不同体位头架的安放

理想的头架应该有手托、自动牵开器等附件。一般头架为金属制品，如手术时需血管造影，则需用碳素材料头架。近来开展术时 MRI 导航外科，则需要无磁性头架。

四、颅内压控制

为保证神经外科手术顺利进行，良好地控制颅内压力至关重要。正常情况下，颅腔内容物为脑组织、脑脊液（CSF）和脑血流三大物质。一般脑组织为不可压缩，因此，临床上主要通过调控 CSF 和脑血流来影响颅内压。常用的方法有以下几种。

（一）调整体位

由于颅腔内的静脉系统没有瓣膜，因此颅脑静脉压很大程度取决于头部与心脏之间的高度差。当患者头部抬起，颅腔内静脉压随头与心脏的高度增加而降低，坐位时静脉压可呈负压（此时如发生静脉破裂，易发生气栓）。头抬高 10°~20°，可满足大多数颅内手术需要。

（二）控制呼吸

由于动脉二氧化碳分压（PCO_2）增加，不仅使脑血流量增加，而且通过脑血容量增加而使颅内压升高。因此，手术时进行人工控制呼吸，能有效地控制颅内压。

术时人工控制呼吸注意事项：①气管插管应有气囊。②成人呼吸潮气量以 8~15L/min 为宜，可间断正压呼吸。③PCO_2 不宜低于 2.66kPa（20mmHg）。④人工控制呼吸可伴有轻度低血压，一般不必处理。⑤由于自主呼吸是一个重要的生命体征，在某些部位手术（如下丘脑、第 3 脑室、脑干和椎基动脉等），它是一个很重要的监测指标，因此，术时人工控制呼吸应该是可逆性的，即在外科手术操作需要时，恢复患者的自主呼吸。⑥在关闭硬脑膜前，宜恢复患者的自主呼吸，便于检验止血是否可靠和判断脑张力。

（三）脱水剂应用

目前常用 20% 甘露醇和呋塞米（速尿）。通常在硬脑膜打开前 30min，快速静脉点滴 20% 甘露醇每千克体重 1~2g 或呋塞米（速尿）40~80mg 静注或肌内注射。

（四）脑脊液引流

1. 侧脑室穿刺法（图 16-2）

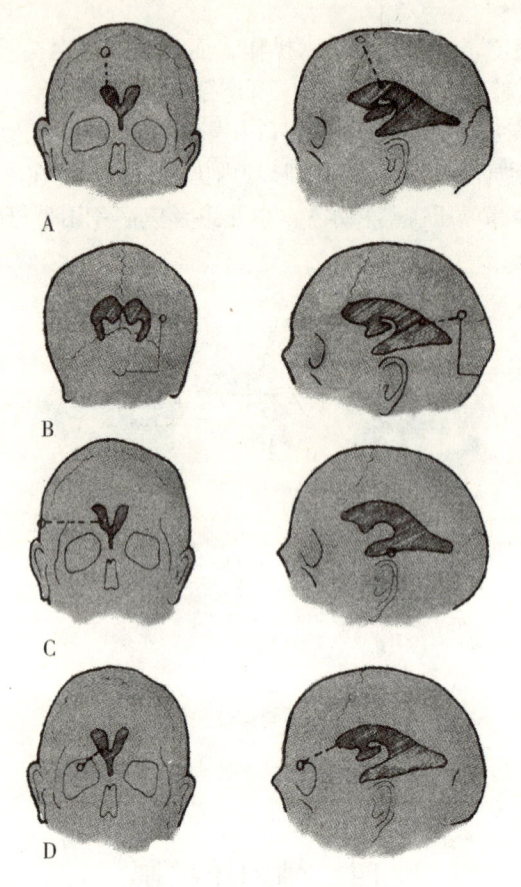

图 16-2 侧脑室穿刺
A. 额入法；B. 枕入法；C. 侧入法；D. 眶入法

（1）额入法（穿刺侧脑室前角）：在冠状缝前 1cm，中线旁开 2.5cm 处钻洞和穿刺，穿刺方向与矢状面平行，对准两外耳道连线，深度不超过 5cm。

（2）枕入法（穿刺侧脑室三角区）：枕外粗隆上方 4~7cm，中线旁开 3cm 处钻洞，穿刺方向与矢状面平行，对准眉嵴，穿刺深度不超过 5~6cm。

（3）侧入法（穿刺侧脑室下角）：在耳郭最高点上方 1cm 处钻洞，穿刺针与脑皮质垂直刺入。

（4）经眶穿刺法：适用于枕大孔疝紧急抢救时用。方法为在眶上缘中点、眼眶前缘的后方 1cm 处，用小圆凿经皮凿开眶顶，用脑针向上 45°角，并稍指向内侧穿刺，进入侧脑室前角底部。

（5）经翼点入路的脑室穿刺（穿刺侧脑室前角）：由于骨瓣和硬脑膜已经翻开，无法利用骨性标志进行定位，可采用下法：蝶骨嵴残端（标准翼点入路必须切除蝶骨嵴达眶上裂）内侧眶板上方 2.5cm，侧裂静脉前方 2.5cm，两线相交必须成 90°角，相交点（Paine 点）即为穿刺点。垂直皮质刺入 5cm（图 16-3）。

2. 腰椎穿刺（腰穿）法 适用于侧卧位或仰卧位，后者需手术床上有洞，便于患者带有腰穿刺针卧于手术床上。学者们研制的国产 DSC-1 型全功能手术床，具有术时经腰穿引流脑脊液的专用洞，不用时该洞可关闭。一般应在硬脑膜剪开后，经腰穿放 CSF，当手术主要部分完成后，拔除或中止腰穿引流 CSF（图 16-4）。

（五）其他

其他颅内压控制方法还有解除胸腹腔受压以及尿潴留。

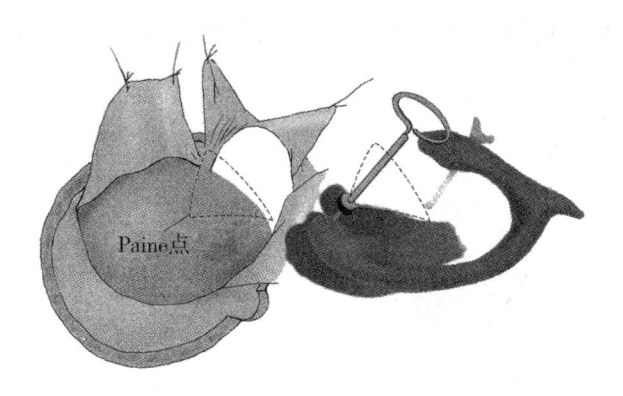

图 16-3 翼点入路脑室穿刺法

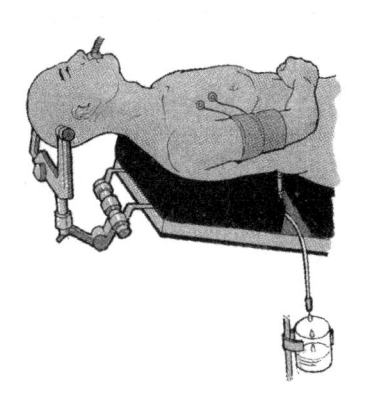

图 16-4 术中腰穿脑脊液引流
患者仰卧于腰背开洞的手术床上（注意脑脊液引流应在硬脑膜剪开后进行）

五、CT 和 MRI 的定位

大脑半球肿瘤常需要根据 CT 或 MRI 检查进行头皮表面定位，因此掌握正确的定位方法，避免偏差，是手术成功的保证。定位方法如下：

（1）确定 CT 或 MRI 横断面扫描的基础：临床常用眶耳线（OM）、瑞氏基底（RB）线和眉听（EIM）线（图 16-5）。

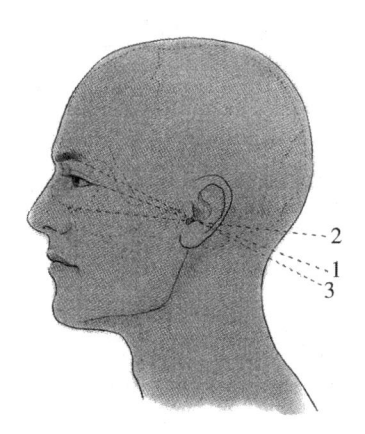

图 16-5 头部 CT 和 MRI 常用的横断面扫描基线
1. 眶耳（OM）线：由外眦至外耳道的连线；2. 瑞士基地（RB）线：眶下缘至外耳道的连线；3. 眉听（EM）线：眉毛上缘中点至外耳道的连线

（2）找出眶耳（OM）平面的扫描片和显影最佳的且与 OM 线平行的肿瘤层面扫描片（图 16-6）。

把上述、两片重叠（即矢状线和横径中点相互重叠），画出肿瘤层面的外耳道连线，求出肿瘤中央距矢状线和外耳道连线的距离。

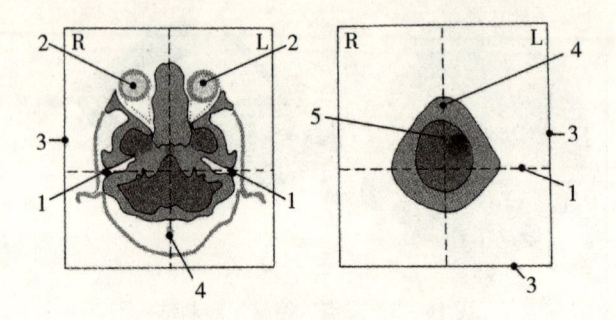

图 16-6 应用头部 CT 片定位法
左图为眶耳（OM）层面；右图为肿瘤层面扫描片
1. 外耳道及其连线；2. 眼球（应为眼球最大横径）；
3. 横径中点；4. 矢状线；5. 肿瘤

（3）患者头皮表面的定位（图 16-7）：用甲紫（龙胆紫）画出患者的 OM 线（双侧），经双侧外耳道作 OM 线的垂直线。根据肿瘤层面与 OM 层面的距离，定出患者头皮表面的肿瘤层面，再根据肿瘤层面扫描片测得瘤中央与矢状线和外耳道连线的距离，标出肿瘤在患者头皮的投影。

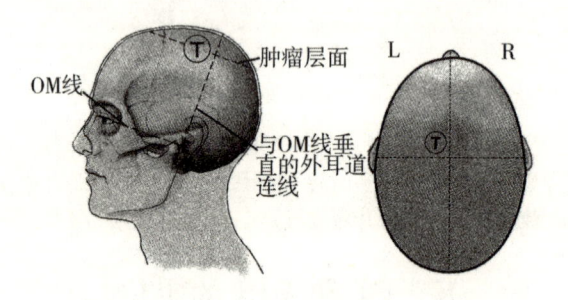

图 16-7 患者头皮表面定位
用甲紫（龙胆紫）画双侧 OM 线及其经外耳道的垂直线，定出肿瘤的层面；标出肿瘤的头皮投影

（4）根据头皮重要标记（图 16-8），标记出功能区（如中央沟）。

六、吸引器的使用

吸引器是神经外科手术必备的器械，几乎所有神经外科手术都离不开它。因此，正确使用吸引器是神经外科医生的一项基本功。

吸引器吸引管有不同形状、型号和规格，但它们都具备下列功能：
（1）吸除液体（包括血液、脑脊液）以及肿瘤等（图 16-9）。
（2）牵拉或支撑组织（图 16-10）。
（3）游离组织（图 16-11）。
（4）协同双极电凝镊止血（图 16-12）。

近来出现一种冲洗吸引器，即把吸引器吸引管与可控冲洗管结合起来，它不仅具有吸引器原有的功能，而且利用水的冲洗作用，把组织结构（如蛛网膜等）显露更清楚，利于术者辨认和解剖操作，同时生理盐水或生理溶液（复方甘露醇溶液）有湿润神经血管组织，利于双极电凝起作用，降低和吸收电凝产生的热量。

持吸引器吸引管有两种方法：一种是"持笔"法，宜用于精细手术操作；另一种是"握枪"法，用于一般操作（图 16-13）。

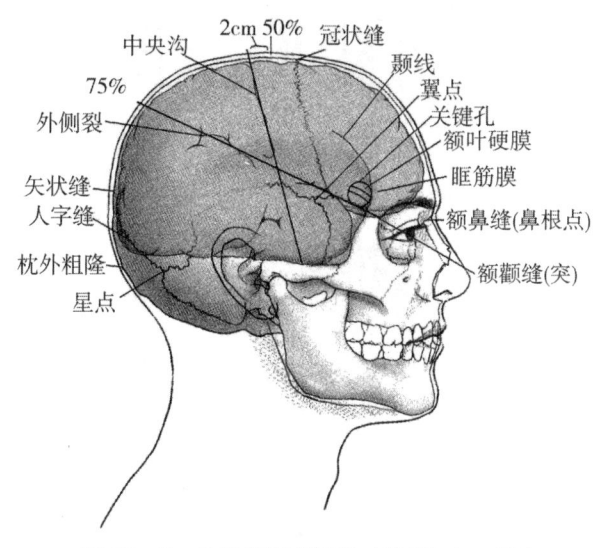

图 16-8　头皮的重要标志（仿 Rhoton AL）

①鼻根点至枕外粗隆沿矢状线连线的 1/2，再加 2cm 为中央沟上端，颧弓中点与中央沟上端连线与额颧突和 75%鼻根点至枕外粗隆连线的交点为中央沟下端，连接中央沟上、下端即为中央沟的头皮投影。②外侧裂（额颧突与鼻根点至枕外粗隆连线的前 3/4）。③翼点（额颧突后 3cm，位于外侧裂投影连线上）。④星点（颧弓根与枕外粗隆连线中点，触摸凹陷点）

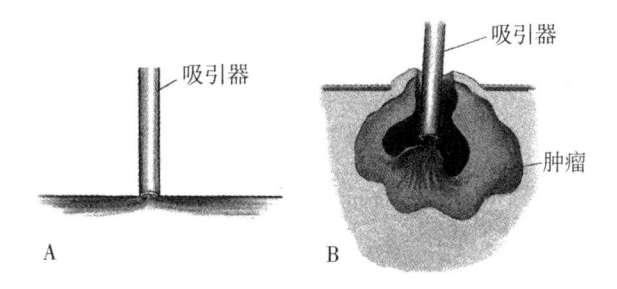

图 16-9　吸引器的使用
A. 吸除液（血液、脑脊液）；B. 吸除瘤组织

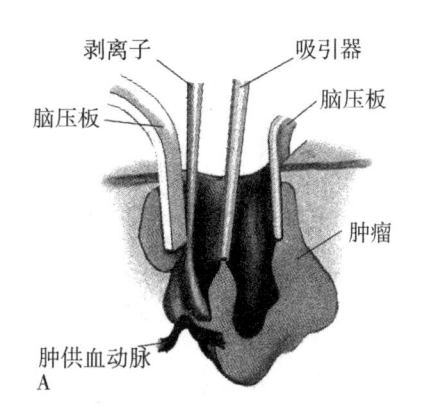

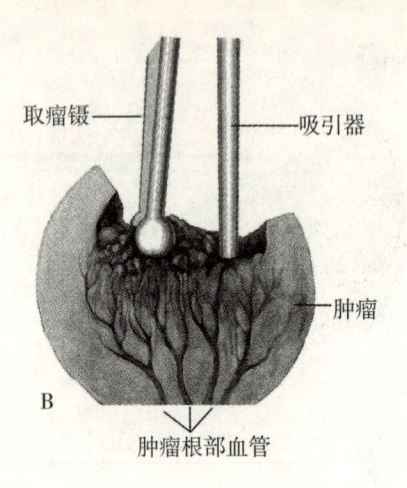

图 16-10 吸引器的使用

A. 牵拉瘤壁，利于剥离子游离；B. 取瘤镊夹取瘤组织时，吸引器顶住肿瘤起固定作用，防止肿瘤根部剥离而引起出血

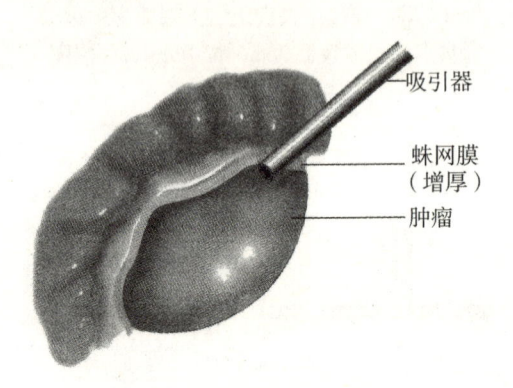

图 16-11 吸引器的使用

用吸引器吸引管游离肿瘤包膜

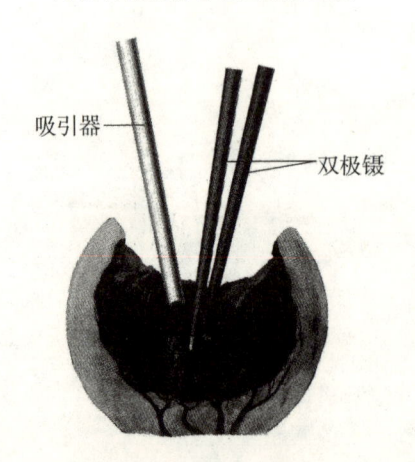

图 16-12 吸引器的使用

吸住肿瘤血管，利于双极电凝镊止血

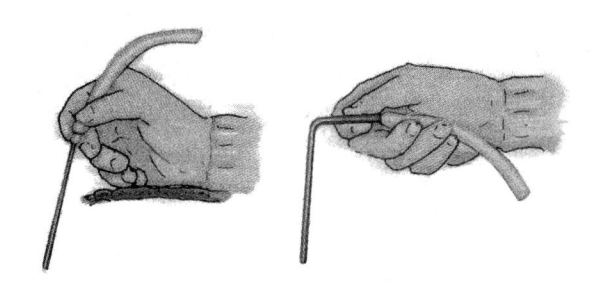

图 16-13 吸引器持握的两种方法

由于吸引器具有上述多种功能,因此,理想的吸引器必须符合下列要求:

(1) 吸引器吸引管的头端应圆和光滑,避免损伤脆嫩的神经血管组织。

(2) 吸引器的吸力必须容易调节(通过选用不同管径的吸引管、关闭或开放吸引器手柄的气孔、调节中央负压系统等)。

(3) 吸引器吸引管手柄与吸管之间成钝角(即呈枪状),使操作时术者的手不影响视野。

(4) 吸引器吸引管有长短和粗细不同规格,满足不同手术需要(图16-14):一般浅表手术(如开颅术)用长8cm吸引管+(指手柄以下至管端的距离),深部手术(如鞍旁、脑底动脉环和桥小脑角)用10cm长吸引管,超深部手术(如经蝶窦、脑干和斜坡)则用13cm长吸引管。如浅表手术用长吸引器,术者手臂无法有依托,不仅易疲劳,而且手术操作不稳;短吸引管无法用于深部手术则更显而易见。表16-1列出不同管径的吸引管的用途,可供参考。

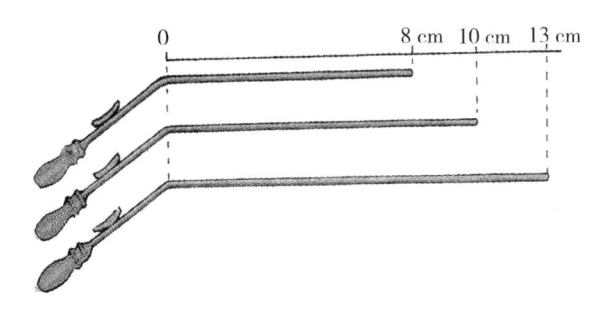

图 16-14 不同长度的吸引管

表 16-1 不同管径的吸引管

直径*	用途
3F	小神经和血管的显微吻合
5F	垂体腺瘤、动脉瘤手术
7F	大肿瘤的显微手术
10~12F	开颅手术、大出血时

注:*3F=1mm 外径。

(5) 吸引管色泽应暗,不要抛光,以免在手术显微镜下闪光,影响术者眼睛。

(6) 接吸引管的橡皮管或塑料管应柔软,使用时无阻力和剪力。

七、双极电凝镊的应用

电凝是神经外科手术主要的止血方法,有单极和双极电凝两种方法。由于双极电凝镊的叶片绝缘,仅镊尖之间传导电流,电凝时电流从一镊尖传到另一镊尖,在两镊尖内的组织受到电流的热效应作用,而镊尖外周围组织少受或不受影响。因此双极电凝的止血效果较单极者可靠、安全,而且能在有液体(如脑脊液)环境中发挥作用。目前双极电凝已取代单极电凝,后者仅用于电切割。

对神经外科医生而言，选用合适的双极电凝镊，正确使用双极电凝镊，具有重要的意义。双极电凝镊有不同的长度，应根据手术部位选用。脑深部手术（如颅底），双极镊长度不应短于 10～12cm（图 16-15）。镊子应呈枪状，以避免持镊手阻挡视线。有人自制附有自动滴水装置的双极电凝镊，使用几乎不发生镊尖黏着或焦痂（图 16-16）。每次使用前宜用细砂纸轻轻磨光银铜合金的镊尖，可减少使用中发生粘连。双极镊的电线长度应在 2～2.5m，过长会引起不规则电流输送。

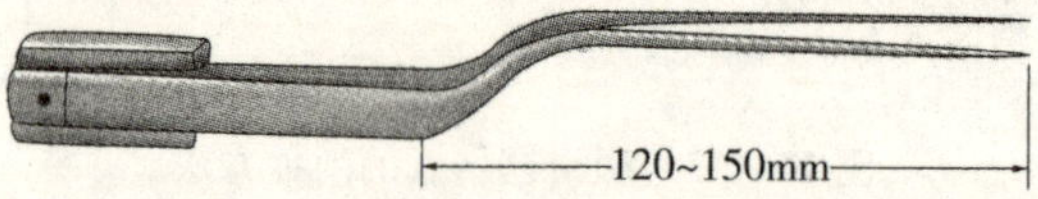

图 16-15 双极电凝镊
电源线直接焊在镊柄层端，避免双极电凝镊电源接触不良或松脱

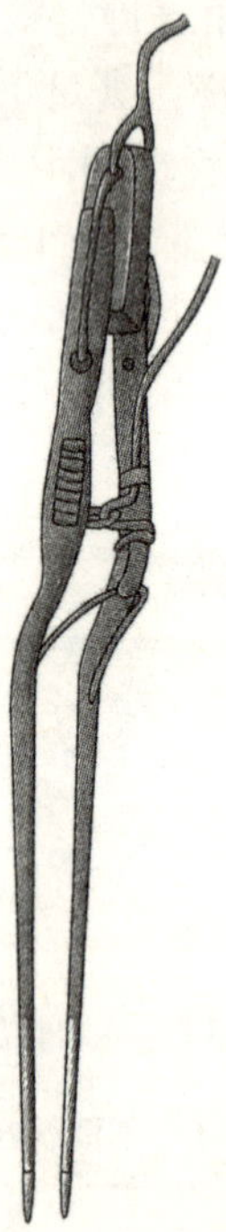

图 16-16 滴水双极电凝镊

双极电凝镊具有以下功能：

（1）止血（图 16-17）：①止血时双极的镊尖内侧面与血管壁接触或做轻微夹持和松开动作。②镊尖应超过血管的直径。③电凝应使血管壁皱缩、管腔完全闭塞，否则管腔仍可能再通引起出血。④对准备切断的血管，电凝长度为管腔直径的 3～4 倍，切断血管后，应进一步电凝其残端，使管壁进一步皱缩，管腔闭塞牢靠（图 16-18）。⑤对肿瘤供应血管应靠近肿瘤侧切断，对脑皮质回流到静脉窦的血管，应靠近脑皮质切断，以避免一旦发生再出血，较容易止血（图 16-19）。⑥动脉小分支出血可用吸引器或小棉片轻压动脉，再用双极电凝止血。⑦较大动脉出血，可用⑥法或暂时阻断夹帮助下进行止血。

（2）分离组织（图 16-20）。

（3）夹持、牵拉组织和棉片。

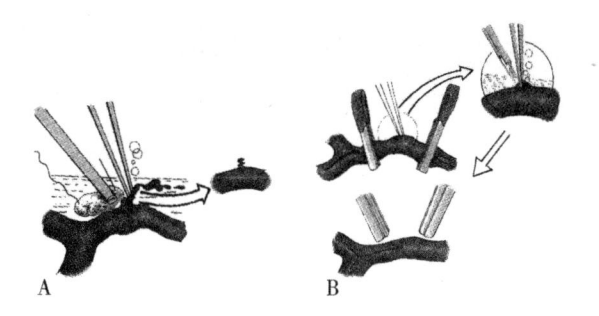

图 16-17 动脉出血的止血法

A. 动脉小分支出血的止血方法；B. 较大口径动脉壁破裂出血的止血法

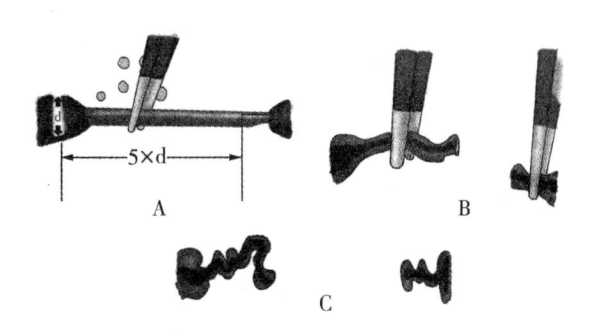

图 16-18 正确的双极电凝血管法

A. 电凝长度为血管直径的 3～4 倍；B. 切断血管后再补充电凝；C. 电凝务必使血管皱缩，管腔完全闭塞

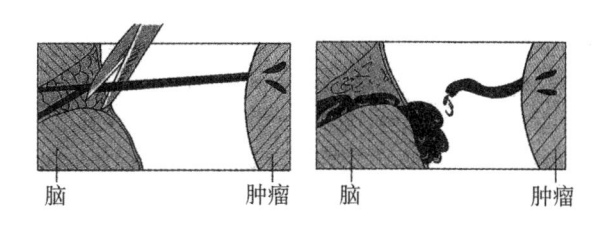

图 16-19 不正确的血管电凝法

A. 太靠近脑组织侧切断血管；B. 血管出血并缩入脑组织间隙，使止血困难

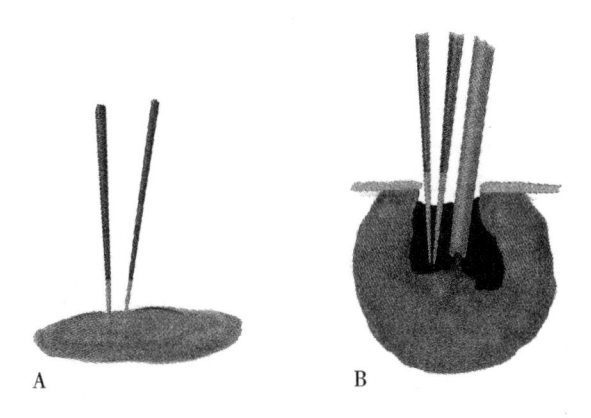

图 16-20 双极电凝镊的使用

A. 双极电凝镊做夹紧和松开动作，进行游离组织；B. 双极电凝镊在瘤内起撑开和支持作用，利于吸引器吸除瘤组织

八、磨钻的使用

由于微机制造工业的发展，高速磨钻不仅用于一般开颅手术，取代手摇钻和线锯，而且用于颅底骨质的磨除。例如，前、后床突的磨除，岩骨、内听道、枕骨髁等骨质切除都需要磨钻。因此可以说开展显微神经外科和颅底外科，高速磨钻是不可缺的工具，熟悉和掌握磨钻的性能和应用技巧，是神经外科医生的基本功。

目前有电动和气动磨钻两种。一般讲，气动磨钻的功率较电动大，但耗气大，需有理想的供气条件，而且多数气动钻为单向（相反，多数电动钻为双向），由于在手术时，特别是在重要神经血管结构附近磨除骨质时，要选择钻头运动的方向，如磨右侧内听道，钻头旋转方向应顺时针，磨左侧时应逆时钟，以防磨钻打滑而伤及重要结构。

磨钻的钻速一般在 6 000～100 000r/min（转/分）。转速超过 25 000r/min 时，切割骨质虽很容易，但外科医生借助磨钻的触觉反馈很差，因此宜用 ＜25 000r/min 的转速，特别是在精细操作时。用金刚钻头时则 ＜10 000r/min 为宜。

持磨钻方法有持笔法、持枪法和握刀法。多采用前法，特别在精细操作时，后两法用于表浅、非重要区骨质磨除。为增加稳定性，另一手可握在持磨钻手的下方（图 16-21）。

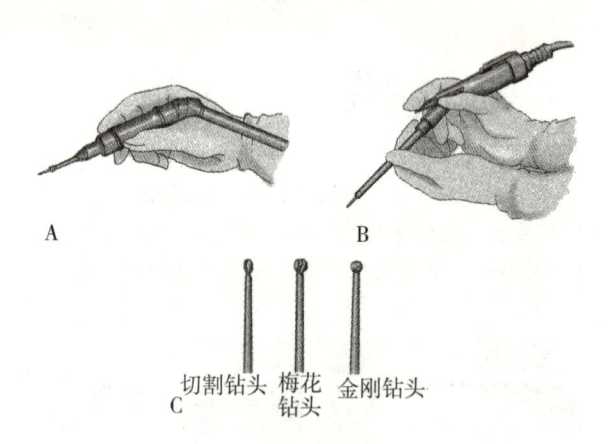

图 16-21　快速磨钻的持法和钻头
A. 持笔式；B. 双手持握法；C. 切割钻头和梅花钻头
刀刃锋利，多用于切割骨质或打洞，金刚钻头多用于
磨除重要神经血管附近的骨质

应在实验室内熟悉和操练磨钻使用，掌握好使用技能后才能上手术台。下面介绍使用注意事项：①用钻头边缘切割骨质，而非用钻头顶端。②磨除骨质时，轻轻来回移动钻头而不是把钻头顶着颅骨。前者手法能获得最大准确控制磨钻的能力，又能避免钻穿和误伤组织。③选择合适转速。转速太慢，术者常需用力推动钻头，易发生钻头打滑。选用适中的转速（见前），用轻轻、间隙性压力于钻头，使其与骨质接触，而不是持续用力把钻头顶在骨质上。④梅花钻头和切割钻头用于一般骨质磨除，金刚钻头则用于精细和重要神经血管结构附近磨除骨质。⑤生理盐水冲洗不仅可消除磨钻产生的热量，减少其对周围组织的热损伤，而且可清洗术野和钻头，利于显露术野和钻头工作。⑥不要盲目深打洞，应由浅至深、由表及里，达半透明内板后，改用小刮匙清除之（图 16-22）。⑦小心清除骨粉，以防其骨化对神经血管结构产生不良影响。⑧用开颅器（铣刀）切割颅骨形成骨瓣时，应充分把颅骨孔附近的硬膜与内板剥离。推进铣刀时应使铣刀与颅骨垂直，遇阻力时做前后摇动式推进铣刀，如仍不能通过，多因颅骨太厚超过铣刀长度（图 16-23，13-24）。

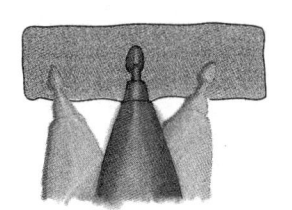

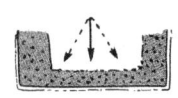

图 16-22 磨钻的使用

钻头左右摆动磨除骨质;横断面示意骨质由浅至深逐步磨除

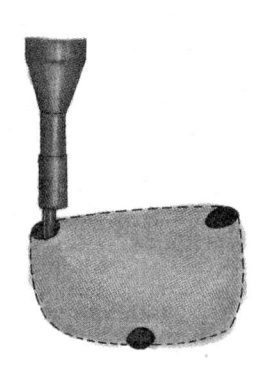

图 16-23 开颅器(铣刀)的使用

锯颅骨时,做向前轻微摇动推进,不可左右摇动,以免铣刀折断

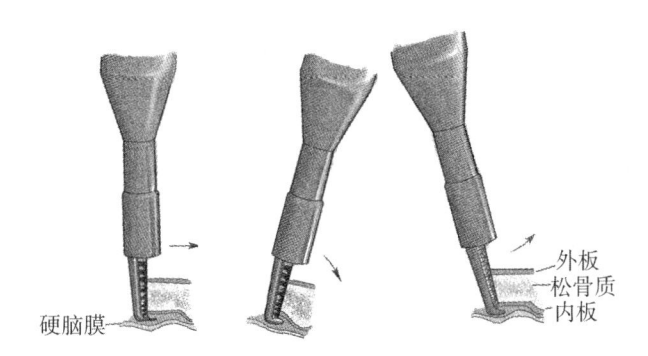

图 16-24 开颅器的使用

开颅器向前推进遇阻力,做向前倾推进,阻力消失,示越过颅骨增厚处,改垂直或略后仰推进。如前倾时仍不能锯开颅骨,示颅骨厚度超过开颅器长度,应终止使用开颅器,改用它法

九、超声吸引器和激光器的使用

在切除脑和脊髓肿瘤时,除应用常规器械(如息肉钳)和吸引器外,超声吸引器和激光器也很有用处,特别是后者与手术显微镜配合应用或采用接触式激光刀,可精确地用于脑干和髓内肿瘤切除。但是激光器切除肿瘤慢,超声吸引器却能迅速切除肿瘤,特别用于巨大肿瘤切除。不论用哪一种器械切除肿瘤,都不能代替显微外科操作,也即当肿瘤内挖空、体积缩小后,还必须用显微外科技术游离和切除肿瘤包膜。对于肿瘤附着的颅底,激光特别是 YAG(钕钇铝石榴石)激光电凝,可预防肿瘤复发。

1. **超声吸引器(ultrasonic aspirators)** 是一种利用超声振荡把组织粉碎、乳化,经负压吸除的外科手术器械。目前常用的有美国 Cooper 公司生产的 NS-100 和 NS-200 型、日本的 SonotecME2000 型、德国的 Sonicar 和瑞典的 Selector。

使用注意事项：

（1）根据手术需要，调节超声振荡强度（0~100%）、吸引负压（0~79.8kPa，CUSA NS‑100型）和冲洗量（1~50mL/min）。一般切除质软肿瘤（如胶质瘤）用 40%~60% 振荡强度。质较硬肿瘤（如脑膜瘤）用 80%~100% 振荡强度。吸引负压和冲洗流量分别在 19.95~39.9kPa 和 30~40mL/min。在重要区域，要用低振荡强度和吸引负压。

（2）握持超声吸引器方法，宜用持笔法。

（3）切除肿瘤时要慎防打穿瘤壁，以免伤及与瘤壁粘连的神经和血管。

（4）超声吸引器多无止血功能，因此应配合应用双极电凝镊，妥善止血。

（5）质硬脑膜瘤、钙化团的切除，超声吸引器作用不好，改用激光。

（6）吸除肿瘤的间歇，应吸引生理盐水，以防超声吸引器吸引管堵塞。

2. 激光器（surgical lasers） 是一种利用激光发生器产生激光，经传导系统作用于生物组织，达到切割、气化和凝固止血等目的的外科器械。常用的激光及其特性见表 16‑2，图 16‑25、图 16‑26。

表 16‑2 神经外科常用激光及其特性

特性＼种类	二氧化碳（CO_2）	钕钇铝石榴石（Nd：YAG）	氩（argon）	钬（holmiun）	半导体激光
波长（μm）	10.6	1.06	0.48~0.51	2.1	8.1~8.5
电磁波谱	远红外线	近红外线	可见光（蓝‑绿）	近红外线	远红外线
功率（W）	0.1~100	1~100	0.01~20	0.1~80	
有效功率	高（10%~25%）	中（1%）	低（0.1%）	中	高
水中消光波长（mm）	0.03	60	1 000		
水中传导性能	差	好	好	好	差
组织产生瘢痕	少	多	中等	少	少
组织吸收	多	少	中等	少	多
激光类型	连续、脉冲	连续、脉冲、Q转换器	连续、脉冲	连续、脉冲	
传导装置	传导关节	光导纤维	光导纤维	光导纤维	

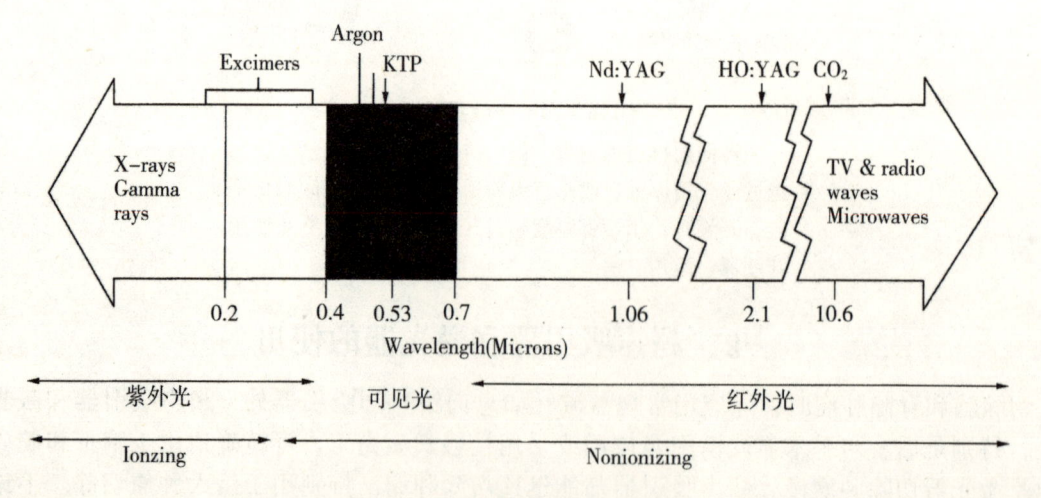

图 16‑25 不同激光的电磁波谱

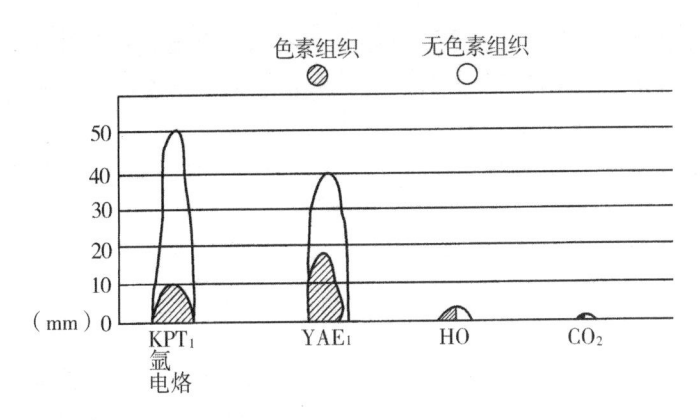

图 16-26 不同激光的组织穿透厚度

激光对组织的热效应，依其产生温度高低而异：<45℃，不引起组织损伤；50℃有轻度水肿、酶活性改变；100℃蛋白质发生凝固、变性；>100℃则组织炭化和气化。通过调节激光的功率、焦距和光点大小等，可达到焊接、切割、凝固、止血和气化等作用。一般 CO_2 激光切割和气化效果好，止血和凝固作用差，Nd：YAG 和 argon 则止血和凝固作用好，切割和气化差。一般用低功率（1~5W）不聚焦激光凝固肿瘤包膜上的血管，皱缩包膜，以利于显示出蛛网膜平面。瘤体过大时，先用大功率（10~80W）气化瘤内容。切除残留于重要神经血管上的肿瘤，应该用小功率、小光点（0.1~0.5mm）的脉冲激光（图 16-27）。

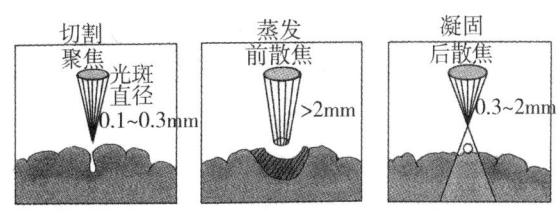

图 16-27 激光对脑组织的热效应

在手术时使用激光要注意安全，术者、助手和手术室人员都应戴防护眼镜（如激光安装在手术显微镜，则应在手术显微镜上装特殊的滤光镜片）。手术室内禁用挥发性麻醉剂。

十、电磁刀的使用

电磁刀系统是一种融合电刀、单双极电凝、超声吸引，以及激光等多种功能的全新手术器械。电磁刀系统利用刀头形成的高频、高能、低功率输出的电磁场，通过在组织周围形成的场效应，达到气化、切割和凝固的作用，因此不形成回路电流、无须用电极板，对周围组织不形成热效应损伤，组织切口精度高，最适合于深部肿瘤切除，尤其是深部质地坚硬的肿瘤切除等精细手术。由于其对肿瘤周围组织损伤小，因而患者术后并发症少、康复快。与激光刀相比，不需要眼球保护镜和其他保护附件，操作时对患者和医生均无危害。与超声波刀相比，该系统对于质硬深部微小肿瘤的气化治疗效果尤为显著。手柄非常轻便，且呈弯曲状，使视野不受影响，并有利于长时间手术。

常用的电磁刀有 ERBE 公司生产的 ICC 系统和 MDM 公司生产的 EMF 系统，每一种系统又有不同规格的系列产品。

电磁刀基本上由 3 个部分构成：射频发生器、一根可重复使用的同轴电缆及各种可重复使用刀头电极。射频发生器是射频能量的来源，这种能量通过同轴电缆和刀头电极输送到病变组织。同轴电缆可重复使用，但使用之前需消毒。刀头电极也可重复使用，并有多种类型供不同手术选择。

1. 工作原理　电磁刀系统利用超高频发生器产生 40MHz 的高频能量（一般电刀的频率在 300kHz~1MHz），通过同轴电缆传导到由特殊合金材料制造的刀头电极尖端，形成高频、高能、低功率输出的电磁场，通过在组织周围形成的场效应，在局部范围内使细胞内的极性分子快速振荡，导致细胞内水分子蒸发，破坏细胞或使细胞挥发，由此达到对组织气化、切割和凝固止血的作用。因为能量传输系统具有最优化的屏蔽设计，对周围其他电子设备干扰极小，系统产生的能量损耗也极少。

2. 主要特点

（1）无须负极板，使用时在人体中无电流通过，安全性能极佳，对手术室无特殊要求，刀头电极可自我消毒。

（2）使用同一个刀头即能完成切割、气化和凝固，操作方便、简单。

（3）刀头电极在 30～90℃的可调温度范围内工作，热损伤范围仅 15μm，无压力切割，组织损伤小，适合难度高的精细手术。

（4）整个人体内不会形成共振，对周围组织无热效应损伤，能有效地保护周围重要组织。

（5）可用于表皮切割，界面规则，术后疼痛轻，止血功能强大，无炭化现象。

（6）刀头可供选择，应用范围广泛，适用于各种类型的手术，尤其是微创和显微外科等手术。

（7）具有过热、过流、过压及过载等保护功能，系统可靠性高。

（8）功能选择及数字输入按键，使系统输出精度高。

（9）含智能系统软件并可升级，提供多组标准操作模式提示，操作方便。

（10）由于可能影响心脏起搏器的正常工作，本系统禁止用于有心脏起搏器或其他电子植入体的患者。

（马芳州）

第二节　侵袭性神经外科

20 世纪 70 年代以后，在现代医学领域，可以说没有一个学科像神经外科那样全方位的向前飞跃发展。这些除得益于前述的显微神经外科，还应归功于现代科学技术的发展，例如，电子计算机（1964）、微处理器（1971）和神经影像技术，如 CT（1972）、正电子断层扫描（PET）（1975）、经颅超声多普勒（TCD）（1982）和 MRI（20 世纪 80 年代）等。

过去中枢神经系统各项检查多是侵袭性，例如气脑造影、脑室造影和直接脑动脉穿刺血管造影术等，它们不仅令患者痛苦，具有一定的危险性，而且诊断欠准确。由于术前的诊断检查使神经外科医生伤神、费时，影响其把更多的精力投入外科手术。有了 CT 和 MRI 等微侵袭检查方法，不仅大大提高诊断的质量和准确性，大大减轻患者的痛苦，而且使神经外科医生摆脱繁重的诊断手续，集中精力从事外科手术和研究工作。特别是近来神经影像学发展，如功能磁共振成像（fMRI）和 PET，已逐渐从单纯解剖诊断上升到解剖和功能诊断兼顾，这些进展不仅为神经外科的发展创造条件，而且对神经外科医生提出更高的要求。因此，继 20 世纪 60 年代显微神经外科诞生，70—80 年代显微神经外科高速发展，现代神经外科在 90 年代初期又跃上一个新台阶，出现了微侵袭神经外科。

微侵袭神经外科（minimally invasive neurosurgery，MINS）是现代神经外科发展史上的第 2 个里程碑。它是指用微侵袭外科技术医治患者。狭义的 MINS 包括内镜神经外科、立体定向外科、放射外科、神经导航外科、血管内介入外科和锁眼外科等。广义的 MINS 则把显微神经外科和颅底外科也包括进去。德国 Bauer 等（1994）认为大体外科发展到显微外科即将结束，下一步的目标是迈向微侵袭外科。标志着神经外科已从重疾病祛除、轻功能保留的旧观点中解脱，发展到两者兼顾的新境界。

一、内镜神经外科

虽然内镜神经外科（endoscopic neurosurgery）是近年来出现 MINS 的主要组成部分，但它早在 20 世纪初已开始应用。为什么历经近百年它才得以重视和发展？理由有：①内镜系统制造工艺的提高，使它向小型、高分辨和立体放大方向发展。②与立体定向外科、神经导航外科和显微外科结合，不仅使内镜神经外科更加准确、安全，而且大大拓宽其应用范围。现代内镜神经外科已不限于脑积水的治疗，已应用于脑室系统、脑实质、蛛网膜下隙、颅底和脊髓内外病变的处理。特别是与显微外科结合，不仅赋予内镜神经外科新生命,而且为两者的发展展现了新天地。例如,德国 Perneczky(1998)提出内镜辅助显微神经外科(Endoscopy assisted microneurosurgery)新观点(图 16-28)。目前内镜辅助显微神经外科主要应用于下列手术:脑动脉瘤、鞍内和鞍上肿瘤、颅底肿瘤、脑室肿瘤和微血管减压等(详见神经内镜章)。

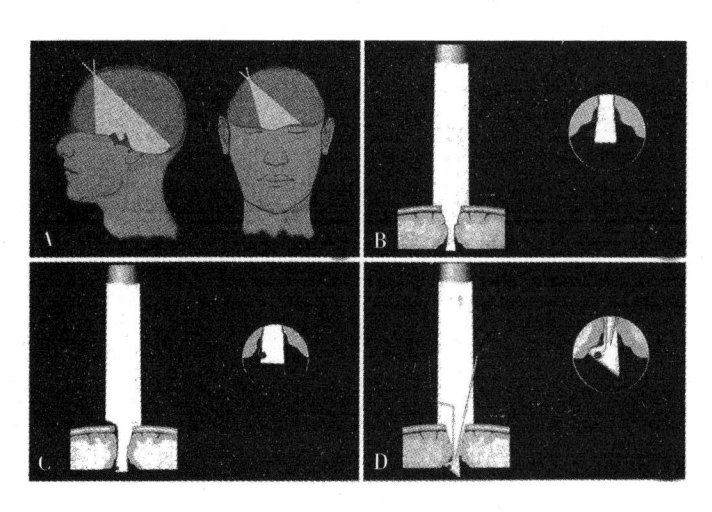

图 16-28 内镜辅助显微外科和锁眼外科示意图

A. 锁眼外科的原则:通过小骨窗可获得较大手术暴露,甚至显露手术入路对侧的结构,注意手术显微镜光线照射的范围,由浅至深逐渐扩大;B. 显微手术显微镜照射范围存在的盲点,它们是由于神经血管结构阻挡所造成;C. 需要用脑压板牵拉脑组织,才能显示被遮挡的血管;D. 显示内镜辅助显微外科,无须牵拉神经血管结构,就能显露深部靶点。注意内镜在手术显微镜的视野内,弯头显微器械在内镜的视野内

二、神经导航外科

神经导航外科又称无框架立体定向外科、影像导向外科等。第 1 代神经导航系统是美国 Roberts(1986)设计和制造。现在导航系统已由简单的导向关节和探头,发展到手术显微镜导航,不仅用于脑部手术,也可用于脊柱和脊髓外科。除 CT、MRI 定位软件外,出现 DSA、功能 MRI、脑磁图、PET 等多影像相互融合或重叠定位技术,以及术中实时超声、CT 和 MRI 定位校正系统,纠正术中靶灶移位。利用神经导航,神经外科医生可精确地设计小皮肤切口和骨窗,用对脑组织损伤最小的技术切除肿瘤,肿瘤切除的程度由外科医生主观判断提高到影像学客观评价。虽然神经导航系统是现代高科技的产物,即高性能计算机、神经影像技术和立体定向技术等的完美结合,但它毕竟是一个外科手术工具,必须由掌握显微外科技术的医生操作和应用,才能显示它的作用和价值。由于神经导航辅助显微外科使手术更加精确、手术并发症显著减少、疗效明显提高,患者住院时间和费用可缩减。对于表浅、定位简单和容易的病变,应用常规显微外科技术已足够,因此神经导航外科主要适用于颅底外科、脑深部病变、多发和(或)小肿瘤、胶质瘤、癫痫外科和脑功能区手术等(详见神经导航章)。

三、锁眼神经外科

在 20 世纪初期,神经外科开颅手术的皮肤切口和骨窗都很大,这是因为:①术前诊断方法少而简陋,定位和定性诊断困难。②没有专科手术器械,多为粗大的普通外科器械。③照明差。④患者因缺少科学卫生知识,来诊时肿瘤已很大。⑤手术组 3 人 6 只手。因此为了适应上述情况,必需大的手术切口,才能适合寻找大的肿瘤,才能利于照明光线的进入和容纳大手术器械及 6 只手的操作。60 年代以后,由于影像诊断技术的进步、手术器械的改进、双极电凝和显微外科技术的应用,使神经外科在诊断和治疗上发生了根本变化。继 Scoville 和 Ore(1960)提出用大钻孔开颅取代标准开颅,Wilson(1971)首先提出锁孔外科(key-hole surgery)。他认为手术显微镜使我们不仅能看清楚狭小和深在的术野,而且可以手术操作。由于显微外科费神、耗时,小骨窗开颅和关颅有其明显好处。可是,Wilson 的意见经

20年后才被接受，主要是因为Wilson的主张是为了省时，而不是现在锁孔外科的真正含义。锁孔外科并非仅指小骨窗手术，它应包括手术前后精心地诊断和处理，个体化地手术方案设计，以求微创来获得起码与标准显微外科手术一样的疗效。近来，由于内镜神经外科和导航外科等的发展，锁孔外科重焕青春。

1. 基本现状和前沿状态

（1）术前手术方案的设计：精心设计手术方案是手术成功的关键。它包括详尽了解病史、体检、影像学诊断和有关实验室检查等。根据每个患者和病变的特点，设计个体化的治疗措施和手术方案。后者包括皮肤切口、肌肉、骨膜、颅骨、硬脑膜和蛛网膜的切开范围，颅内手术入路和神经血管的处理等。下列因素在手术方案设计时应考虑：①皮肤切口要注意美观。②从影像检查（如MRI、CT）了解肿瘤的性质、质地、与周围神经血管的关系。③对脑动脉瘤必须确定常规锁孔开颅不用内镜能否手术，因为内镜仅增加对瘤颈、穿通支和颅神经的暴露，以及帮助准确地放置动脉夹。对动脉瘤来自颈内动脉内侧壁（如颈眼动脉瘤）或基底动脉顶端前外侧或大脑后动脉第1段者，因动脉瘤体把瘤颈遮盖，此时经病灶对侧开颅手术比同侧暴露更好，更趋微创。对多发性动脉瘤，应尽可能选用一个手术入路可处理多个动脉瘤，同时必须先处理曾出血者。④掌握和充分利用脑内自然通路，如蛛网膜下隙和脑室系统。

（2）设备和器械：除手术显微镜和一般手术器械外，还应有：①内镜：直径2~4mm，长10~15cm的枪状硬质内镜。物镜视角以0°常用，30°~110°者酌情备用。②冷光源、摄像机和监视屏。③机械或气动软轴内镜固定装置。④特殊器械：内镜辅助显微外科的特殊器械，如Perneczky-Zeppelin动脉瘤夹钳、刀、剪、剥离子等。

（3）常用锁孔入路：常用锁孔入路有眶上锁孔入路、颞下锁孔入路、纵裂锁孔入路、经皮质经侧脑室锁孔入路、后颅窝锁孔入路等。在此仅以眶上锁孔入路为例介绍如下：患者仰卧，头架固定。根据病灶部位头向对侧旋转10°~60°，侧屈5°~15°，后仰10°~15°。向对侧旋转角度，大脑中动脉瘤、颞叶内侧病变为10°~20°，鞍上和鞍后20°~40°，嗅沟病变40°~60°。作眉弓外2/3皮肤切口，从眶上孔外侧至颧突。分离和把轮匝肌向前下牵拉，在颞线切开颞肌筋膜和颞肌。切开额筋膜和骨膜，向眶缘分离。在额骨角钻孔，用铣刀形成长2~3.5cm，宽1.5~2cm骨瓣。对基底动脉瘤，可把眶嵴和部分眶板一起锯下。磨平眶上缘骨窗的内板，以求扩大视野和利于手术操作。弧形剪开硬膜，向眶上缘悬吊。通过开放蛛网膜下隙或脑室释放脑脊液降低脑压，在显微镜直视下放置内镜，并用固定装置固定。能用手术显微镜操作者尽量用显微镜，必要时才辅以内镜（可参阅本章第一节）。术毕应严密缝合硬膜，复位和固定骨瓣，分层缝合肌肉、皮下组织和皮肤。眶上锁孔入路适用于前颅底、鞍区及脚间池病变。

2. 发展方向　由于锁孔外科常需应用内镜，故它除目前内镜神经外科所存在的问题外，还由于骨窗小和手术入路狭窄，不能提供多视角和多入路的操作空间。因此，对巨大肿瘤和复杂的血管病变，锁孔外科手术仍存在困难。眶上锁孔入路皮肤切口位于眉弓上，虽然有眉毛部分遮盖，但从美观角度仍不如发际内冠状皮肤切口。锁孔外科与目前常规神经外科手术都应用显微外科技术，都强调术前术后精心处理，锁孔外科采用直径<3cm骨窗，常规神经外科骨窗虽然多较大，但在后颅窝手术、额下入路切除眶内或垂体瘤等手术的骨窗也<3cm。因此，严格区分锁孔外科与常规显微神经外科入路显然无意义。今后由于显微解剖和手术入路研究的进展，导航和内镜技术以及微电子机械系统（MEMS）的开发和应用，神经外科开颅的切口和骨窗将更趋于小型化。

四、立体定向外科

虽然早在19世纪初期Horeley和Clark已研制成功立体定向仪，但它主要用于动物研究。把立体定向技术应用于人类是Spiegel和Wycis（1947）。但是立体定向外科发展缓慢，直到CT（20世纪70年代）和MRI（20世纪80年代）应用于临床后，它才又重新被重视。目前主要用于：脑深部病变活检、功能神经外科手术等。

五、放射外科

放射外科（radiosurgery，RS）又称立体定向放射外科。早在1951年瑞典神经外科医生Leksell用立体定向高能X线治疗运动障碍性疾病，开创了RS的先河。1967年，他研制出第一台伽马刀（γ刀）（179个 ^{60} 钴源），射线集中照射到球心，一次大剂量照射可造成靶灶内组织毁损，很少甚至几乎不影响其邻近组织，宛如利刃，故称γ刀。20世纪70和80年代，第二、三、四代γ刀（A、B、C型）相继问世，^{60}Co源增至201个，且趋智能化。80年代以后，CT、MRI和DSA等发展，γ刀的硬、软件等改进和发展，机械误差缩小到±0.1mm。比γ刀晚15年，Betti和Colombo（1982）分别改良直线加速器，应用于临床。90年代后经定型和批量生产，由于它主要释放X线，故称X刀。Lawrence（1954）应用粒子束刀于临床，经近半个世纪改进，在设备和技术均有明显发展，形成目前的质子刀。神经外科医生Adler（1988）提出影像导航无框架立体定向放射外科概念，于1992年研制出射波刀。RS虽称外科，但却没有切口和出血等外科手术的并发症和痛苦；它也有别于一般常规放疗，不依赖病变组织对射线的敏感度，它是一种新型的放射治疗。

（一）基本现状和前沿状态

1. 常用设备

（1）γ-刀：由安装在半球状金属屏蔽系统内的 ^{60} 钴、治疗床、控制系统、立体定向仪及剂量计划系统等组成，近来由于计算机硬、软件的应用和发展，γ刀不仅治疗常规程序化，而且已达到自动化临床应用（4C型γ刀）和Leksell gamma knife perfexion（PFX）。国产γ刀主要有旋转型。截至2012年底，全世界已有70万例患者接受γ刀治疗，其中肿瘤占80%，血管性病变占12%，功能性疾病占7%。

（2）X-刀：由改良的直线加速器、可调式治疗床、立体定向仪、剂量计划系统和计算机控制系统等组成。按照设计要求，当治疗半径固定后，从准直器发出的X线总是与加速器支架的支撑轴及靶点重合于一点上，此焦点称等中心点。因此，无论直线加速器的支架及治疗床怎样旋转，射线轨迹怎样变化，射线总是交汇于靶点上。本设备除用于RS外，尚可作常规放疗用。

（3）质子刀：利用同步加速器或回旋加速器所产生的带电质子，进行RS。除有RS基本设备外，还需加速器、粒子束塑形裂隙器、区域模拟吸引装置、组织相同形补偿装置和峰宽推进器等。虽然质子刀具有粒子束射线特有的Bragg峰值效应，在目前3种RS设备中，其对靶灶周围结构影响最小，疗效较好，但由于它价格昂贵、使用复杂，限制其推广应用。

（4）射波刀：由直线加速器、机器人机械臂、治疗床、靶区定位跟踪系统、呼吸追踪系统、治疗计划系统、计算机网络集成与控制系统组成。经应用和完善，现已为第4代射波刀。射波刀使放射外科不仅能治疗颅内、颌面肿瘤，而且可治颅底、头颈、脊柱脊髓、肺、腹盆腔、骨科等肿瘤。

2. 常用设备的比较 目前，γ-刀应用最广泛，为RS标准设备。由于质子刀具有Bragg峰效应，即带电重粒子射线在穿透组织时，很少释放能量，当其到达一定深度并逐渐停止运动时，释放出全部能量，形成电离吸收峰（Bragg峰），使该部组织一次接受大剂量照射，而周边组织几乎不受影响，故其治疗效果和安全性最好。随着其设备的简化和价格下降，今后它的应用可能增多。

3. RS治疗程序（以γ-刀为例）

（1）定位头架安装：清洗消毒头发后，局部麻醉下安装Leksell头架。

（2）定位扫描：根据病灶性质，进行CT、MRI或血管造影检查，确定靶灶部位、体积与重要神经、血管关系等。

（3）剂量计算：把各种数据输入计算机，用Leksell Gamma Plan剂量计划系统计算出最佳治疗方案。

（4）治疗：按照治疗方案把患者头部固定在准直器头盔内，启动治疗开关，整个治疗过程即可自动完成。

（5）拆卸定位头架。

4. RS 适应证
(1) 颅内血管性病变：如 AVM、AVF。
(2) 脑肿瘤：如垂体瘤、听神经瘤、脑膜瘤、颅咽管瘤、胶质瘤、转移瘤、淋巴瘤、脊索瘤等。
(3) 功能性疾病：三叉神经痛、癫痫、帕金森病、顽痛、精神病等。
5. 并发症及其防治
(1) 产生原因：①射线的散射。②病例选择不当，如肿瘤体积过大。③治疗剂量选择不当。
(2) 临床表现及病理基础：早期常无不适或仅有短暂头昏、头痛等。并发症出现多在治疗后 1～18 个月，3～9 个月为高峰，少数出现放射坏死可持续数年。并发症产生与靶灶周边正常组织发生血管源性脑水肿有关，少数为白质脱髓鞘和神经元变性坏死，甚至诱发肿瘤。
(3) 防治：由于迄今无有效的治疗方案，故防应重于治，应予：①严格掌握 RS 的适应证。②精心设计治疗方案，最大限度避免正常结构的损伤。③治疗：包括类固醇激素、高渗利尿脱水剂、神经营养剂和对症治疗。近来有应用抗凝剂治疗。对药物治疗无效者，可手术切除病灶或坏死脑组织。

(二) 发展趋势

1. 放射生物学效应　目前 RS 引起的放射生物学病理的知识主要来自动物实验和零星的尸检病例报道。它们能否指导临床实践？今后加强这方面的基础研究和多中心研究，将深化对 RS 放射生物学效应的认识，促使 RS 更安全、有效地利用。

2. RS 硬、软件　RS 常用的 3 种设备有下列不足：①需要有框架立体定向头架，不仅引起患者不适（小儿需全身麻醉），而且有限的治疗范围，不能用于颅外。金属头架在 CT 和 MRI 可引起伪迹。②不能实时、动态追踪和定位靶灶。③当照射非圆形靶灶时，剂量分布不均匀。④难以进行多次分割照射。因此，近来随着导航技术和设备（无框架）的发展，出现了射波刀（cyberknife），它包括安装在电脑控制的机械臂上的 6MV 直线加速器、影像导航系统（2 个 X 线探测器和工作站）和治疗床。此射波刀无上述 RS 设备的缺点，治疗时患者仅戴面罩，可实时动态地定位和照射，准确性达 0.5mm。不仅可多次分割治疗，而且可用于颅外靶灶。

3. 影像学　目前神经影像学虽可达到毫米以下的解剖定位，但是功能定位还不完善，今后 PET、fMRI、MEG 等的发展和与 CT、MRI 多图像的融合，将达到无创性功能定位，甚至达到细胞水平，使 RS 不仅更安全、准确，而且会拓宽应用范围。

4. 增效剂和保护剂　内皮细胞特异性放射增效剂的研制将加速 AVM 早期治愈。脑保护剂应用将减少 RS 的不良反应。

5. 综合治疗　迄今脑胶质瘤仍是不治之症，应用下述综合治疗策略可望攻克此顽疾，如病毒为载体的基因治疗、化疗、RS 和显微外科。

六、血管内神经外科

血管内神经外科（neuroendovascular surgery，NES）又称介入神经放射学（interventional neuroradiology），是近 30 年发展起来的一门新技术。但是，它的起源和发展可追溯到 20 世纪早期。

Moniz（1927）发明脑血管造影术，Seldinger（1953）开创经皮穿刺股动脉插管血管造影，他们均为现代血管内神经外科的诊断和治疗奠定了基础。20 世纪 60 年代末和 70 年代初，Freit 和 Djindjian 等分别发明磁场介导超选择插管法，以及经颈外动脉超选择造影和选择性脊髓血管造影术。

脑动脉瘤经血管治疗，早期是经血管外，用下列异物促使动脉瘤血栓形成：银丝+通电（Werner，1941），猪或马毛（Gallagher，1963）。1964 年，Luessenhop 开创经血管内治疗的先河。1974 年，Serbinenko 首创可脱性球囊治疗脑动脉瘤，但因"水槌效应"等缺点和并发症而少用。1991 年，Guglielmi 发明电解铂金微弹簧圈（GDC）开创脑动脉瘤治疗的新纪元。

Brooks（1930）用肌肉栓子经颈部颈动脉小切口放入，由血流带入栓塞颈动脉海绵窦瘘。改变了当时结扎颈动脉的姑息疗法。但是由于栓子流动难控、疗效不稳定，而被以后的球囊法取代。

Sussmann 和 Fitch（1958）首先提出溶栓的概念，并成功应用。可惜以后的研究未能证实有效，故被放弃。1995 年后，由于对脑卒中（中风）病理生理认识的提高，特别是强调早期治疗的必要性，药物溶栓不仅重新得到重视，而且成功地用于硬脑膜静脉窦血栓形成的治疗。在治疗冠状动脉狭窄的启发上，Sundt（1980）手术暴露椎动脉，用 Gruntzig 导管扩张治疗基底动脉狭窄。

Zubkov（1984）开创球囊导管扩张症状性脑血管痉挛的先河。20 世纪 40 年代以来，经颈动脉注入化疗剂治疗中枢神经系统疾病有不少尝试，虽然没有取得令人满意的疗效，但是此微创性给药途径一直吸引着专业人士去做。

（一）基本现状

1. 脑动脉瘤　血管内介入和显微外科手术已成为治疗脑动脉瘤的主要方法，它们相辅相成，而不是相互排斥，只有这样才能为患者提供最好的个体化治疗。

2. 脑 AVM　除单根动脉供血的 AVM 介入可能治愈外，一般介入仅作为放射外科或显微外科手术的辅助治疗。

3. 颈动脉海绵窦瘘（CCF）、硬脑膜 AVF、脊髓 AVM 或 AVF、Galen 静脉瘤　血管内介入是主要治疗方法，有时需辅以外科手术。

4. 颈或椎动脉狭窄、症状性脑血管痉挛　虽然颈动脉内膜剥脱术仍是颈动脉粥样硬化治疗的标准方法，但对不适合外科手术者，特别是椎-基动脉狭窄者，经血管内扩张和血管成形术是可取的方法，特别是近来加用支架，可提高疗效。对症状脑血管痉挛，药物和机械性扩张，特别是在症状出现前扩张，可取得较好的效果。

5. 急性脑梗死、硬脑膜静脉窦血栓形成　在发病 3～6h 内经动脉溶栓可明显改善患者预后。近来，用碎栓机 Angiojet（Kuether，2000）和低能量激光溶纤（Norbash，2000）也取得了进展。

6. 脑肿瘤　血管丰富的脑膜瘤、实质血管母细胞瘤等术前栓塞。

（二）发展趋势

1. 影像学　MRA 会取代 DSA 吗？

虽然 X 线血管成像技术已发展到旋转、立体和腔内重建成像水平，但是它对患者和医生仍存在一定的放射性损伤。虽然目前 MRA 还不能替代 DSA，但是具有 3-D、实时导航功能的 MRI 可能是理想的成像手段，它不仅可常规行 MRI，而且可行 fMRI、MRA 和灌注弥漫 MRI 等，提供多种图像融合等功能，将使血管内介入更安全、准确和有效。

2. 栓塞剂和溶栓剂的生物学　栓塞剂和溶栓剂是血管内介入治疗的主要武器，迄今所用的栓塞剂和溶栓剂虽有很大的进步但仍不令人满意。如 GDC 脑动脉瘤近期闭塞率达 70%～100%，长期再通和再出血仍达 10%～20%。近来实验研究显示，改进的 GDC（如加纤毛、聚合物，生物活性物质，如纤维母细胞、细胞外基质蛋白等）可提高栓塞率，但在瘤颈处仍难以形成血管内膜，难以达到解剖闭塞。因此，我们不仅要分析栓塞或溶栓后的形态学和组织学变化，而且要致力于破译这些现象的基因和分子机制。只有阐明清楚这些基本生物学变化，我们才能研制出上调（如治疗动脉瘤时提高组织对缺氧耐受性和组织愈合）或下调（免疫）反应的栓塞剂或溶栓剂。迄今大多数栓塞剂对人体而言是异物，今后生物活性栓塞剂应携带分子信息（如细胞因子、生长因子）或细胞信息（如干细胞），应能参与人体组织愈合的分子机制，可吸收。这不仅使脑血管病血管内治疗更安全、有效，而且将大大拓宽血管内治疗的范围。例如，治疗脑脊髓肿瘤、变性疾病、外伤和功能神经疾病等。

3. 生理和病理学　虽然我们现在能自由地操纵导管在错综复杂的脑血管的"高速公路"上奔驰，但是我们对它的"交通规则"知之甚少！我们认识和利用大动脉和静脉内血流层流的特点在 Willis 环上驾驶导管尚无困难，但一旦血流变成涡流（如在 AVF、AVM 或巨大动脉瘤），我们将束手无策。因此，应加强脑血流生理和病理学研究，特别是利用高科技手段（如计算机），对脑血流进行 3-D、实时的、量化的监测。今后，利用这些智能化监测系统，对复杂的脑血管病变，术前可进行治疗计划的设计、教学和演练，围手术期通过血流等因素分析，可及时发现和处理危险因素。

（三）医学教育

1. 医学知识的普及和"绿色通道"的建立　据统计，在发达国家仅有 2% 急性脑梗死者接受及时的溶栓治疗。因此,加强科普卫生知识教育,提高国民医学常识;健全医疗网络和抢救"绿色通道"具有重要意义。

2. NES队伍和多学科合作　当前,NES作为一门新兴分学科正在蓬勃发展,如何加强NES队伍的建设,加强多学科合作和在多学科介入中神经外科所起的作用,如何规范血管内介入患者的选择、技术操作和术前后处理,以及适应证和禁忌证都是我们面临的问题。在解决上述问题中虽存有争论,但是解决这些争论的最好方法和对是非判断指标应是:患者的利益至高无上。

(马芳州)

参考文献

[1] 张亚卓，等. 内镜神经外科学［M］. 北京：人民卫生出版社，2012.
[2] 李新钢，王任. 外科学（神经外科分册）［M］. 北京：人民卫生出版社，2016.
[3] 焦德让，刘暌. 中枢神经系统难治性病变外科治疗与思考［M］. 北京：人民卫生出版社，2015.
[4] 坎贝尔. DeJong神经系统检查［M］. 北京：科学出版社，2014.
[5] 王增武，等. 脑血管病临床检查与治疗［M］. 北京：世界图书出版公司，2014.
[6] 沈梅芬. 神经系统疾病护理实践手册［M］. 北京：清华大学出版社，2016.
[7] 张建宁. 神经外科学高级教程［M］. 北京：人民军医出版社，2015.
[8] 程华，李脊. 图解神经外科手术配合［M］. 北京：科学出版社，2015.
[9] 杨树源，张建宁. 神经外科学［M］. 北京：人民卫生出版社，2015.
[10] 赵德伟，陈德松. 周围神经外科手术图解［M］. 辽宁：辽宁科学技术出版社，2015.
[11] 李晓兵. 神经外科疾病诊疗新进展［M］. 西安：西安交通大学出版社，2014.
[12] 郭剑峰. 临床神经外科诊断治疗学［M］. 上海：科学技术文献出版社，2014.
[13] 赵继宗. 神经外科［M］. 北京：中国医药科技出版社，2014.
[14] 张赛，李建国. 神经创伤学新进展［M］. 北京：人民卫生出版社，2014.
[15] 景慎东. 实用临床神经外科诊疗学［M］. 西安：西安交通大学出版社，2014.
[16] 张天锡. 神经外科基础与临床［M］. 上海：第二军医大学出版社，2013.
[17] 易声禹，只达石. 颅脑损伤诊治［M］. 北京：人民卫生出版社，2014.
[18] 何永生，黄光富，章翔. 新编神经外科学［M］. 北京：人民卫生出版社，2014.
[19] 王忠诚，张玉琪. 王忠诚神经外科学［M］. 武汉：湖北科学技术出版社，2015.
[20] 赵继宗，周定标. 神经外科学［M］. 北京：人民卫生出版社，2014.
[21] 周良辅. 现代神经外科学［M］. 上海：复旦大学出版社，2015.
[22] 江基尧，朱诚. 现代颅脑损伤学［M］. 上海：第二军医大学出版社，2010.
[23] 段国升，朱诚. 神经外科手术学［M］. 北京：人民军医出版社，2011.
[24] 周继如. 实用临床神经病学［M］. 北京：科学出版社，2015.